I0067895

D'UNE CAUSE FRÉQUENTE

ET PEU CONNUE

D'ÉPUISEMENT PRÉMATURÉ.

TRAITÉ PRATIQUE

DES PERTES SÉMINALES,

À L'USAGE DES GENS DU MONDE,

CONTENANT

les causes, les symptômes, la marche et le traitement
de cette grave maladie;

PRÉCÉDÉ

DE CONSIDÉRATIONS GÉNÉRALES SUR L'ÉDUCATION DE LA JEUNESSE
SUR LA GÉNÉRATION DANS L'ESPÈCE HUMAINE
ET SUR LES PROBLÈMES DE LA POPULATION ET DU MARIAGE

SUIVI

D'un choix d'observations de guérison,

Par le Docteur EM. JOZAN

Auteur du

Traité pratique des maladies des organes génito-urinaires
et du Traité pratique des maladies des femmes.

SIXIÈME ÉDITION

A PARIS.

CHEZ L'AUTEUR,
132, rue de Rivoli.

GARNIER FRÈRES, ÉDITEURS,
Rue des Saints-Pères, 6.

1875

D'UNE CAUSE FRÉQUENTE

ET PEU CONNUE

D'ÉPUISEMENT PRÉMATURÉ.

TRAITÉ PRATIQUE

DES PERTES SÉMINALES,

A L'USAGE DES GENS DU MONDE.

T^r 100
Te 33
C

Paris. — Typographie de AD. LAINÉ, rue des Saints-Pères, 19.

D'UNE CAUSE FRÉQUENTE

ET PEU CONNUE

D'ÉPUISEMENT PRÉMATURÉ,

TRAITÉ PRATIQUE

DES PERTES SÉMINALES,

A L'USAGE DES GENS DU MONDE,

CONTENANT

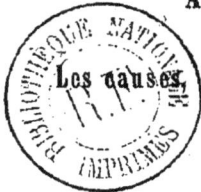

Les causes, les symptômes, la marche et le traitement
de cette grave maladie;

PRÉCÉDÉ

DE CONSIDÉRATIONS GÉNÉRALES SUR L'ÉDUCATION DE LA JEUNESSE
SUR LA GÉNÉRATION DANS L'ESPÈCE HUMAINE
ET SUR LES PROBLÈMES DE LA POPULATION ET DU MARIAGE

SUIVI

D'un choix d'observations de guérison,

Par le Docteur EM. JOZAN

Auteur du
*Traité pratique des maladies des organes génito-urinaires
et du Traité pratique des maladies des femmes.*

SIXIÈME ÉDITION

A PARIS,

CHEZ L'AUTEUR, | GARNIER FRÈRES, ÉDITEURS,
182, rue de Rivoli. | Rue des Saints-Pères, 6.

1875

BIBLIOTHÈQUE NATIONALE · IMPRIMÉS

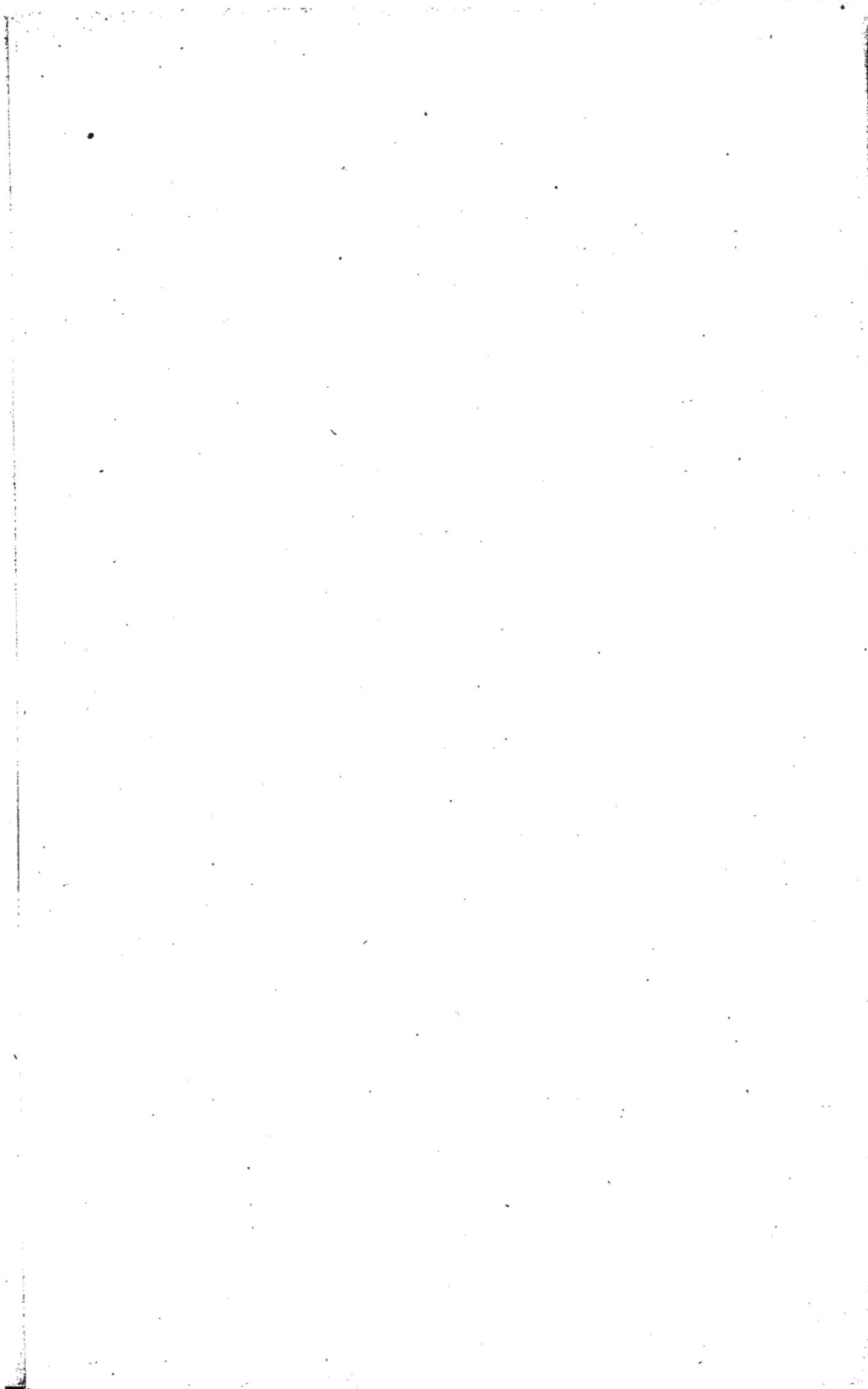

AVANT-PROPOS

Au milieu de l'anarchie qui règne actuellement dans les Facultés de médecine et en particulier dans l'enseignement de l'École de Paris, le fait de l'importance des spécialités grandit de jour en jour et s'impose avec autorité aux plus mauvais vouloirs. C'est qu'en effet, aussi bien dans les diverses branches de la médecine que dans les sciences mathématiques, physiques, chimiques ou industrielles, par la *division du travail*, on arrive à des résultats bien supérieurs à ceux qu'on obtient par le savoir encyclopédique.

On a fait depuis longtemps une comparaison presque enfantine et cependant fort juste pour prouver cette assertion : Étant donnée à deux hommes une année de travail, l'un devra parcourir la France entière, et l'autre un seul département; il tombe sous le sens que celui qui se sera occupé exclusivement d'une portion limitée du territoire la connaîtra mieux dans toutes ses particularités que celui qui aura été obligé d'embrasser dans son jugement toute la surface du sol. L'expérience du reste ustifie journellement ce raisonnement, et les malades, mieux placés que personne pour voir droit, puisque l'intérêt de leur santé est en jeu, s'adressent toujours de préférence aux spécialistes, dont le nombre s'est considérablement accru depuis quelques années. En effet, en outre des anciennes spécialités des yeux, des oreilles et des maladies mentales, quantité de docteurs se sont adonnés exclusivement à l'étude des maladies de la bouche et de la voix, des affections de poitrine, des maladies du cœur, des altérations du foie, des maladies de l'estomac et du tube digestif, des maladies des os, des difformités des membres, etc., etc.

L'importance de l'appareil urinaire et générateur chez l'homme et chez la femme rend parfaitement compte des nombreux travaux qui se font journellement sur cette portion limitée du corps humain ; et, par le grand succès de la première édition de cet ouvrage, je suis complétement absous d'avoir, pour ainsi dire, fait une spécialité dans la spécialité : c'est qu'effectivement, si l'on considère la génération actuelle, on est frappé de l'espèce de dégradation qu'elle présente. Je ne saurais donc trop insister sur l'importance des faits que j'ai signalés dans les *Considérations générales,* et sur la nécessité de remédier promptement aux ravages de l'onanisme, ce monstre hideux qui paralyse le développement de l'individu et altère d'une façon radicale le germe reproducteur.

Cette nouvelle édition a été revue avec le plus grand soin ; le cadre n'en a pas été changé ; les additions ont porté sur le corps des chapitres. A la fin des observations, j'ai ajouté quelques cas rares extraits des auteurs anciens, pour faire voir jusqu'à quel point peut aller la dépravation de certains individus et les fatales conséquences qu'elle entraîne inévitablement.

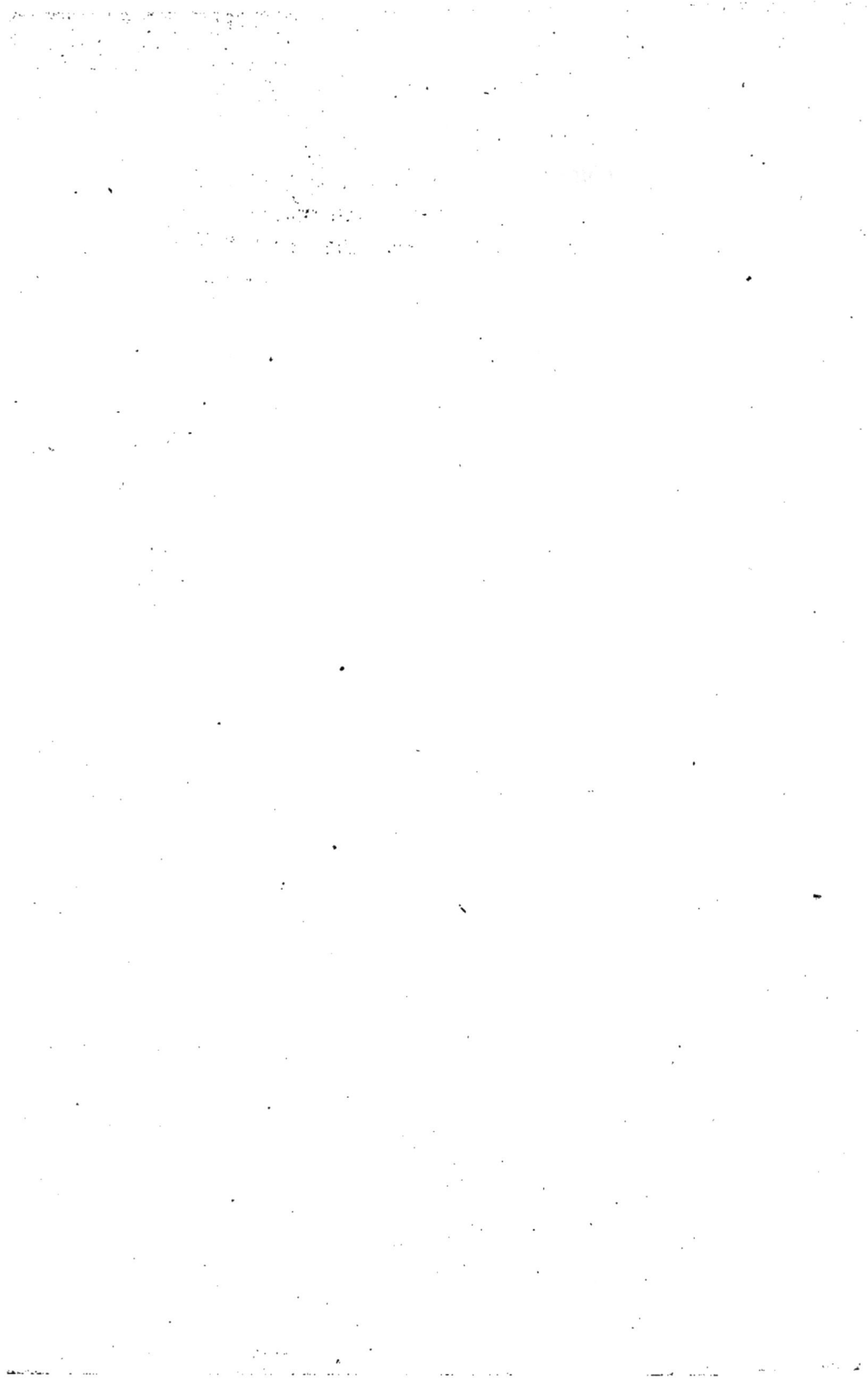

PRÉFACE

DE LA PREMIÈRE ÉDITION.

———

Cet ouvrage, comme mes précédentes publications, est d'abord destiné aux médecins, qui y trouveront, outre la description méthodique des causes, des symptômes et du traitement des diverses formes des pertes séminales, les résultats de mon expérience de plus de vingt années dans le traitement spécial de cette maladie. Il a été écrit aussi en vue des *gens du monde* et des *malades* qui veulent s'instruire et chercher d'utiles renseignements sur une affection qui fait tant de victimes à tous les âges de la vie et dans tous les rangs de la société.

Les ouvrages scientifiques qui s'adressent aux gens du monde ne sont pas en général vus d'un œil favorable par les gens spéciaux, et je dois presque m'attendre à ce que la pensée qui m'a guidé dans ce travail sera travestie et mon but complétement dénaturé. Or je suis d'avis que, pour juger l'intention d'un auteur, il faut se mettre, non au point de vue routinier dans lequel on a pu être habitué à penser pendant un temps plus ou moins long, mais dans le sens des idées nouvelles qui, sous toutes les formes et dans toutes les directions, imprègnent la société.

Depuis longtemps déjà la médecine n'est plus cette science occulte dans laquelle les décrets rendus par ses ministres devaient être acceptés sans contrôle comme un arrêt souverain : elle a, pour ses plus récentes et si remarquables conquêtes, emprunté aux procédés physiques, chimiques et microscopiques leurs moyens d'investigation et de contrôle ; et le public, qui est plus ou moins initié, dans une foule de circonstances de la vie ordinaire, aux découvertes modernes, a pensé qu'il était de son droit et même, dans une certaine limite, de son devoir de s'occuper de la science médicale, et surtout de certains points plutôt que d'autres.

Il s'agit donc donc de savoir si, à l'époque actuelle, les gens du monde, les personnes dont la mission est de diriger l'instruction ou de donner des consolations dans les souffrances, si les malades et même des individus isolés, sans autre but que la satisfaction de leur esprit, sont inaptes à comprendre les enseignements de la médecine et à en tirer parti pour leur propre compte, ou pour en faire bénéficier leurs enfants ou leurs parents. Or je crois la question parfaitement résolue et par le raisonnement et par l'expérience que j'ai déjà faite.

Comment, en effet, dans une société où est institué et où fonctionne le suffrage universel, c'est-à-dire la faculté accordée à tout citoyen de juger les actes du gouvernement et les plus hautes questions de la politique, pourrait-on raisonnablement contester à un homme la faculté de s'observer lui-même et de juger, en connaissance de cause, ce qui se passe dans son individu? Cette prétention me paraît déplacée au plus haut degré, et on serait fondé à demander, à ceux qui se l'arrogent, de quel droit ils veulent frapper d'interdit une des plus nobles prérogatives de l'espèce humaine, la *conscience*, appliquée à la conservation personnelle.

Je suis bien loin, malgré cela, d'aller, *en médecine*, jusqu'au suffrage universel, et d'admettre que le premier venu puisse discuter avec les docteurs. Mais je suis d'avis, et c'est la thèse que je soutiens, que tout individu arrivé à l'âge adulte, et ayant reçu une certaine dose d'instruction dans les sciences et dans les lettres, a le droit de mettre en pratique, au point de vue du parfait développement et du maintien intégral de ses facultés physiques et morales, le fameux précepte γνῶθι σεαυτόν, *connais-toi toi-même*.

Mais comment un homme parviendra-t-il à ce résultat, s'il n'existe que des livres purement dogmatiques, dans lesquels les termes techniques et les connaissances préalables supposées rendent tout à fait inintelligibles les propositions et les discussions scientifiques?

J'ai donc pensé que l'exposition et la vulgarisation d'une maladie qui, comme la spermatorrhée, fait des ravages dans tous les rangs de la société, et menace d'abâtardir la race humaine partout où elle aura pénétré, ne pouvait être qu'une œuvre de la plus haute utilité, tant au point de vue des individus qu'au point de vue des masses.

J'avais aussi, pour me fortifier dans mon opinion, le résultat de l'expérience acquise par le prodigieux succès de mon *Traité pratique sur les Maladies des Voies génito-urinaires*. En effet, cette publication, parvenue dans l'espace de quinze années à la fin de la douzième édition (chaque édition tirée à un nombre considérable d'exemplaires), a été parfaitement adoptée, non-seulement par les gens du monde et les malades, pour lesquels elle était spécialement écrite, mais encore par une foule de médecins, qui en ont tiré le plus grand parti, soit pour eux-mêmes, soit pour leurs malades. Aussi, après la lecture et l'appréciation de cet ouvrage, bon nombre de malades et de confrères, en raison de la grande fréquence de la spermatorrhée chez une foule de personnes qui sont loin d'en soupçonner l'existence, m'ont-ils vivement engagé à préparer une monographie de cette affection.

Encouragé par ces témoignages, je me suis mis à l'œuvre aussi activement que me l'ont permis des occupations nombreuses et quotidiennement répétées, et je confie aujourd'hui l'examen de ce travail à toutes les personnes qui possèdent déjà mon *Traité pratique*.

On ne trouvera pas dans ce livre la description anatomique des organes génitaux, ni les dessins représentant en détail l'appareil spermatique chez l'homme, parce que cela aurait fait double emploi avec l'ouvrage dont je viens de parler; mais dans l'exposition des causes et des symptômes de la spermatorrhée, j'ai eu soin d'indiquer, par des renvois, le numéro des figures ou des pages de mon *Traité pratique* où le lecteur trouverait les renseignements complémentaires dont il pourrait avoir besoin pour l'intelligence des descriptions.

Cet ouvrage contient d'abord des *Considérations générales* sur l'universalité, sur la gravité des pertes séminales, et sur l'urgence d'apporter dans l'*éducation physique et morale de la jeunesse* la plus rigoureuse surveillance pour s'opposer au développement du vice honteux qui, tôt ou tard, en provoquant la spermatorrhée, dégrade le corps et abrutit l'intelligence.

J'expose ensuite les *lois de la génération* dans les êtres organisés, et en particulier chez l'homme. Puis je fais toucher du doigt l'influence de cette fonction sur la *propagation des races humaines ;* et, attaquant *le problème de la population et quelques questions relatives au mariage,* je montre la cause de la cessation en France de l'accroissement de la population, dont le dernier recensement général a si tristement dévoilé la réalité.

J'aborde alors l'examen détaillé de la spermatorrhée et je passe successivement en revue les *causes,* les *symptômes,* le *diagnostic,* la *marche* et les *complications* de cette maladie, dont les plus terribles, l'*impuissance* et la *stérilité,* sont traitées dans un chapitre distinct.

Le *traitement* des pertes séminales est indiqué dans un important article, où je cite les diverses médications préconisées par les auteurs et celle à laquelle une expérience de vingt années m'a fait donner la préférence. Je consacre aussi un chapitre spécial à la spermatorrhée ou impuissance nerveuse, et dans un autre j'explique en détail la manière de procéder à la *cautérisation superficielle de la région prostatique du canal de l'urètre,* où viennent aboutir les conduits éjaculateurs du sperme ; opération qui, dans les cas de spermatorrhée rebelle, est le seul moyen d'entreprendre la cure d'une façon efficace.

Je termine enfin par un choix d'observations de guérison de pertes séminales et d'impuissance. On pourra donc, suivre, en parcourant ces récits, la spermatorrhée depuis les cas les plus simples jusqu'aux circonstances les plus graves, dans lesquelles les pertes ou l'impuissance sont au-dessus des ressources de l'art.

Toutefois, si, après avoir parcouru cet ouvrage, quelques personnes y trouvent des lacunes, elles voudront bien se rappeler ce que j'ai dit dans des publications antérieures, et que je répète ici, à savoir : que certains détails ne peuvent être convenablement et surtout complétement traités que dans une consultation orale ou écrite.

Les personnes qui désirent consulter l'auteur par correspondance sont priées d'indiquer :

1° *Leur âge, leur constitution, leur genre de vie habituelle ;*

2° *Leurs maladies antérieures ;*

3° *Le début de l'affection pour laquelle ils ou elles consultent ;*

4° *Les divers traitements déja suivis ;*

Et 5° *l'état actuel de la maladie, dans ses plus grands détails.*

———

Tous les pharmaciens peuvent préparer les médicaments formulés dans les ordonnances des consultations.

———

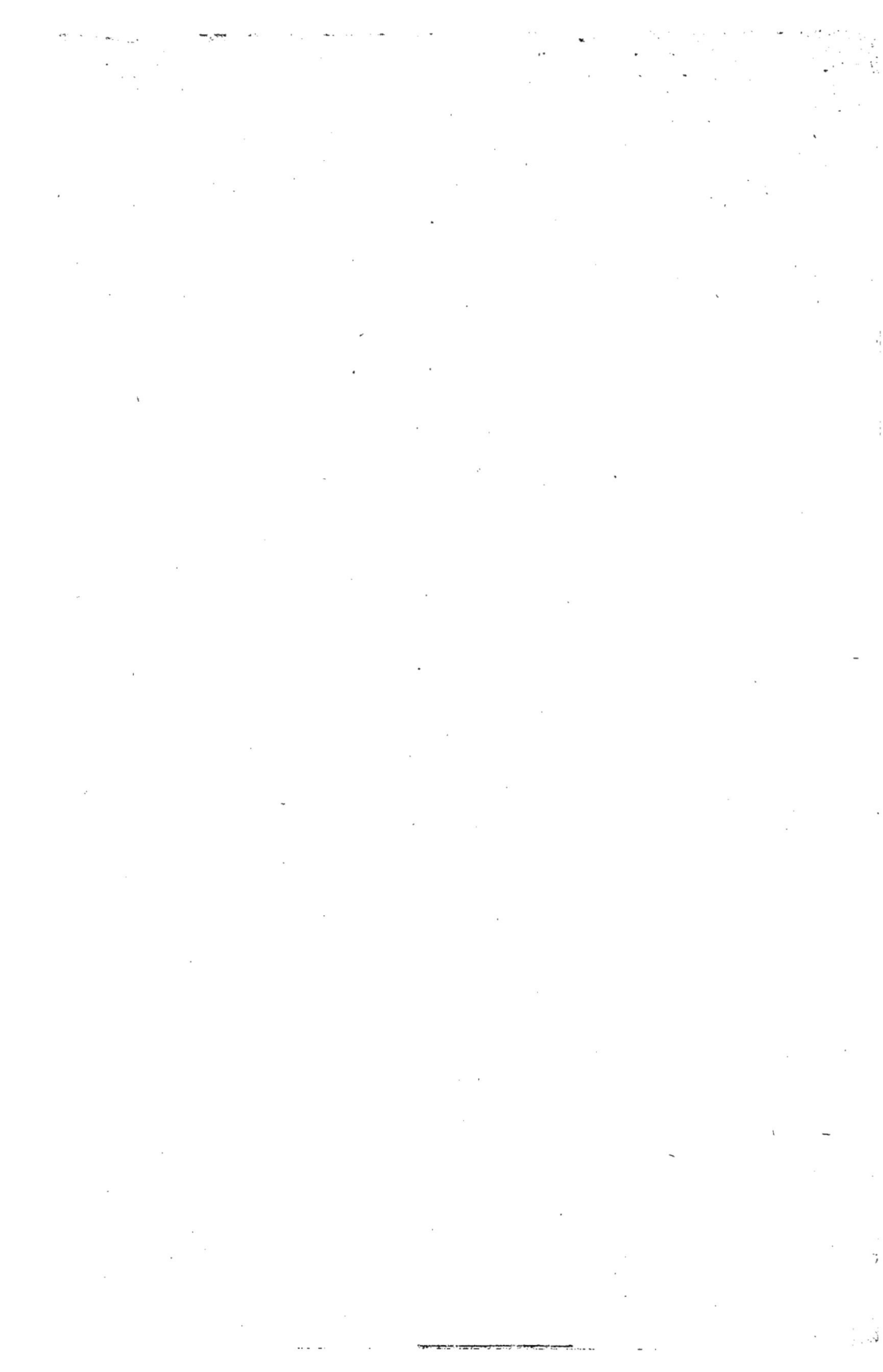

DE

LA SPERMATORRHÉE

OU DES

PERTES SÉMINALES INVOLONTAIRES.

───❖───

CONSIDÉRATIONS GÉNÉRALES.

La maladie qui fait le sujet de ce livre est un fléau destructeur qui décime les hommes et qui menace d'abâtardir la race humaine. C'est aux sources mêmes de la vie, sur le germe mystérieux qui doit la reproduire, qu'elle exerce de profonds ravages et qu'elle finit par porter la mort.

Il y a trente siècles que les médecins ont appris à connaître les pertes séminales involontaires. Le père de la médecine en a fait, d'après nature, une saisissante peinture, que nous admirons dans le célèbre paragraphe de ses écrits qui traite de la consomption dorsale. Toutefois, l'affreux mal n'a été peint que de profil par Hippocrate; c'est moins un tableau qu'une esquisse qu'il a transmise à la postérité; il ne parle que des libertins et des jeunes maris; il ne dit rien de l'onanisme, ni des causes nombreuses et variées qui, de nos jours, font si souvent de la spermatorrhée un malheur plutôt qu'une expiation.

Ainsi tout est peint d'après nature, tout est vrai dans ce que nous apprend le divin vieillard; mais la vérité tout entière n'y est pas; il a ouvert la route, mais il s'est arrêté sans toucher le but. Malheureusement, on s'en est écarté, depuis Hippocrate, pendant des siècles; on n'a fait que tourner, sans faire un pas en avant, dans un cercle éternellement vicieux.

C'est la difficulté de trouver des caractères ou des signes pathognomoniques qui permissent de distinguer le liquide séminal des fluides muqueux sécrétés par le canal de l'urètre, par la prostate et les glandules de Cowper, qui a rendu, sur ce point, la science si longtemps stationnaire ou même rétrograde. On accuse principalement Arétée d'avoir jeté l'incertitude et la confusion dans les esprits. Il a fait une description de la consomption dorsale qu'on a toujours opposée, avec une aveugle prédilection, à l'esquisse d'Hippocrate. Il traite, sous le nom de *Gonorrhée,* d'une maladie imaginaire, caractérisée par l'écoulement continuel et insensible de la semence; il dit que cette maladie est commune à l'homme *et à la femme.* Or le sperme étant un liquide essentiel de l'homme, sécrété par des organes que ne possède point la femme ; il est évident qu'il confond des écoulements continus de mucosités avec des pollutions véritables. Hippocrate avait étudié la nature ; Arétée n'a fait que raconter des visions.

Toutefois, ces visions ont acquis une telle autorité dans la science, que, jusqu'à ces derniers temps, personne n'a pu s'en affranchir, et qu'on retrouve invariablement dans tous les auteurs la confusion introduite par Arétée.

Sous le titre de *Gonorrhée simple ou vraie*, les uns décrivaient de véritables pertes séminales, les autres, des écoulements muqueux, prostatiques. Ils ne distinguaient ces deux ordres d'affections qu'à la gravité ou à l'innocuité comparatives de leurs effets : un écoulement qui n'avait aucune influence sur l'organisme était muqueux ; il était spermatique, au contraire, quand il ruinait la santé, quand il amenait la chute des forces, le marasme, des accidents nerveux, etc. La pauvreté étiologique de cette tardive distinction frappe les yeux : il est trop tard, pour arrêter un ennemi, d'attendre qu'il ait frappé ou blessé ; c'est le pouvoir qu'il a de nuire qu'il faut connaître pour donner de justes proportions à sa défense.

Ainsi, pour parler sans figure, il était déplorable de ne pas savoir distinguer par des signes certains, une perte séminale involontaire d'une simple blennorrhée, d'un écoulement prostatique, etc., etc.

Nous sommes heureusement sortis aujourd'hui de

cette impasse ; mais il n'a fallu rien moins que les
modernes progrès des sciences physiques et physiologiques, pour nous assurer un avantage qui a fait défaut
à tous nos prédécesseurs. Nous le devons d'abord au
microscope, qui nous révèle, dans le liquide séminal,
la présence caractéristique des *zoospermes;* nous le devons, en outre, à la précision de nos connaissances
anatomiques et physiologiques, ainsi qu'à l'intelligence
du véritable mécanisme des sécrétions glandulaires et
membraneuses.

La maladie dont nous allons essayer d'esquisser l'histoire trompe encore aujourd'hui beaucoup de médecins,
comme les malades ; mais les incertitudes qui donnent
le change, tiennent plus à la prévention et à l'ignorance
des hommes qu'à la difficulté des choses. Les voiles qui
cachaient à nos devanciers la nature du mal sont devenus transparents pour nous. Il est vrai que l'intelligence complète du mal et de tous les déguisements qui
peuvent le dissimuler ou le masquer ne date, pour ainsi
dire, que d'hier; la vérité n'entre pas toujours aussi
aisément dans les esprits que dans la science ; on dirait
même, à voir les méprises dont on est témoin tous les
jours, que la lumière n'a pas remplacé les ténèbres, et
que la plupart de nos contemporains ne sont pas de
leur temps.

Chose triste à dire ! on voit à chaque instant de malheureux malades qui perdent des flots de liquide séminal sans le savoir; des médecins assistent à l'œuvre de

destruction sans en soupçonner la cause. Sous prétexte
que le suintement continu a été la suite d'une blennorrhagie aiguë, on ne se doute pas que ce prétendu écoulement chronique n'est autre chose qu'une perte séminale insensible ; on persiste dans l'administration des
astringents internes et locaux : copahu, cubèbe, cachou,
rathania, fer, etc., injections de toute nature ; et on est
fort étonné de la ténacité du mal, qui n'est en définitive
autre chose qu'une perte séminale, occasionnée, chez un
sujet plus ou moins prédisposé, par l'inflammation chronique de la partie profonde du canal de l'urètre (région
prostatique) due à la blennorrhagie primitive. Bientôt
les accidents se précipitent, le marasme arrive ; la mort
est prochaine ; le médecin veut lui barrer le passage,
mais il ne la cherche que sur les routes où elle n'est pas ;
c'est toujours autour des grands organes de l'économie
qu'il fait sentinelle : l'un veille sur le cerveau, l'autre
sur le poumon, un troisième sur l'estomac, etc. On ne
songe qu'aux congestions cérébrales, à la gastrite, à
l'hypocondrie, etc. La mort vient *par un passage étroit*
auquel on ne s'avise pas de songer, bien que la science
ait posé là tous les signaux nécessaires pour voir et pour
conjurer le péril. Il est juste de mentionner une circonstance atténuante, qui explique, si elle ne justifie
pas, toutes ces méprises. C'est précisément au moment
où le mal redouble de fureur qu'il se dissimule le mieux
et qu'il semble même disparaître. Semblable en ce point
à ces êtres malfaisants et perfides qui sont habiles à ca-

cher leur colère, et qui frappent silencieusement dans l'ombre.

Ainsi, à un instant donné, la perte séminale, qui a cependant donné l'impulsion à tous les désordres organiques, n'est plus qu'un fait à peine perceptible au milieu des altérations survenues, soit dans les facultés cérébrales, soit dans les fonctions des organes de la circulation du sang ou de la respiration, soit dans l'appareil digestif.

Dans l'étude d'une maladie, l'appréciation des causes est toujours le point le plus délicat; c'est de là que se tirent les plus exactes notions sur sa nature et les véritables indications thérapeutiques. Nous verrons que les anciens s'étaient fait, à l'égard des pertes séminales, une étiologie étroite et stérile, limitée aux excès vénériens. Mais le champ des causes s'est singulièrement agrandi pour nous; aux excès, aux abus vénériens, qui sont toujours les plus actifs, nous avons dû ajouter les affections blennorrhagiques, ainsi qu'une foule de conditions diverses qui peuvent, isolées ou réunies, provoquer des écoulements involontaires de semence.

L'abus est contemporain de l'usage dans l'exercice de toutes nos facultés; il n'y a de temps d'arrêt pour nous ni dans le plaisir ni dans le bonheur. Il n'y a ni frein ni règle pour le cœur ingouvernable de l'homme. Il abusa de ses organes génitaux dès qu'il sut ou qu'il put s'en servir; et on peut dire que l'affreux mal que nous étudions est aussi ancien que ses vices et ses passions.

Il est certain que le nombre et l'intensité des causes de la spermatorrhée ont dû varier beaucoup selon les temps et les mœurs. Tous les peuples ont eu un temps d'austérité relative, invariablement suivi d'un temps de corruption et de désordres; le mal a dû redoubler de fureur aux époques de décadence. L'histoire, cependant, ne confirme pas ces présomptions de la logique. Des plumes éloquentes et indignées ont épouvanté l'avenir par la peinture de la corruption grecque et romaine, tandis que la science contemporaine parle à peine de la spermatorrhée, qui dut en être le châtiment naturel. Mais on aurait tort de conclure d'un tel silence que la nature et la pudeur ne se révoltaient pas alors contre les outrages qui les souillaient. Il est plus naturel d'accuser l'ignorance des médecins ne sachant pas reconnaître un mal qui faisait cependant chaque jour, sous leurs yeux, d'innombrables victimes.

Nous avons le triste privilége de mieux connaître toutes nos misères et de savoir mieux interpréter les causes diverses de la spermatorrhée; il en est sans doute de cette malheureuse maladie comme de tant d'autres, qui n'ont jamais paru plus communes qu'aux époques où il s'est trouvé des observateurs pour les décrire : les choses restent dans l'ombre tant que personne ne les signale; mais l'œil qui le premier les aperçoit, les rend immédiatement visibles pour tout le monde.

Il faut convenir, néanmoins, que l'horrible mal semble nous avoir réservé toutes ses colères, et que nous

avons en cela une déplorable supériorité sur les anciens.
Parmi les causes les plus actives de la spermatorrhée il
en est une qu'ils n'ont pas connue, je veux parler de la
blennorrhagie contagieuse ; la plus redoutable et la
plus désolante de toutes ces causes, la masturbation, ne
paraît pas non plus avoir fait chez eux les mêmes ravages que chez nous. Leurs auteurs, leurs philosophes,
leurs poëtes, leurs peintres, leurs sculpteurs (*Musée
secret de Naples*), qui étalent avec tant d'indulgence les
plus monstrueux égarements du *sens génésique,* s'occupent à peine de la masturbation. La Bible elle-même,
qui reproche naïvement au peuple élu ses accouplements avec les boucs et les chèvres, n'en parle pas ; une
injuste fatalité étymologique pèse sur la mémoire
d'Onan : il n'était pas un masturbateur pour n'avoir pas
voulu donner lignée à la femme de son frère, et pour
avoir préféré répandre sa semence sur la terre. Le professeur Lallemand a voulu savoir à quoi s'en tenir sur
les crimes qu'avait pu commettre Onan, et voici le résultat de ses investigations sur les textes sacrés :

« Pour bien comprendre le passage qui a donné lieu
« à cette opinion, il faut le rapprocher des lois, des
« mœurs et des coutumes qui s'y rattachent, au lieu
« d'en séparer quelques mots, comme on l'a fait.
« Voici ce qui se passait chez les Juifs :

« Quand l'aîné d'une famille mourait sans enfants,
« sa veuve ne pouvait épouser que le frère le plus âgé
« du défunt ou son plus proche parent. L'aîné des

« enfants provenant de ce mariage portait le nom du
« premier mari, *afin que ce nom ne fût pas rayé d'Is-*
« *raël.* Si la veuve éprouvait un refus, elle devait se
« placer à la porte de la ville, y convoquer les anciens
« de la tribu, et leur dire : « Le frère de mon *mari* ne
« veut pas *perpétuer le nom de son frère,* ni m'accepter
« pour *épouse.* » S'il persistait dans son refus, la veuve
« devait s'approcher de lui, *lui arracher sa chaussure,*
« *lui cracher à la figure,* et lui dire : « Ainsi soit fait
« à l'homme qui refuse d'édifier la maison de son
« frère. » Enfin, désormais on l'appelait, par mépris,
« le *déchaussé. (Deutéronome,* chap. xxv, versets 5, 6,
« 7, 8, 9 ; *Ruth,* chap. iii et iv.)

« Voici maintenant l'application de ces lois, de ces
« usages, à l'histoire d'Onan. Son père Juda avait eu
« trois enfants : Her, l'aîné, avait épousé Thamar, et
« était mort sans héritier. (*Genèse,* chap. xxxviii.)

« Alors Juda dit à Onan : «Épouse la veuve de ton
« frère et donne-lui de la postérité. » Mais Onan, sa-
« chant que ces enfants ne lui appartiendraient pas,
« *lorsqu'il pénétrait chez la femme de son frère,* ré-
« pandait sa semence par terre, afin de ne pas créer de
« postérité à son frère. (Versets 8 et 9.)

« Ce passage ne peut recevoir deux interprétations.
« Quoique le français ne puisse être aussi clair que le
« latin, *introiens in uxorem fratris sui,* il est évident
« que l'action d'Onan n'avait rien de commun avec la
« *masturbation.* Il avait cédé au vœu de son père et

1.

« de la loi, pour ne pas s'exposer aux humiliations qui
« auraient suivi son refus. Mais il était devenu l'aîné
« par la mort de son frère : la loi lui permettait d'avoir
« d'autres femmes. (*Deutéronome,* chap. XXI.) Il pou-
« vait en obtenir un fils qui eût hérité de son nom et
« des biens de toute la famille. On vient de voir jus-
« qu'à quel point les Hébreux portaient l'amour de la
« race, le culte de la primogéniture : il n'est donc pas
« étonnant qu'Onan se soit peu soucié d'avoir un fils
« qui eût porté le nom de son frère, qui eût hérité de
« ses biens et formé une autre *lignée.* Ainsi l'on con-
« çoit pourquoi, tout en remplissant ses devoirs conju-
« gaux, Onan agissait de manière à ne pas se causer
« de préjudice.

« Tous les jours des époux fort scrupuleux en font
« autant, soit pour ne pas augmenter leur famille au
« delà de leurs moyens, soit à cause des dangers qu'une
« grossesse ferait courir à leur femme. Il n'y aurait
« donc que les motifs d'Onan qu'on pourrait blâmer;
« mais l'acte, en lui-même, n'a rien de commun avec
« la *masturbation.* »

Ainsi, l'histoire sacrée s'accorde avec l'histoire pro-
fane; on ne peut imputer le silence des anciens ni à leur
délicatesse ni à leur discrétion. L'antiquité tout entière a
fait au démon de la luxure des sacrifices épouvantables
que nous osons à peine rappeler; mais elle a repoussé le
culte de la honteuse et solitaire sirène qui compte chez
les peuples modernes tant d'adorateurs et de victimes

Un décourageant problème pèse ici sur l'âme, et semble la briser dans ses plus nobles aspirations. Sommes-nous destinés à tourner, sous l'impulsion irrésistible de l'instinct génésique, dans le cercle vicieux d'une éternelle misère? Comprimée sur un point, la brutale ardeur des sens fait-elle inévitablement explosion sur l'autre? Serons-nous sauvés à la fin par la morale et la religion, dont nous avons toujours bravé les anathèmes? Ou bien la science, plus heureuse et plus puissante, trouvera-t-elle dans l'organisme un point d'appui pour lutter avec avantage contre la force qui rompt l'équilibre?

Il faut avoir le courage de le dire hautement : la chair ne peut être domptée que par elle-même; l'instinct génésique s'alimente aux limites mêmes qui séparent la vie physique de la vie morale; l'empire de l'âme expire dans cette région orageuse; en outre des salutaires enseignements de la religion, qui servent, pour un plus grand nombre de personnes qu'on ne le suppose, de frein à l'aiguillon des désirs lascifs, il nous paraît que c'est dans le système musculaire qu'il faut faire refluer toutes les vapeurs brûlantes qui en sortent pour allumer les sens et embraser tout l'organisme. L'exercice et la fatigue endorment toutes les énergies de la vie; l'homme retrouve la paix du cœur et oublie, dans un sommeil réparateur, toutes les tentations de la chair. Relevons donc les gymnases antiques, remettons en honneur les couronnes olympiques, c'est le seul moyen de sauver ce qui reste à la jeunesse moderne de pudeur et de vertu. Les enfants de nos jours sont frappés d'une nouvelle déchéance, et apportent la souillure d'un autre péché originel; mais cette fois la rédemption n'aura pas besoin de venir du ciel, le dieu païen de la force et de l'adresse suffira pour les sauver.

On accorde beaucoup trop aujourd'hui à l'intelligence dans l'éducation des enfants. Nous savons bien que les arts de l'esprit dominent de bien haut la force physique, et que c'est l'intelligence qui gouverne le monde moderne. Nous admirons les triomphes de l'esprit sur la matière, et nous ne voulons pas le détrôner; nous voulons au contraire lui donner un point d'appui dans la santé, *mens sana in corpore sano,* pour qu'il soit plus apte à de nouvelles conquêtes morales.

Nous n'admettons pas que des *inspections corporelles*, récemment proposées, puissent faire rompre les habitudes d'onanisme, ni que le développement musculaire dû aux exercices de gymnastique nuise aux aptitudes intellectuelles. L'exemple des Grecs et des Romains, chez lesquels les gymnases étaient en si grand honneur, et qui nous ont laissé dans les beaux-arts et dans les lettres des modèles qui n'ont jamais été surpassés, est une victorieuse réponse à la proposition que nous combattons.

On peut juger par ces considérations de la hauteur à laquelle il serait facile de porter le sujet que nous traitons. Nous agitons des questions brûlantes, qui impliquent la perte ou le salut de la société; nous sondons des plaies envenimées dont la profondeur épouvante; et pourtant le monde semble à peine savoir qu'il est malade : il s'agite ou s'endort sans avoir peur de cette gangrène. Il y a un demi-siècle que la science alarmée a soulevé un coin du voile qui couvre les abus, les excès, toutes les causes diverses qui conduisent aux pertes séminales involontaires; des souffrances, des tortures innombrables, les plus hideuses scènes de destruction ont été révélées. Qui se doute pourtant que ces affreuses et insidieuses maladies déciment les familles, qu'elles minent chaque jour, sous nos yeux, les plus florissants organismes et flétrissent les plus nobles intelligences? Qui songe que les causes qui peuvent provoquer leur explosion nous menacent dès le berceau, et qu'elles s'alimentent dans des vices et des excès auxquels on n'échappe que par miracle? C'est, pour ainsi dire, le glas funèbre de la race humaine qui a retenti dans les écrits des médecins qui nous ont fait ces terribles révélations. Partout ils nous ont montré les victimes s'immolant de leurs propres mains, jetant chaque jour les restes désolés de leur vie en holocauste aux passions homicides de leur cœur, plus acharnées à leur destruction que les vampires de la fable, qui n'étaient avides que de sang humain.

Combien sont aveugles ceux qui ferment les yeux pour ne pas voir, et qui accusent d'exagération les médecins qui ont jeté le cri d'alarme! On dit qu'ils ont outré leurs tableaux, qu'ils ont évoqué des monstres pour jeter dans l'âme des enfants une épouvante salutaire, et pour les arrêter sur les pentes glissantes du vice et des passions. Ce reproche est injuste et suppose un inconcevable aveuglement. Tous ces écrits, au contraire, n'ont montré qu'une partie des hontes et des misères de notre temps. Le mal a pris les proportions d'un véritable fléau social qui menace l'avenir des générations modernes. Ces désolantes peintures, qu'on croit fantastiques, sont faites d'après nature; ces histoires affreuses, qu'on ne veut pas croire, sont celles des enfants de nos jours; ces abîmes dont vous détournez la vue, tout le monde s'y précipite avec une aveugle fureur.

Ce reproche ne fut pas épargné au célèbre Tissot quand il publia, vers la fin du dernier siècle, son *Traité sur l'onanisme*. Il avait, disait-on, amplifié les faits et manqué le but pour l'avoir dépassé. Son travail est sans doute bien au-dessous du bruit qu'il fit dans le monde; ce fut le crédit de l'auteur qui fit celui du livre. Mais on peut dire que Tissot méritait toutes les critiques, excepté celles qui lui furent adressées : il n'a rien exagéré; tous les jours on rencontre les originaux de ses effrayants portraits; tous les jours aussi son livre atteint le but que s'était proposé l'auteur : il inspire une salutaire terreur et sauve quelques victimes.

Quoi qu'il en soit, il ne suffit pas malheureusement de savoir commander à ses passions pour se mettre à l'abri des pertes séminales involontaires. Il y a, sans doute, plus de coupables que de malheureux parmi les victimes de cette déplorable affection; mais le nombre est grand de ceux que la fatalité poursuit et conduit à ce mal, sous l'influence de conditions accidentelles sur lesquelles la volonté n'a point d'empire. Nous signalerons ces fatales conditions dans le chapitre des causes de la spermatorrhée; on verra comment les unes ne font que prédisposer au mal, comment les autres peuvent le produire. On les verra agir, tantôt isolées, tantôt réunies; prendre leur point de départ en dehors comme en dedans de l'organisme, dans les organes génitaux ou dans d'autres organes voisins.

Il faut joindre aux victimes de la fatalité dont il vient d'être question, ceux qui apportent en naissant une *prédisposition héréditaire* ou une *impressionnabilité exceptionnelle,* qui provoquent chez eux des pertes involontaires de semence, sous la pression des plus insignifiantes provocations. On ne voit chez les premiers aucune raison d'être au mal, si ce n'est son existence antérieure chez les ascendants des malades. Chez les seconds, la cause provocatrice est une impatience, une émotion ou toute autre circonstance impuissante à produire un semblable résultat chez d'autres individus.

Chaque jour, soit à ma consultation, soit dans ma correspondance, je reçois les confidences de cette catégorie de malades qui s'accusent d'excès imaginaires pour expliquer les pertes dont ils sont atteints, tandis que dans le même temps je vois d'autres personnes qui, bien qu'ayant commis de véritables abus, soit d'onanisme, soit de coït, ne sont affectées d'aucun relâchement génital.

Quelles que soient les causes des pertes séminales involontaires, il est d'une extrême importance d'apprécier avec précision les caractères et les conditions diverses des émissions. Avant tout, il importe de ne pas confondre avec les pertes séminales morbides, celles qui ne sont qu'un artifice de la nature, *pour suppléer à la rareté d'un acte devenu nécessaire*. Toute fonction doit s'accomplir; tout instrument doit s'exercer dans l'organisme. L'exercice fortifie, développe tous nos organes; un sentiment inaccoutumé de bien-être suit l'accomplissement de toutes nos fonctions naturelles; les organes de la génération sont, comme tous les autres, soumis à cette loi, qui ne souffre aucune exception; l'homme qui les condamne à l'inaction lorsqu'ils sont arrivés à un certain degré de développement, outrage la nature et provoque une vengeance qui ne se fera pas longtemps attendre.

Telle est la cause la plus ordinaire d'un ordre d'émissions séminales involontaires, qu'on pourrait appeler *physiologiques*, qui se produisent pendant le sommeil, sous l'impulsion d'un état de *pléthore spermatique;* un rêve érotique les prépare; l'explosion est toujours accompagnée d'une érection vigoureuse et d'une voluptueuse secousse qui provoque ordinairement le réveil.

Ces évacuations n'ont ordinairement rien d'alarmant; quand elles sont l'expression d'un besoin réel, elles sont suivies d'un sentiment général de bien-être : la tête est plus légère; les idées sont plus nettes; tous les rouages de l'organisme semblent assouplis; les poumons jouent plus aisément dans la poitrine; tous les mouvements sont plus libres, plus adroits, plus vifs.

La pléthore spermatique se reproduit assez promptement chez les jeunes pubères qui échappent aux ravages de la masturbation; un état général d'irritation, des troubles et des inquiétudes inexplicables les agitent; leur caractère s'aigrit; ils deviennent impatients et irascibles; d'autres tombent dans la tristesse, la mélancolie; ils sont rêveurs, cherchent la solitude, versent des larmes; ils sont apathiques et en même temps agités; somnolents et inquiets; leur tête est lourde, et pourtant fermente; on en voit qui prennent la vie en dégoût, qui tendent au suicide; d'autres ont des aspirations immenses, des passions gigantesques, etc., etc. Une pollution qu'on peut à juste titre appeler *critique* met fin à tous ces troubles et rétablit momentanément l'équilibre harmonique des organes et des fonctions.

Ces évacuations spontanées appartiennent à l'ordre physiologique, au même titre que les hémorragies critiques, la menstruation, les hémorroïdes, etc. Au début *elles ne sont pas maladives, mais elles peuvent facilement se transformer,* par l'effet de l'habitude ; elles peuvent devenir excessives et prendre, sous l'impulsion des mouvements organiques aveugles qui les gouvernent, le caractère pathologique.

Les pertes séminales involontaires, primitivement ou consécutivement morbides, qui constituent la spermatorrhée, peuvent se produire pendant le sommeil ou pendant l'état de veille ; de là les noms qu'on leur donne habituellement de *pertes* ou *pollutions nocturnes* et de *pertes diurnes;* dans un cas comme dans l'autre elles peuvent tenir à deux conditions organiques tout à fait opposées : un état de *relâchement, d'atonie* des organes spermatiques, ou, au contraire, à un état d'*excitation, d'irritation, d'inflammation;* le plus souvent il y a complication de ces deux états, c'est-à-dire atonie et irritabilité ; les organes sont susceptibles et débiles en même temps. Il importe d'autant plus de signaler cette complexité, qu'elle trompe souvent les praticiens, qu'elle les met dans une voie complétement fausse pour le traitement, et qu'elle rend par suite le mal capricieux et rebelle. Nous verrons que des auteurs prévenus ont interverti l'ordre de fréquence des deux états contraires; qu'ils attribuent, dans le plus grand nombre des cas, la spermatorrhée à l'atonie ou au relâchement des organes, qu'ils substituent ainsi les vues de leur esprit aux résultats les moins équivoques de l'observation.

Les pertes séminales se développent, dans l'immense majorité des cas, sous l'influence de deux causes qui sont universelles, qui agissent dans le même sens et leur impriment des caractères identiques ; nous voulons parler des abus et des excès vénériens. Les autres causes connues, *à part la blennorrhagie chronique,* dont nous verrons plus loin les désastreuses conséquences, sont exceptionnelles, et rarement assez actives pour produire le mal quand elles sont isolées. C'est par leur réunion, leur répétition ou la coexistence de quelque complication qu'elles le font naître. Arrêtons-nous un instant sur les deux causes principales de la spermatorrhée.

Tout le monde sait qu'en général l'instinct génésique est moins ardent chez la femme que chez l'homme ; cette inégalité, qui a sa source dans des conditions organiques appréciables, se retrouve dans l'opposition des rôles que la nature impose aux deux sexes. Mais cette loi ne gouverne pas l'enfance, et on peut, sans hésiter, affirmer que les jeunes filles ne se précipitent pas moins irrésistiblement dans l'onanisme que les jeunes garçons ; il est même certain qu'elles l'emportent de beaucoup par les inventions et les pratiques libidineuses que leur suggèrent les précoces subtilités de leur esprit. Les conséquences de l'onanisme sont d'abord les mêmes chez les enfants des deux sexes ; mais plus tard elles s'aggravent relativement, chez les garçons, par les pertes de liquide séminal, qui leur sont exclusivement propres. Plus tard encore la balance des désastres penche de plus en plus au détriment de l'homme, par les pertes séminales involontaires, qui sont le terrible châtiment que l'avenir réserve à son incorrigibilité.

L'insouciance et l'incrédulité qui aveuglent les gens du monde, semblent leur ôter l'intelligence des aptitudes et des instincts les moins équivoques qui correspondent aux phases diverses de la vie; ainsi, c'est une opinion très-générale que l'instinct génésique ne se montre qu'à la puberté, et qu'il n'a de point de départ et de raison d'être que dans le développement des organes propres à le satisfaire. Une telle opinion semble naturelle; on lui trouve des racines dans la science comme dans le sens commun. Il est constant que le penchant décidé, compris, raisonné d'un sexe vers l'autre, succède, comme l'effet à sa cause, à l'évolution complète des organes génitaux; ce penchant irrésistible et impétueux s'annonce alors avec éclat par les plus étonnantes transformations organiques. L'appareil génital inaugure, dans les deux sexes, son règne tyrannique; son empire s'étend sur l'organisme tout entier : l'homme jette alors sur la femme un regard embrasé; les deux sexes s'attirent comme deux moitiés d'un tout qui cherchent à se rejoindre et à se compléter.

Oui, il est bien vrai qu'une telle attraction suppose l'évolution complète des organes génitaux, et que sa manifestation en est exclusivement l'effet. Mais il en est tout autrement d'un vague et indéfinissable instinct

qui se cherche sans se comprendre, qui fait désirer
sans connaître, qui lance toutes les facultés, toutes les
énergies naissantes de la vie à la recherche d'un mystère inconnu. Cet instinct-là commence bien longtemps
avant la puberté ; il précède l'évolution des organes
génitaux ; il se manifeste à l'aube de la vie et plane
déjà sur le berceau. Le *sixième sens* balbutie longtemps
avant de parler.

Toutes nos aptitudes et toutes nos facultés supposent,
sans aucun doute, des instruments organiques qui en
sont la condition, la cause, la raison d'être. Toute
nuance d'une faculté correspond à un degré spécial de
développement dans son organe ; mais dans le plan de
la nature les facultés ne naissent pas des organes comme
un effet sort de sa cause. Tout est corrélatif et simul-
tané. Les facultés se développent dans la même proportion que les organes, par l'effet d'une sorte d'harmonie préétablie. Cependant, l'organe peut être en
retard sur la faculté qui lui correspond ; dans ce cas,
on voit des effets qui semblent sans cause. C'est en
vertu d'un tel retard que le chevreau frappe toujours
avec le point de sa tête où se développera plus tard une
corne, que l'oiseau cherche déjà à voler quand il n'a
encore que du duvet sur les ailes, le chien à mordre
avant que ses dents soient poussées, etc., etc.

L'expérience prouve que ces précoces *inquiétudes
de l'instinct* peuvent conduire les enfants à de fatales
découvertes, et que *l'exercice abusif des organes géni-*

taux peut commencer même dès le berceau ; il ne faut donc pas attendre l'apparition de quelques signes de virilité pour les couvrir d'une prévoyante sollicitude et pour couper le vice dans son premier germe. On traite d'enfantillage tout ce qui précède la puberté ; tous les jours on voit les enfants impubères des deux sexes jouer et s'ébattre dans une indifférente promiscuité. Combien ne s'alarmerait pas pourtant la tendresse de leurs parents s'ils connaissaient les surprenantes aventures et la chronique scandaleuse d'une foule d'enfants de quatre, de cinq, de six ans ? Il faut l'apprendre à ceux qui l'ignorent ! Le chemin qui conduit de la première enfance à la puberté est couvert d'écueils ; la pudeur, la santé, la vie des enfants peuvent à chaque instant s'y perdre à jamais.

Nous venons de dire que le danger commence au berceau ; il faut signaler à toutes les mères des histoires qui se trouvent aux pages les plus attristées de la science. De misérables nourrices, fatiguées des cris ou de l'indocilité des enfants, imaginent, pour les calmer, de chatouiller leurs organes génitaux ; le succès répond à leur stupide et coupable pratique : les enfants s'endorment vite ; mais ils se font bien vite aussi un besoin de ces titillations voluptueuses. On y revient naturellement ; le sommeil vient avec une facilité toujours croissante. Mais bientôt des spasmes le précèdent, des convulsions éclatent plus tard, l'enfant languit et dépérit ; il est perdu. La vue seule de sa meurtrière suffit

pour éveiller en lui des besoins inconnus et pour provoquer, s'ils ne sont satisfaits, des impatiences et des
cris.

Au sortir du berceau que de piéges tendus à la pudeur et à la chasteté des enfants que l'on confie, sans
aucune prévoyance, à des mains mercenaires! Qui les
préservera ensuite de la science précoce ou de la corruption des camarades et des amis? Arrivent plus tard
les précepteurs, les maîtres ! Mais on oublie trop souvent, de nos jours, que le vice s'enseigne et s'apprend
comme la vertu, et que malheureusement il offre plus
de séductions. Tout est donc péril pour les jeunes enfants. Le trésor d'innocence et de pureté qu'ils tiennent
de la nature est livré à toutes les chances d'un sort
aveugle et jaloux ; l'ennemi qui les menace est en eux,
autour d'eux, partout ; une conversation imprudente,
une question indiscrète, un mot équivoque peuvent
les perdre. C'est un miracle s'ils arrivent à la puberté
sans approcher leurs lèvres de la coupe enchanteresse
et perfide de la volupté, qui renferme les longs malheurs, les longs et inutiles regrets.

La puberté, il faut avoir le courage de le dire, est
un temps d'épreuves auquel il n'est pas en notre pouvoir de commander. L'organisme ingouvernable brise
tous les obstacles qu'on tente de lui opposer ; l'instinct
génésique, comprimé sur un point, éclate irrésistiblement sur l'autre ; la nature est plus forte que la volonté.
Les conseils et les menaces de la morale, les anathèmes

de la religion ne préviendront pas une catastrophe : la nature a longuement préparé son inévitable triomphe, qui nous répond de la perpétuité des races humaines.

Qu'on ne nous parle pas des rares exemples de prétendues victoires remportées, à l'époque solennelle de la puberté, par la volonté sur la nature ! Ces exemples sont tous récusables. Il n'y a jamais eu victoire là où il n'y a pas eu lutte véritable, et la volonté n'a vaincu que des organismes imparfaits. On se vante de son mérite ou de son courage, quand on n'a dû son succès qu'à sa faiblesse ou à son impuissance.

Nous savons bien que nous touchons à des questions brûlantes : *Incedo per ignes*, etc. Nous entrons dans un ordre de choses qui semble gouverné par la fatalité ; partout nous voyons lutte et conflit, sans aucune chance de conciliation ou d'accord : la nature s'insurge contre la société, contre la morale, contre la religion. Comment gouverner la puberté dans ce temps d'anarchie ? Que faire des cinq ou six années qui séparent la puberté de l'âge nubile ? Comment sauver le jeune pubère de lui-même et l'arrêter sur la pente des égarements solitaires ? Il ne faut pas compter sur le mystère ; s'il n'est déjà initié, il va tout apprendre par la catastrophe volontaire ou involontaire qui va éclater. On n'empêchera pas l'inévitable crise. On pourra, pendant un certain temps, préserver les jeunes pubères par les enseignements de la religion ; mais que l'on sache bien qu'il faut arriver au moment suprême où une goutte exubérante de liquide séminal suffit pour dissiper des montagnes de sagesse et de volonté! C'est sous l'impulsion de ce liquide fortement élaboré, fourmillant de zoospermes qui titillent et agacent les vésicules séminales, que vont s'élever dans les centres nerveux des vapeurs brûlantes qui allumeront l'imagination et les sens et embraseront tout l'organisme; la volonté, nous le voulons admettre, luttera pendant la veille et maintiendra l'ordre et l'équilibre; mais, à coup sûr, elle sera vaincue pendant le sommeil: un rêve érotique mettra fin au combat.

Nous venons de raconter l'*histoire d'une pollution nocturne involontaire.* Rien n'est encore perdu, nous le savons; nous avons déjà dit que ces pollutions étaient l'effet et le remède utile d'un état de pléthore spermatique exagéré. Mais un double danger menace déjà le jeune pubère : d'un côté, la pléthore spermatique va se renouveler et le porter aux abus; de l'autre, les pollutions nocturnes peuvent, sous l'impulsion des efforts aveugles de la nature ou par l'effet de l'habitude, devenir excessives, accablantes, énervantes; *elles peuvent devenir passives; elles peuvent enfin conduire aux pertes involontaires diurnes.*

A ces dangers, si les adolescents sont fortement organisés et s'ils conservent leur sagesse, nous pouvons ajouter ceux d'une continence exagérée; on en a vu, sous l'influence des obsessions des organes génitaux, perdre à la fois la santé et la raison ; les uns tombent

2

dans le marasme, les autres dans le délire érotique ; on a vu de ces derniers toucher au crime et devenir une menace et un péril pour la société.

On conçoit que s'il est à craindre de voir se souiller dans les misères de l'onanisme de jeunes enfants impubères, ce danger est bien autrement redoutable quand l'heure suprême de la puberté vient à sonner, quand une première surprise des sens les a initiés au grand mystère de la volupté et leur a révélé, pour ainsi dire, une nouvelle existence. On ne peut se dissimuler que la nature conspire alors contre tous les artifices de la vigilance, et qu'une préservation absolue devient bien incertaine. Chaque jour il faut lutter contre le démon de la tentation, qui ne quitte plus les jeunes gens, qui les poursuit sans cesse pendant la veille et qu'ils retrouvent à leur chevet pendant la nuit.

Parmi les causes qui peuvent amener une première chute, il en est qui sont fatales et qu'aucune prudence humaine ne saurait prévenir ; ce sont celles qui tiennent à l'organisme même et qui font sans cesse équilibre à la volonté. On peut dire que l'ennemi est alors au cœur même de la place qu'on veut défendre. Ici nous pouvons déjà signaler les facilités que l'homme trouve pour abuser de lui-même dans la configuration propre de ses organes. Ce privilége, qu'il ne partage qu'avec un très-petit nombre d'espèces animales, lui fait un mérite permanent de l'abstention et peut être considéré comme la sanction du libre arbitre dont il a été honoré ; malheureusement on ne voit guère s'en rendre dignes que ceux qui n'ont pas reçu une organisation énergique. Mais malheur aux forts et aux puissants ! Ces natures ingouvernables échappent à toute contrainte, déjouent toute prévoyance ; le pied leur glisse sur la pente du vice : si vous faites garde autour d'eux, ils se replient sur eux-mêmes ; le démon de la tentation ne lâche pas un instant ses victimes ; il ne lui faut, pour les perdre, qu'un instant du jour ou de la nuit.

On ne gagne rien à jeter le voile sur les problèmes ; les difficultés comme les périls doivent se regarder en face et s'aborder franchement. Il ne faut donc pas craindre de le dire et de le répéter : dans notre état social, la vie humaine est livrée au hasard et aux aventures pendant le temps d'épreuve qui conduit de la puberté à l'âge nubile. Pendant l'âge adulte, le chemin du ciel touche à celui de l'enfer ; malheur à qui s'égare ! Chaque pas remet en question le salut ou la perte. Il faut donc veiller jour et nuit sur les jeunes gens. Il faut, à tout prix, empêcher ou retarder le plus possible un premier égarement.

Il ne suffit pas de les confier à des mains chastes et pures : les adolescents dont la nature est inflammable, peuvent se perdre par l'effet d'un simple libertinage d'esprit ; on ne sait pas assez dans le monde que de *simples excitations nerveuses*, éveillées par l'imagination ou les sens, *peuvent conduire aux mêmes dé-*

sastres que les attouchements matériels; la lecture de livres obscènes, la vue d'un tableau lascif, suffisent pour provoquer des érections habituelles qui sont le point de départ de pollutions nocturnes et diurnes avec toutes leurs sinistres conséquences. Les péchés de l'esprit sont donc à cet égard souvent frappés des mêmes peines que ceux du corps. On a vu périr, comme à la suite des manœuvres les plus brutales, des individus qui n'étaient coupables ni d'abus ni d'excès : l'un n'avait fait que dévorer des yeux des images lascives ou lire des livres licencieux ; un autre avait fait longtemps la cour à une coquette qui l'agaçait sans cesse sans jamais lui accorder aucune faveur ; un troisième n'avait fait que caresser des pensées libidineuses et n'avait jamais eu que d'imaginaires bonnes fortunes.

Ces graves effets, si éloignés de leurs causes ou de leur point de départ, supposent, il est vrai, une extrême susceptibilité nerveuse, originelle ou congénitale. Mais une telle disposition n'est nullement rare ; les victimes de ces accidents déplorent généralement leur malheur, qui leur semble inexplicable et immérité. Ils se trompent au moins dans la moitié de leur appréciation ; rien n'est plus facile que de se rendre compte de ce qui leur arrive.

L'instinct génésique s'exerce sous l'impulsion de trois ordres d'excitations, opposées dans leur point de départ comme dans leur nature, mais dont le résultat définitif est le même : *les unes partent des organes gé-*

nitaux ; qui sont de purs instruments matériels d'exécution, et sont transmises à un appareil nerveux de perception, sur le siége duquel on dispute, mais dont l'existence est certaine ; que cet appareil ne soit autre que le cervelet, qu'il se trouve, au contraire, dans le cerveau ou la moelle épinière, c'est toujours lui qui perçoit les émotions et qui commande les actes ; *d'autres impulsions partent de l'appareil de perception lui-même,* qui transmet spontanément et directement ses ordres aux organes génitaux ; dans un troisième cas, *le centre de perception ne commande aux organes génitaux que sur la provocation des sens externes.* La diversité des organes qui concourent aux manifestations de l'instinct génésique suppose des rapports nerveux innombrables qui nous montrent les diverses routes que suivent les impulsions.

On voit qu'elles ont un triple point de départ, soit dans l'appareil central de perception, soit dans les organes génitaux, soit enfin dans les expansions périphériques des sens externes ; on comprend par suite comment les aspirations de l'amour et de la volupté peuvent s'éveiller indifféremment sous l'influence *d'une goutte de liquide séminal, d'une pensée* ou *d'un serrement de main.* Il n'est donc pas étonnant que ces impulsions diverses, qui retentissent également dans les organes génitaux, puissent provoquer les mêmes actes et amener les mêmes conséquences.

L'appareil nerveux de la génération qui donne les

2.

ordres, et l'instrument matériel qui les reçoit, se suivent généralement dans leur évolution et se correspondent aux diverses phases de la vie ; mais il y a dans le rapport de leur énergie respective d'énormes différences selon les individus. De là, des nuances infinies dans les aptitudes, dans les penchants, dans les formes de la sensibilité : l'un n'est ému que par des influences nerveuses, l'autre n'est sensible qu'aux impulsions matérielles ; celui-ci est délicat dans ses amours, celui-là est vulgaire et grossier ; il est des hommes qui n'obéissent qu'à leurs sens, il en est d'autres qui ne sont gouvernés que par l'imagination et le cœur.

L'intelligence parfaite de toutes ces nuances d'organisation ne doit pas faire défaut à ceux qui ont mission de gouverner la puberté. C'est du côté où ils penchent qu'il faut soutenir les jeunes gens ; c'est aux excitations et aux entraînements qui sont propres à les séduire qu'il importe de les soustraire. Il ne faut pas traiter celui que la pléthore spermatique tourmente, comme celui qui se nourrit d'illusions et de chimères et qui se sent dévoré par son propre cœur. Vous trouverez le salut de l'un dans l'hygiène, dans le régime, etc.; mais, pour sauver l'autre, il vous faut des artifices plus raffinés : c'est à la source même du mal qu'il faut chercher le remède ; le cœur et l'imagination offrent, dans les organismes poétiques, des prises infinies ; c'est là qu'il faut jeter les germes d'une diversion puissante et faire naître d'énergiques et nobles aspirations.

Quelles que soient l'organisation des jeunes pubères et la diversité de leurs penchants, toute vigilance échoue presque nécessairement quand les organes génitaux sont soumis à quelque excitation anomale et habituelle. Les causes d'insuccès peuvent paraître relativement légères ; il importe d'autant plus de les signaler, qu'on peut aisément ne pas leur supposer une aussi néfaste influence.

Ainsi, pour citer les principaux exemples de ces fatalités, qui font sortir de graves conséquences d'une petite cause, nous dirons que souvent les mauvaises habitudes n'ont pas d'autre point de départ qu'une *dartre préputiale, anale* ou *périnéale;* des démangeaisons répétées entretiennent un état de turgescence et d'orgasme habituel, et provoquent des érections importunes qui appellent sans cesse et finissent par égarer la main des enfants. On ne saurait trop s'empresser de les délivrer de toute espèce de dartres ou autres éruptions agaçantes, et de les soustraire à ces perfides provocations.

Des effets identiques peuvent tenir à la présence ou à l'accumulation de la *matière sébacée sous le prépuce ou sur le gland;* cette cause de malpropreté produit des titillations continuelles qui ne tardent pas à se compliquer d'excoriations ou d'ulcères. Des lotions et des soins journaliers en font aisément justice ; mais si le prépuce est trop long ; si son ouverture est trop étroite; si, à plus forte raison, il y a phimosis congénital, il faut bien vite corriger, par une légère opération, cette dangereuse et suspecte imperfection, qui porte si aisément les enfants à abuser d'eux-mêmes. (Voir mon *Traité pratique des maladies des voies urinaires, Conséquences du phimosis.*)

La présence dans le rectum des ascarides, si communs chez les enfants, est une source d'excitation habituelle pour les organes génitaux, qui agit dans le même sens que les causes qui précèdent, et qu'il faut éliminer sans retard par un traitement vermifuge approprié.

Nous signalerons encore le mode de décubitus pendant le sommeil. Il ne faut pas que les enfants s'accoutument à dormir sur le dos ou sur le ventre; dans l'une et l'autre de ces positions, les érections sont à peu près inévitables, par des raisons que font prévoir l'anatomie comme le sens commun.

Il n'est pas jusqu'à la forme des vêtements dont il importe d'écarter toute cause de pression ou de gêne propre à exciter les organes génitaux.

Il est malheureusement une foule de causes d'excitation des organes génitaux qui échappent à toute prévision et qu'aucune prudence ne saurait prévenir; les enfants les trouvent dans leurs *exercices*, dans leurs *jeux*, etc. C'est quelquefois aux mouvements et aux efforts que nécessitent les *luttes de l'adresse et de la force* que les enfants doivent tout à coup une première initiation et la surprise imprévue d'une première émis-

sion spermatique; c'est, par exemple, *en glissant le
long d'une corde*, ou le *mouvement d'une balançoire*;
c'est en *grimpant sur un arbre* ou dans d'autres exercices analogues. Ils tombent alors subitement dans un
état indéfinissable d'émotion et de commotion nerveuse
qui leur fait lâcher prise; ils ne savent s'ils éprouvent
une jouissance ou une douleur, puis ils se trouvent inon-
dés de liquide séminal : les voilà initiés au grand mystère. La plupart gardent leur secret; les uns sont ef-
frayés; chez les autres, il y a plus de curiosité que de
crainte. Quoi qu'il en soit, l'exercice révélateur ne tarde
pas à être répété; par malheur on s'y accoutume, et
l'expérience prouve que des tentatives qui n'étaient d'a-
bord que des expériences ou des essais timides, se
transforment insensiblement en mauvaises habitudes
de tous les jours.

Il faut signaler, sous ce rapport, *les dangers de l'é-
quitation*, et se défier de la passion des jeunes pubères
pour cet exercice. Ajoutons qu'il amène la constipation, l'échauffement de tous les organes situés dans le
bassin, et qu'il en résulte aisément un état de stimulation, d'orgasme, et des érections fréquentes et habituelles.

On croira difficilement, si on l'ignore, l'empire que
peuvent prendre sur des esprits étroits les préjugés
d'une morale extravagante; on ne croira même pas
qu'on a vu des jeunes gens qui s'imaginaient follement
pouvoir se donner, en toute sûreté de conscience, le

bénéfice de ces excitations, que je nommerai *artifi-cielles ;* ils les répétaient chaque jour avec fureur, et ils auraient rougi de porter sur leurs organes génitaux une main indiscrète ou de convoiter les charmes d'une femme ; mais, en se faisant illusion sur la conserva-tion de leur vertu, ils ne tardaient pas à s'apercevoir qu'ils ne pouvaient s'en faire aucune sur celle de leur santé.

A propos de ces singulières *capitulations de con-science,* il nous faut signaler une autre folie, bien au-trement dangereuse, qui a pour objet de se donner im-punément tous les avantages du vice sans qu'il en coûte rien à la santé ; il s'agit d'individus qui croient pouvoir porter, dans la pratique de l'onanisme, un raffi-nement qui *aboutit à la jouissance sans arriver à l'é-jaculation extérieure.* L'artifice consiste à comprimer l'urètre ; mais, malheureusement, outre qu'on produit ainsi dans ce canal des irritations, des désordres in-flammatoires, et même des crevasses qui sont suivies d'abcès et de fistules urinaires, *il est certain que l'é-mission du sperme n'en a pas moins lieu ;* seulement il arrive que, selon le point comprimé, ce liquide sort plus tard, goutte à goutte ou en nappe, par le méat uri-naire, ou bien qu'il reflue jusque dans la vessie pour sortir ultérieurement avec les urines. Dans ce dernier cas, l'urètre a été comprimé à la racine de la verge ; on court alors risque de léser les canaux éjaculateurs et de *produire la déviation permanente de leurs orifi-*

ces : il en résulte des impuissances incurables ou très-difficiles à guérir.

Jusqu'à présent nous avons signalé les principales causes de l'onanisme, et nous avons cherché à préserver les enfants sans leur demander de coopérer à leur salut. Il arrive un moment où il est permis de compter sur eux, de tirer parti de leur intelligence, de leur volonté et des principes de morale et de religion qu'on leur a inculqués ; il faut, en temps utile, prendre un point d'appui dans leur cœur et *agir fortement sur leur imagination par la peinture des hideux effets de l'onanisme ;* il n'est nullement nécessaire de grossir les choses ; la vérité est assez terrible par elle-même pour porter l'épouvante dans les âmes les mieux trempées. Toutefois, il ne faut pas se faire illusion ; des influences morales et des craintes éloignées seront toujours bien faibles contre les tentations incessantes et les obsessions tyranniques qui hantent leur imagination et séduisent leurs sens ; les menaces et les châtiments sont plus impuissants encore contre un vice si facile à pratiquer et à dissimuler ; il vaut mieux agir par voie de diversion : *c'est le corps qu'il faut fatiguer et rompre par les exercices matériels, pour dompter l'esprit ;* c'est dans le système musculaire qu'il faut faire refluer, par des exercices périodiques et réguliers, toutes les énergies exubérantes de la vie. C'est dans *le gymnase* que meurent les désirs coupables et les mauvaises pensées de *la salle d'étude*. Il ne nous appartient pas de traiter ici, avec les développements que la matière comporte, l'immense question de l'éducation des enfants; mais nous n'hésitons pas à appeler de tous nos vœux une réforme dans les méthodes le plus en faveur. On donne trop à l'esprit et pas assez au corps; l'homme est par trop considéré comme une intelligence pure, et c'est dans l'intérêt même de la conservation de l'intégrité de ses facultés intellectuelles que nous demandons qu'on fasse une plus large part aux soins matériels du corps.

Une telle violence faite à la nature des choses porte aujourd'hui ses tristes conséquences et menace l'avenir des générations modernes. Il est temps de revenir à la nature et à la vérité; il est temps de reconnaître qu'un partage équitable doit être fait, dans l'éducation des enfants, entre le corps et l'intelligence. On connaît les effets puissants de l'exercice et la prodigieuse influence de la gymnastique sur la force, la vigueur, la santé du corps; sur la beauté des formes. Les anciens, dont la dépravation nous épouvante, étaient pourtant moins adonnés que nous à l'onanisme; on peut croire que c'est à leurs gymnases et à leur passion pour tous les jeux de la force et de l'adresse qu'ils ont dû cette supériorité relative sur les modernes.

Les *effets de l'onanisme* et tous les maux affreux qui sont l'inévitable châtiment de ceux qui s'abandonnent à ce vice dégradant, se manifestent sous deux formes : les uns, *idiopathiques et locaux*, consistent en désordres inflammatoires ou organiques, qui attaquent les

organes mêmes de la génération, et, par voie de sy-
nergie, ceux de la fonction urinaire ; les autres, *sympathiques et généraux*, retentissent dans des organes
éloignés : c'est principalement dans les systèmes nerveux et digestif qu'éclatent des troubles, des accidents,
des dégénérescences de toute forme et de toute nature.

L'œuvre de destruction qui, sous l'influence de l'o-
nanisme, s'opère dans toute l'organisation, s'explique :
*1° par la répétition des secousses convulsives et volup-
tueuses qui ébranlent l'arbre nerveux ; 2° par la perte
incessante du liquide séminal.*

Les auteurs ont apprécié très-diversement l'importance relative de ces deux atteintes directement portées
à l'organisme : les uns font jouer un rôle prépondérant
à l'ébranlement nerveux, les autres attribuent tout aux
pertes séminales ; mais l'analyse pathologique, en nous
montrant ces deux conditions tantôt isolées, tantôt réunies, et toujours également débilitantes, également énervantes et destructives, a fait justice de ces opinions ex-
clusives. L'onanisme n'est pas moins désastreux chez les
jeunes filles et les jeunes garçons impubères, qui ne
perdent pas de liquide séminal, que chez les garçons
adultes. D'un autre côté, les pertes séminales involontaires sont d'autant plus accablantes et minent d'autant
plus rapidement l'organisme, qu'elles sont plus passives,
qu'aucune érection voluptueuse ne les précède, qu'aucun
ébranlement nerveux ne les accompagne. Ainsi les deux
conditions comparées sont synergiques, si elles ne sont

pas identiques ; elles agissent dans le même sens et prêtent un égal concours à une commune destruction.

L'*ébranlement nerveux*, toujours isolé chez les jeunes garçons impubères, chez les jeunes filles, chez les femmes, exerce sur le système nerveux une action directe et provoque des accidents qui ont un caractère plus spécialement spasmodique, des contractions musculaires, des accès épileptiformes, des convulsions, etc., etc.

Les *déperditions séminales*, au contraire, n'agissent qu'indirectement sur le système nerveux, et ne l'atteignent que consécutivement aux troubles de la digestion et de la nutrition.

Ces deux ordres d'accidents marchent d'abord par des voies distinctes, mais ils ne tardent pas à converger et à s'identifier dans une atteinte générale et commune portée à tous les organes, à toutes les fonctions, qui aboutit à la ruine de l'organisme.

Les effets de l'onanisme ne diffèrent en rien chez les enfants impubères des deux sexes, qui ne sont soumis qu'à l'ébranlement nerveux ; à la puberté, ils s'aggravent relativement chez les garçons par l'effet des déperditions de liquide séminal qui leur sont exclusivement propres. Toutefois, on ne peut pas dire que les ravages de l'onanisme soient plus destructeurs dans un sexe que dans l'autre ; les inégalités qu'on peut rencontrer à cet égard sont individuelles, mais étrangères au sexe. Seulement, quand on parvient à dompter le vice chez les jeunes enfants impubères des deux sexes, on peut être

à peu près certain de voir leur santé se rétablir promptement; la nature reprend énergiquement ses droits,
et, sauf les torts irréparables faits à la nutrition, tout
rentre dans l'ordre. Il en est également toujours ainsi
chez les jeunes filles pubères et chez les femmes; quant
aux jeunes garçons pubères et aux adultes qui se corrigent, on a remarqué avec surprise que les uns se ré-
tablissaient promptement, tandis que les autres con-
tinuaient à dépérir et à porter la peine d'une faute à
laquelle pourtant ils avaient mis un terme. Cette opposition des résultats dans deux cas qui semblent identiques, n'a pas laissé que d'embarrasser les auteurs et de
jeter de l'hésitation et de l'incertitude dans leurs jugements. Mais l'identité n'est qu'apparente; il n'y a rien
de commun entre les cas où la nature oublie les outrages qu'on lui a faits et ceux où elle continue à les ressentir et à en porter la peine. Ces cas ne sont pas même
comparables. La cause a réellement cessé dans les uns
avec tous ses effets; dans les autres, au contraire, si la
cause n'existe plus, ses effets persistent. Tout le mystère tient à l'existence de pertes séminales diurnes, dont
certains malades sont affectés sans qu'ils s'en aperçoivent, tandis que les autres en sont exempts. On
prend donc pour une contradiction ou un caprice de
la nature une simple méprise diagnostique.

L'erreur se reproduit dans tous les jugements que
l'on porte sur ces malades. Les uns, en effet, ont vaincu
leur passion; les autres ont été vaincus par elle. Ces

derniers n'ont retrouvé leur courage qu'en perdant
leurs forces; leur sagesse a fait les mêmes progrès que
leur impuissance : on conçoit qu'ils aient renoncé à
des habitudes qui ne leur inspiraient plus que du dégoût, mais il n'a pas dépendu d'eux d'en arrêter les
désastreux effets.

Ce n'est pas à des malheureux descendus si bas, et
qui portent dans une si profonde déchéance le signe des
vengeances de la nature, qu'on peut conseiller de rentrer dans les voies naturelles et d'essayer de s'approcher
des femmes. La pensée d'un tel moyen de salut est
toujours la première qui s'offre à l'esprit d'un médecin;
mais le coït n'est pas, plus que tout autre remède, une
panacée ; excellent dans un cas, il est inutile ou nuisible
dans l'autre; il faut en outre ajouter qu'il est rarement
praticable. On connaît l'aversion décidée que la pratique
de l'onanisme suppose ou inspire pour les femmes; à
cette cause morale d'impuissance, qui fait craindre et
éviter l'humiliation d'une défaite, il faut joindre toutes
celles qui entraînent une impuissance réelle. Les tabescents, arrivés à la dernière période du mal, c'est-à-dire
à la période des pertes séminales diurnes, sont presque toujours radicalement impuissants. Quant aux
autres, il ne leur reste trop souvent que des simulacres
de virilité, incertains et fugaces, qui ne se réveillent
plus sous l'influence des excitations conformes au vœu
de la nature. Le feu sacré est ordinairement éteint
dans des organes tourmentés et flétris, qui n'ont plus

qu'une vie automatique mise en jeu par de brutales manœuvres. Un affront presque certain attend donc les malheureux qu'un instant de présomption a pu conduire dans les bras d'une femme. Ajoutons que le coït, si par hasard il s'accomplit, ne fait que précipiter la marche de tous les accidents chez les individus dont les organes génitaux sont irrités ou enflammés : nous savons que c'est le plus grand nombre ; il n'est réellement bon qu'à ceux dont les organes sont dans un état de relâchement ou d'atonie, sans complication, c'est-à-dire dans le plus petit nombre des cas.

Ainsi, un moyen de salut qui semble naturel et indiqué par la nature même, est rarement utile et rarement applicable ; il ne convient guère qu'à ceux qui n'ont, pour ainsi dire, mis qu'un pied dans le vice et qui conservent encore assez de force et de vie pour revenir sur leurs pas. Leurs organes ne sont qu'affaiblis sans être malades ; la nature n'a fait que les avertir sans les punir.

L'avertissement porte à la fois sur l'organe et sur la fonction, et les signes qui l'annoncent ne sont pas équivoques : les érections deviennent paresseuses, incomplètes, fugaces ; la secousse voluptueuse perd sa vivacité, l'éjaculation se précipite, l'acte tout entier se décolore. Il ne faut pas confondre ces éjaculations intempestives et prématurées qui tiennent à l'impatience convulsive des vésicules fatiguées, avec celles qui annoncent une exubérance de vitalité et de matière. Ici la susceptibilité des organes masque et révèle en même temps leur faiblesse ; les actes fonctionnels commencent à prendre un caractère pathologique qui touche de bien près à l'irritation morbide et qui annonce sa prochaine invasion. Le moment est critique ! Si le malade se corrige, il peut encore, au moyen d'un traitement convenable et d'une hygiène sévère longtemps observée, rentrer dans la nature, se racheter, et trouver son salut dans les bras d'une femme. Si, au contraire, il fléchit sous son vice, s'il manque de résolution et de volonté, si une médication intelligente et réparatrice ne vient pas au secours de la nature épuisée, tout est perdu : il entre dans un cercle vicieux de fatalités dont il ne sortira pas ; il tombe dans un abîme sans rives et sans fond ; ses organes continuent à s'affaiblir et à s'irriter ; l'état pathologique commence. Le malade veut-il alors se corriger, il a des pollutions nocturnes plus accablantes, plus énervantes que les émissions volontaires ; et bientôt elles seront suivies de pollutions diurnes. Essaye-t-il de recourir aux femmes, ses maux augmentent, ou bien il a la honte de se voir impuissant ; torture morale qui vient s'ajouter aux tortures physiques qu'il endure.

L'adolescent est resté pur de toute souillure personnelle ; il atteint, en parfaite santé de tous ses organes, l'âge nubile. Il veut se choisir une compagne et trouver, dans une union naturelle, le complément de son existence et la reproduction d'êtres semblables à lui. Mais que de périls réservés, dans ce nouveau rôle, à son inexpérience et à sa présomption! Qui le préservera des maux cachés sous les séductions enchanteresses de la couche illicite ou légitime où vont l'entraîner l'ardeur brûlante des sens et les délires du cœur? Un philosophe a dit que la création d'un être nouveau s'opère nécessairement aux dépens de celui qui le produit, et que chacun des actes destinés à donner la vie était un acheminement à la mort. Il se trompait; le fait n'est vrai en apparence que pour les plantes annuelles, qui se flétrissent après la floraison; mais dans la nature humaine la vie est un miracle qui n'est pas accessible à notre pauvre logique. Elle suit la loi qui régit les quantités morales: elle se donne ou se partage sans s'amoindrir, et ne se pèse pas dans nos balances. Il n'est donc pas vrai que, dans la création d'un être nouveau, chaque pas que l'on fait rapproche de la mort: la nature soutient ceux qui marchent, et n'abandonne que ceux qui courent avec une folle précipitation sur une route qu'elle a parsemée d'attraits et de délices. Mais il est difficile, dans l'âge nubile, de résister aux premiers feux de la passion et de gouverner des désirs qui s'irritent à mesure qu'on leur cède. Tout concourt à précipiter dans les témérités et les excès. Les moins téméraires sont ceux qui ne sont tyrannisés que par leurs organes génitaux, incessamment agacés par des torrents de sperme fourmillant de spermatozoïdes; ils convoitent les femmes avec une fureur aveugle; leurs désirs ont toute l'irrésistibilité, toute la fatalité d'un acte organique, mais ils s'apaisent dès que le besoin est satisfait, et ne se reproduisent que quand la perte est réparée. Les plus à plaindre sont ceux qui sont dominés par des besoins encéphaliques, qui joignent à la prédominance du sens génésique interne une imagination mobile et capricieuse, une sensibilité maladive et une instabilité insaisissable dans les volontés et les idées. Ces hommes nerveux voient toutes les femmes à travers un prisme qui leur prête les plus poétiques couleurs et qui les pare d'attraits divins; ils peuplent la terre de beautés imaginaires qui allument perpétuellement leurs sens et aiguillonnent leurs insatiables désirs; l'ardente soif de bonheur qui les dévore ne leur laisse pas un instant de repos; leurs organes, si énergiques qu'ils soient, ne peuvent longtemps répondre à des besoins factices, qui ne meurent que pour renaître; les obstacles irritent leurs convoitises, et trop souvent ils se replient sur eux-mêmes pour se donner la possession idéale des femmes qu'ils aiment ou la décevante illusion des voluptés qui ne sont plus accordées à leur impuissance.

Bien d'autres impulsions portent l'homme à dépasser la mesure de ses besoins réels. Les poëtes ont donné la Folie pour guide à l'Amour; mais ils n'auraient pas dû oublier la Vanité, qui supplée si souvent la Folie dans cette mission. C'est la vanité qui perd les jeunes maris et les jeunes amants qui se livrent sans prévoyance à la frénésie de leur passion: ils veulent se

maintenir à la hauteur de leur début; ils ne veulent
pas qu'on suppose un refroidissement ou d'autres
amours; par-dessus tout ils craignent de voir ternir
leurs lauriers; ils tiennent à pouvoir se prévaloir de la
haute opinion qu'ils ont donnée de leur puissance et
de leur virilité. Ils s'imposent donc une tâche qui dépasse leurs forces; mais ils ne tardent pas à se repentir
de leur imprudence : ils sont trahis par des organes
qui s'irritent, qui perdent leur ressort, et qui refusent
enfin de seconder les délires de l'imagination.

L'humiliation de leur vanité provoque, sous une
autre forme, le même sentiment chez les femmes ; elles
croient toujours trop facilement que l'homme qui ne
peut les satisfaire ne les aime pas; elles veulent et demandent sans cesse des témoignages et des preuves
d'amour. La guerre éclate par les vaines démonstrations qu'on fait pour la prévenir. On tombe ainsi dans
des *excès vénériens* qui n'ont pas leur source dans
l'amour, mais dans l'amour-propre, qui ne consent pas
à un aveu nécessaire : la santé se perd par un malen-
tendu.

On a souvent agité la vaine et insoluble question de
savoir qui, de l'homme ou de la femme, ressent le plus
vivement la voluptueuse secousse qui ébranle le système
nerveux dans les rapports sexuels; mais il est évident
qu'une telle question restera à l'état d'énigme tant
qu'on ne trouvera pas un moyen d'opérer préalablement la transmutation réciproque des sexes. Il serait

3.

plus intéressant pour l'un et l'autre sexe de trouver un moyen qui permît à chacun d'apprécier, *à priori*, l'état réel de ses forces et de ses besoins ; malheureusement la question se complique d'un trop grand nombre de besoins factices, et ne peut être tranchée qu'*à posteriori* par les effets directs de l'acte vénérien. Toutefois, il n'est pas douteux que les besoins réels ne soient dans un rapport constant avec l'élaboration du sperme et la durée de son séjour dans les organes génitaux. C'est dans cet état que l'acte vénérien cause les plus grandes jouissances et exerce l'influence la plus favorable sur tout l'organisme. (Nous faisons ici, bien entendu, abstraction des cas où une continence prolongée finit par paralyser ou pervertir la fonction génitale.) Aussi la *diminution du plaisir*, à laquelle se joignent toujours des érections moins fortes, moins durables, et une éjaculation précipitée, est-elle toujours le *premier avertissement* que donne la nature à ceux qui se font illusion sur leurs forces et se jettent imprudemment dans les *excès vénériens*. Nous verrons que le même avertissement se reproduit invariablement sous les mêmes formes, dans toutes les pertes séminales, soit volontaires, soit involontaires ; que l'impulsion génésique parte des centres nerveux et soit provoquée par des excitations immatérielles, par des passions, des sensations, des mouvements spontanés de l'âme ; qu'elle tienne au contraire à la pléthore spermatique et soit l'effet de l'état d'orgasme et d'éréthisme de l'appareil

génital. Les émissions spermatiques les plus voluptueuses, les plus vives, les plus actives sont les seules
qui soient favorables et accusent des besoins réels; *les
pertes séminales sont d'autant plus nuisibles* qu'elles
se font avec moins d'éclat, moins de vitalité, moins de
plaisir; qu'elles sont, en un mot, *plus passives.*

Plusieurs auteurs ont soutenu la thèse contraire. Ils
prétendent que l'acte vénérien est d'autant plus com-
promettant, et fatigue et épuise d'autant plus l'organisme, qu'il est caractérisé par une plus vive excitation des organes génitaux. Mais leur logique est
visiblement influencée par l'importance exclusive qu'ils
attachent, dans l'acte vénérien, à l'ébranlement nerveux, tandis que la déperdition séminale n'a pour eux
que peu ou point de signification. Ils sont ainsi tombés
dans une double méprise, qui tient principalement à
ce qu'ils n'ont envisagé qu'une moitié de la question;
c'est exclusivement dans le sexe féminin qu'ils ont puisé
les éléments de leur argumentation. Il est bien vrai
que les femmes résistent mieux que l'homme aux excès
vénériens; mais cela tient précisément à ce qu'elles ne
perdent pas de liquide spermatique et qu'elles ne sont
soumises qu'à une seule cause d'épuisement, tandis
qu'une double dépense à la fois nerveuse et matérielle
concourt à l'énervement de l'homme. Il faut ajouter
que le rôle de la femme, dans les rapports sexuels, prête
singulièrement à l'équivoque. Chez elle l'acte réel ne
porte pas avec lui sa preuve, et le mensonge ne saurait

se distinguer de la vérité ; la femme simule, si elle veut, par envie de plaire ou de tromper, sa participation à des actes auxquels elle ne fait que se prêter ; elle n'a besoin, comme on l'a dit, que juste autant de puissance ou de désir qu'il en faut pour ne pas s'y refuser. C'est avec moins de raison encore qu'on a fait intervenir les prostituées dans ces questions, qui ne les concernent réellement pas. Sans doute, il n'en existerait pas, si le coït était aussi énervant pour elles que pour l'homme ; mais, de leur part, le fait n'existe même pas ; leur exemple est donc ici sans application et sans valeur.

Bien que sous le rapport des causes d'épuisement se rattachant aux relations sexuelles on ne puisse comparer l'homme qu'à lui-même, il n'en est plus ainsi des autres conditions qui caractérisent l'*évolution de l'âge adulte,* et qui influencent l'organisme d'une façon si merveilleuse ; ainsi la vivacité, l'énergie, l'éclat des actes qui l'accompagnent, sont également remarquables dans les deux sexes. Il n'est pas de médecin qui n'ait vu cette crise salutaire affermir, dans l'un et l'autre sexe, des santés délicates, dissiper des maux réfractaires, opérer, en un mot, des miracles ; il n'est pas de mère qui n'ait attendu impatiemment cette heureuse époque où le système génital inaugure son empire avec une si admirable vigueur. A cet âge heureux et quand, avec une bonne constitution, ils sont purs de toute flétrissure solitaire, l'homme et la femme supportent, sous l'influence d'une ardente passion, des excès ou des dépenses dont plus tard le souvenir les étonne. Qui n'a senti l'influence électrique et vivifiante du plaisir et du bonheur? Qui n'a connu l'action magique d'un regard, d'une parole, d'un souvenir? Le bonheur n'est pas moins puissant que la foi, qui, dit-on, soulève des montagnes.

Il faut connaître tous ces *miracles de la force vitale*, pour concevoir l'énorme distance qui sépare la masturbation de l'acte vénérien. Le malheureux qui vient, dans le silence des ténèbres, d'arracher à la nature une convulsion hideuse qui simule le plaisir, tombe anéanti sous le poids d'un remords; le sang lui rentre dans le cœur, comme la honte lui monte au front; il chancelle et s'affaisse sous son crime; il est sans souffle et sans voix; il lui semble que les pierres vont parler pour lui dire qu'il a outragé la nature et profané l'image de la Divinité. Combien diffère du malheureux solitaire abandonné de Dieu et des hommes, celui qui vient de remplir le vœu de la nature, de faire acte de puissance dans les bras d'une femme aimée et de créer un être à son image : il a créé comme Dieu; il est heureux comme lui; il trouve dans un bonheur partagé l'image anticipée des joies du ciel.

L'acte vénérien, sans jamais différer autant de lui-même que de la masturbation, peut néanmoins s'exercer dans des conditions défavorables qui en modifient le caractère et les effets. Sous l'influence des passions

tristes, concentrées, déprimantes ou égoïstes, il devient
débilitant et laisse l'économie dans un état d'anéantissement et de torpeur ; les passions expansives et gaies,
au contraire, les sentiments nobles, l'amour heureux
surtout, rendent le coït vivifiant, tonique, et favorisent
une prompte réparation. La nature a voulu, dans sa
bonté, que le grand acte de la reproduction s'accom-
plît dans l'ivresse de la joie et du bonheur ; elle a
voulu que nos désirs fussent en rapport avec nos besoins, et que l'acte vénérien se décolorât et perdît
sa vivacité à mesure qu'il devenait moins favorable ; elle a attaché à ses effets directs et immédiats
des signes éclatants qui, si l'on sait en tenir compte,
lui répondent de la conservation de l'individu et de
l'espèce.

Que les pertes séminales involontaires soient le
châtiment de ceux qui usent avec excès de leurs
organes génitaux ; qu'elles tiennent, au contraire, à
des causes accidentelles ou congénitales, *leur influence
sur l'organisme est toujours la même, toujours également énervante et destructive ;* leur marche est variable
et accidentée, mais tous les troubles qui éclatent dans
les fonctions sont toujours primitivement nerveux et
tiennent du spasme ou de la paralysie : il y a constamment faiblesse et perturbation dans les organes ; ce n'est
qu'au moment où le système digestif est atteint que la
consomption commence. L'œuvre de destruction marche alors à grands pas ; le mal s'accroît à la fois par

sa cause et par ses effets ; à l'action débilitante et directe des pertes séminales s'ajoute l'affaiblissement secondaire, qui tient à l'imperfection de l'élaboration digestive et de l'assimilation. L'amaigrissement augmente à vue d'œil ; les forces tombent ; le marasme arrive et annonce les dernières étapes du chemin qui mène à l'agonie et à la mort.

La masturbation chez les enfants impubères, et les excès vénériens de toute nature chez les femmes, produisent, sans perte aucune de semence, les mêmes effets que les pertes séminales chez l'homme. D'un autre côté, ces pertes sont d'autant plus graves, chez ce dernier, qu'elles sont plus passives, qu'aucune sensation voluptueuse ne les accompagne. Il y a, dans cette identité d'effets, la preuve et la contre-épreuve d'une vérité qu'on a trop longtemps contestée : *Dans l'acte vénérien, la dépense nerveuse et la dépense spermatique agissent dans le même sens* et concourent, dans des proportions diverses, à la perturbation, à l'affaiblissement de toutes les fonctions, et finalement à la ruine de l'organisme.

On ne peut s'étonner de l'atteinte profonde portée à l'organisme par la déperdition incessante du sperme : toute perte matérielle, toute évacuation exagérée ou répétée, sous quelque forme que ce puisse être, ne se prolonge jamais impunément ; le sperme est d'ailleurs le plus animalisé, le plus vivifiant des liquides animaux ; les *étonnantes métamorphoses de la puberté,* les *phé-*

nomènes du rut, et, en sens inverse, les *effets de la cas-tration* chez les animaux, nous montrent l'influence universelle qu'il exerce sur les êtres vivants. Quant aux effets identiques provenant d'une simple dépense nerveuse, on ne doit pas s'en étonner davantage. Le fluide ou l'agent nerveux, c'est la séve mystérieuse qui anime èt nourrit toutes les fibres animales, c'est, sous une forme immatérielle (au moins pour nos moyens d'investigation jusqu'à ce jour), le principe vital lui-même; l'ébranlement voluptueux du coït amoindrit et consomme partiellement la vie, comme ferait, du reste, toute autre secousse nerveuse, tout autre exercice abusif de la sensibilité : on a vu le chatouillement prolongé des pieds donner la mort; le frictionnement voluptueux du mamelon, du nombril, l'excitation répétée des autres foyers anomaux de volupté ont eu les mêmes conséquences.

Nous n'avons point mission de réhabiliter les maux de nerfs, dont les uns abusent, dont les autres se moquent, et qui n'en sont pas moins des maux réels, souvent fort graves, quelquefois mortels; on fait chaque jour d'impertinentes plaisanteries sur les spasmes, les vapeurs, les malades imaginaires. L'imagination est, sans doute, la reine coquette des chimères; nous connaissons tous les caprices, toutes les folies, tous les entêtements qui règnent à sa cour; mais nous savons aussi que les maladies nerveuses existent au même titre que les maladies organiques. Or l'atteinte profonde portée à l'organisme par les pertes séminales, les excès et les abus vénériens, est toujours primitivement nerveuse ; elle conserve invariablement ce caractère jusqu'à ce que le système digestif entre en scène et se trouble au point de refuser aux organes l'élaboration nutritive qu'il leur doit. Traitera-t-on de malades imaginaires des spectres dont la vie se retire, qui n'ont plus ni voix ni souffle, et qui vont mourir sans aucune cause apparente et sensible de mort?

L'influence des pertes séminales, des excès et des abus vénériens sur le système nerveux reproduit, sous un mode chronique et lent, les effets instantanés de la foudre, qui frappe et éteint la vie sans défigurer l'organisme, sans troubler ni la stabilité ni l'équilibre moléculaire des organes.

Il importe, *sous un triple rapport*, de savoir que c'est exclusivement sur les deux grands appareils nerveux, cérébro-spinal et trisplanchnique, qui gouvernent la vie, que les pertes séminales, les excès et les abus vénériens portent primitivement leur action débilitante, énervante, essentiellement délétère.

1° Le mal, en effet, peut conserver, dans tout son cours, le caractère nerveux ; il peut, dans cet état, troubler et pervertir toutes les fonctions et frapper, dans leurs conditions dynamiques, la vie physique et la vie morale, sans révéler ses ravages par aucune altération organique.

2° Il peut, en second lieu, prendre toutes les formes

morbides et simuler toutes les maladies idiopathiques, essentielles ou organiques.

3° Une troisième conséquence qu'implique la nature nerveuse et protéiforme de la tabescence, c'est l'absence de tout signe pathognomonique sensible, propre à la caractériser. Il faut pourtant savoir la reconnaître et la saisir sous ses divers déguisements; il faut jeter les yeux de l'esprit dans ce dédale, et distinguer les troubles nerveux de la respiration de la phthisie pulmonaire, les palpitations nerveuses du cœur de l'anévrisme, les congestions cérébrales éphémères de l'apoplexie vasculaire sanguine, etc., etc.

Quelle que soit l'intensité ou la durée des accidents chez les tabescents, quels que soient les troubles fonctionnels ou les cris de souffrance de l'organisme, tant que le mal conserve sa nature ou son essence nerveuse, immatérielle, on peut être assuré de le voir disparaître très-promptement avec sa cause; il n'est même aucun médecin qui n'ait été frappé de la facile réparation des désordres organiques qui sont, chez ces malades, l'effet nécessaire de l'atteinte portée aux digestions et à l'assimilation; sauf les arrêts de développement ou autres torts irréparables faits, dans le premier âge, à la nutrition, on voit des cures qui ressemblent à des résurrections. Ces exemples, encourageants pour les malades, doivent rendre la thérapeutique entreprenante et le pronostic circonspect. Les exceptions apparentes à cette règle reposent, comme nous le verrons, sur des erreurs de diagnostic : on croit que la cause a cessé, quand elle n'a fait que changer de forme ou de siége ; on s'imagine que les pertes séminales ont disparu, quand, au lieu de se faire la nuit, elles se font le jour.

Rien n'est plus mobile, plus variable, plus capricieux et plus bizarre que la marche de la spermatorrhée. Sans parler des variations qui tiennent à la multiplicité comme à la diversité des causes, qui peuvent être soumises ou soustraites à l'empire de la volonté, on peut dire que les tabescents sont des instruments vivants qui reproduisent, amplifiées et multipliées, toutes les impressions, toutes les modalités de la sensibilité physique et morale. La délicatesse maladive de l'impressionnabilité ouvre, chez eux, un accès facile à mille influences qui glissent inaperçues sur les autres hommes ; *sensitives animales*, les états électrique, hygrométrique, thermométrique, etc., de l'air, se réfléchissent dans le mouvement de leurs organes et le trouble de leurs fonctions ; le sentiment ou la conscience de leur faiblesse et de leur susceptibilité leur fait redouter tout ce qui les entoure ; ils semblent s'agiter convulsivement dans un milieu qui les blesse ; à la fois chimériques et ingénieux dans leurs appréhensions, ils ont peur du bruit comme du silence, de la lumière comme des ténèbres, etc. On conçoit combien doivent différer d'eux-mêmes, selon les jours, les temps, les saisons, selon les mille conditions variables et accidentelles de la vie ordinaire, des hommes qui ne tiendraient pas devant un souffle, et qui ne trouvent pas en eux-mêmes un point d'appui pour soutenir leur débile et chétive existence. Aussi faut-il renoncer à exprimer par une formule tout ce qui peut influer sur la marche de la spermatorrhée ; ce qui fait que chez les uns la maladie semble aiguë, régulière, continue et uniformément progressive, tandis que chez les autres elle semble intermittente, irrégulière, chronique, saccadée, etc.

Mais quelles que soient les *oscillations de sa marche* et les chances diverses qui la modifient, *la spermatorrhée tend fatalement à la mort.* La nature est impuissante contre un mal qui se nourrit à la fois de sa cause et de ses effets ; on ne peut donc jamais espérer de le voir cesser spontanément. Il faut toutefois faire exception, sous ce rapport, de quelques cas de spermatorrhée provoqués et entretenus par des causes toutes spéciales, comme la présence des ascarides dans le rectum, des dartres, une fissure, des hémorroïdes, etc. ; le mal, dans ces cas, peut disparaître spontanément avec sa cause. Il est facile de justifier la fatalité du pronostic et l'impérieuse nécessité de faire appel à la science pour conjurer une terminaison funeste. L'action débilitante, énervante, exercée par la spermatorrhée sur le système nerveux, s'accroît nécessairement par l'épuisement journalier qui provient des pertes réitérées du liquide séminal. A cette double action de la cause et de ses effets s'ajoute bientôt une troisième cause d'affaiblissement qui tient aux troubles de la digestion et de l'assimilation. Il est aisé de voir que *ces trois causes débilitantes sont connexes* ou congénères, qu'elles agissent dans le même sens, qu'elles s'accroissent progressivement par leur action réciproque et par leur durée, sans laisser aucune chance à une terminaison favorable.

On ne voit donc rien qui puisse *contre-balancer naturellement* la marche progressive de la spermatorrhée, et agir en sens contraire de cette complication de causes et d'effets, si ce n'est le progrès de l'âge : aux approches de la vieillesse, la sécrétion du sperme diminue ; les pertes séminales involontaires doivent donc également diminuer. Il est vrai qu'avec l'âge l'organisme ressent plus vivement les pertes de semence ; mais peut-être y a-t-il quelque chose de favorable dans ce rapport ! C'est là, peut-être encore, la cause du raffermissement tardif de certaines santés longtemps délicates et chancelantes. Quoi qu'il en soit, il est certain que la sécrétion du sperme, quoique amoindrie, continue, chez l'homme, jusque dans un âge très-avancé. J'ai reçu à mes consultations deux vieillards, l'un de quatre-vingts, l'autre de quatre-vingt-deux ans : ils venaient réclamer mes conseils pour être débarrassés de pollutions nocturnes qui, selon leur dire, *affaiblissaient depuis quelque temps leurs facultés viriles.* A voir la vivacité d'allures et l'intégrité de leur intelligence, je n'ai pu un seul instant douter de cette remarquable et exceptionnelle longévité du sens génésique. Cependant je pense que, dans l'immense majorité des cas, on peut compter sur les progrès de l'âge pour la terminaison spontanée de la spermatorrhée.

Tout impose donc aux tabescents la nécessité d'invoquer les secours de la science. Quant au *traitement qui leur convient,* il est évident qu'il doit varier selon les causes du mal, selon les circonstances diverses qui peuvent le compliquer. L'étiologie des maladies est le point de départ de toute bonne thérapeutique. Quand on se place au point de vue des causes spéciales de la spermatorrhée, on trouve que le mal et sa cause représentent, sous un nom commun, des maladies complexes et distinctes : autres sont les pertes séminales provoquées par la constipation, les ascarides, etc. ; autres, celles qui tiennent directement aux excès et aux abus vénériens. Les indications, les signes, les moyens thérapeutiques *se modifient avec chaque cause,* et, *le plus souvent aussi, avec chaque malade.* Il n'y a donc point de traitement général applicable à la spermatorrhée.

Le traitement de la spermatorrhée a presque toujours été faussé et l'est encore tous les jours, par une étiologie vicieuse et des préjugés sur la nature du mal, que les auteurs se sont transmis d'âge en âge. On s'entête, ainsi que nous l'avons dit, à croire que les pertes séminales sont exclusivement l'effet du relâchement, de l'atonie des organes génitaux. On ne songe, par conséquent, qu'à leur rendre la force et le ton qu'ils ont perdus. On peut voir, par ce qui précède, que ceux

qui n'ont à proposer aux tabescents que des excitants
et des toniques, n'ont qu'une assez pauvre recette, et
qu'ils ne doivent même réussir que par hasard. Le traitement de la spermatorrhée est bien autrement compliqué qu'ils ne le pensent ; bien loin de se renfermer
dans une simple formule, nous verrons qu'il est aussi
complexe et aussi varié que le mal. Nous indiquerons
successivement, non pas le traitement, mais les traitements distincts que réclame cette insidieuse et protéiforme affection, selon la multiplicité de ses causes, la
diversité de ses caractères, sa nature propre et la constitution du patient. Nous ferons appel à l'hygiène
comme à la thérapeutique, nous invoquerons toutes les
puissances et toutes les ressources de la science : il ne
faut pas être armé à la légère pour combattre le plus
perfide, le plus opiniâtre, le plus inexorable des ennemis qui menacent les plus beaux jours de la vie humaine.

Non-seulement il faut attaquer la spermatorrhée, il
faut arrêter ses ravages, mais il faut surtout *essayer de
la prévenir*. Mais comment préserver l'homme de ce
fléau qui mine le corps social dans l'individu comme
dans l'espèce (voir *le chapitre qui traite du problème
de la population*), dans la vie physique comme dans la
vie morale ; qui relâche ou brise le lien conjugal ; qui
attaque, dans la famille, la base fondamentale de la société ? Ici, la question s'agrandit et touche à la morale,
à la politique, à la philanthropie, à la religion ; mais

comme il s'agit de la perte ou du salut de l'homme, il
nous est permis d'appeler à notre secours toutes les
puissances morales qui le protégent.

Pour prévenir la spermatorrhée et couper le mal
dans sa racine, il suffirait de supprimer ou de diminuer
notablement les excès vénériens et ceux de l'onanisme.
Toutes les autres causes, accidentelles ou congénitales,
sont particulières et n'engendrent que des malheurs in-
dividuels ; elles sont d'ailleurs assez rares et souvent
faciles à éviter ou à détruire. Les excès et les abus vénériens sont, au contraire, des causes universelles, fatales, inhérentes à la nature humaine ; ce sont deux
germes empoisonnés que l'homme porte dans les basses
régions de l'âme, qui s'animent au foyer de ses passions, et qui propagent la contagion avec une sourde et
irrésistible fureur.

L'onanisme est plus funeste et plus redoutable encore
que les excès vénériens. Peut-on espérer de dompter ce
vice hideux, que nous avons surpris dans le cœur des
plus jeunes enfants, qui ronge silencieusement ses victimes dans l'ombre et le mystère, qui dégrade le corps
et abrutit l'âme? On ne cesse de gémir sur le fléau ; on
s'épouvante de ses progrès ; on se désespère ; mais qui
songe à le combattre ? On croit sans remède un mal
aussi profond ; ou bien on ferme les yeux pour ne pas
le voir, et on s'endort dans une stupide indifférence !

L'inutilité des rares tentatives qui ont été faites jusqu'à ce jour pour s'opposer aux excès de l'onanisme

prouve qu'on n'en a pas bien compris les causes. Une surveillance active, des principes de morale et de religion, divers moyens préventifs ou répressifs ont pu, sans doute, réussir avant la puberté ; mais ils échouent nécessairement après. Il est, certes, bien nécessaire de jeter, à tous les âges, des semences de vertu dans le cœur de l'homme ; avant comme après la puberté il n'est pas moins nécessaire de donner à l'âme une nourriture morale et religieuse, que de donner des aliments au corps ; mais c'est montrer la plus profonde ignorance des lois de la vie que de *vouloir, après la puberté, compromettre la morale et la religion dans une lutte impossible contre un fait organique.* Aucune puissance morale ne peut empêcher le sperme d'être abondamment sécrété dans les testicules, de circuler dans les canaux déférents, de monter ainsi aux vésicules séminales, de les remplir et de les distendre ; dans cet état, il faut, de toute nécessité, que ces vésicules se vident ; si ce n'est volontairement, ce sera involontairement : la catastrophe arrivera la nuit, dans un rêve érotique. Le jeune pubère est donc fatalement placé entre l'usage ou l'abus de ses organes génitaux et les pollutions nocturnes. Point de milieu entre les deux termes ! S'il échappe à un danger, il tombe inévitablement dans l'autre. Il n'a aucun moyen de se maintenir en équilibre sur les deux pentes qui l'attirent ; les menaces de l'enfer, les promesses du ciel n'y feront rien ; la chute est fatale, irrésistible.

4

Ici la tête se trouble ; on sent le blasphème approcher de ses lèvres ; on est tenté d'accuser la nature ! On se demande pourquoi la puberté est si précoce, pourquoi la Providence n'a pas voulu qu'elle coïncidât avec l'âge nubile. Le jeune pubère eût pu se sauver alors dans les bras d'une femme ; il n'eût pas été forcé d'opter entre le vice et la maladie. Les pollutions nocturnes ne sont pas, dira-t-on, une maladie ! Cela est vrai ; mais elles ne tarderont pas à en prendre le caractère. Sous l'impulsion de l'habitude et des mouvements organiques involontaires et aveugles qui les gouvernent, elles vont se répéter, se transformer, devenir excessives, passives, accablantes ; elles vont enfin se changer en pollutions diurnes. Ainsi, point de salut pour le jeune pubère ! Attend-il l'explosion des pollutions nocturnes, il tombe malade ; songe-t-il aux rapports sexuels, il n'a pas l'âge nubile, il s'insurge contre la loi, contre la morale, contre la religion (voir le chapitre *Problème de la population*) ; se replie-t-il sur lui-même, se livre-t-il à l'onanisme, il outrage la nature.

L'homme peut changer ses lois, ses mœurs, ses croyances ; l'organisme n'est soumis ni à sa volonté ni à ses caprices. Les lois de la nature sont immuables, nul ne peut ni les modifier ni les enfreindre. Nous venons de voir les jeunes pubères placés dans une impasse dont ils ne peuvent sortir que coupables ou malades. Nous avons vu la nature elle-même complice de leur faute ou de leur malheur. Il était nécessaire de soulever un coin du voile qui couvre les lois mystérieuses de l'organisme, pour apprécier la valeur des moyens qu'on peut opposer à l'onanisme, pour montrer l'impuissance des esprits chimériques qui rêvent la conservation d'une innocence et d'une pureté indéfinies.

En montrant, chez les jeunes pubères, le conflit de la nature, de la morale et de la loi, nous soulevons des problèmes qui peuvent importuner l'optimisme et sembler insolubles; mais vaut-il mieux masquer les précipices que de les éclairer? Est-il bon, pour conjurer les périls de la puberté, de les ignorer? Nous savons maintenant que le penchant qui porte les jeunes pubères à l'onanisme a pour principe et pour point de départ un certain état de la circulation spermatique; or, nous le demandons, que peuvent, contre la permanence et la fatalité d'une telle excitation, les exhortations, les menaces ou les châtiments? Il s'agit d'un mouvement organique involontaire; il faut lui en opposer un autre. L'organisme est soumis, dans tous ses mouvements, à une loi d'équilibre, fondée sur le balancement des forces. Nous sommes menacés du côté de l'appareil génital, jetons la force et la vie dans d'autres systèmes organiques; nous rétablirons l'équilibre ou le niveau, nous ferons cesser le danger. Ces simples considérations nous montrent le salut des jeunes pubères là où il est réellement, dans un exercice alternatif et in-

cessant des systèmes musculaire et encéphalique, dans
une succession non interrompue de jeux gymnastiques
et de travaux intellectuels. Nous l'avons dit et nous
le répétons, c'est le gymnase qui manque à l'éducation
de nos jours. La société *s'étiole et dégénère;* les tableaux statistiques de la conscription nous révèlent
chaque année cette navrante vérité ; on a été contraint
d'abaisser les conditions de taille exigées sous la république et l'empire ; néanmoins, la progression des ré-
formes pour insuffisance de taille et pour infirmités
s'accroît sans cesse. (*Voir* page 122.)

Il ne faut vouloir que ce qui est possible. Peut-on se
flatter de gouverner la puberté sans troubles, sans
révoltes? La robe d'innocence du premier âge se con-
servera-t-elle sans tache jusqu'à l'âge nubile? Dans les
hautes régions du raisonnement, ces questions peuvent
sembler incertaines ; dans les humbles sentiers de la
réalité pratique, on les pose autrement. On se demande : Est-il possible d'arrêter entièrement, pendant
cinq ou six ans, la sécrétion spermatique dans l'appareil génital ? La question, ainsi posée, est résolue.
Laissons donc les moralistes à outrance, les pédago-
gues implacables, prêcher des anges dans un Éden imaginaire et *disons la vérité aux pères de famille.* Oui,
les principes de morale et de religion, les exemples édi-
fiants que vous avez donnés à vos enfants, les sauve-
ront, si vous savez, en même temps, faire alterner sans
relâche les travaux du corps avec ceux de l'esprit; mais

ne vous bercez pas d'un espoir chimérique ! Réussir,
c'est conserver la santé ; ce n'est pas maintenir un état
impossible d'innocence et de pureté absolues. Encore,
ne vous flattez du succès que si la nature vous seconde, si vos enfants n'ont pas reçu le bienfait ou le
malheur d'une organisation puissante et d'un tempérament combustible. S'il en est autrement, si tout fermente et brûle dans l'organisme, si le feu s'allume partout à la fois dans l'imagination, le cœur, les sens, les
organes génitaux, tout est perdu ! Ne comptez plus ni
sur l'éducation, ni sur la morale, ni sur les menaces !
Le spectre hideux de l'onanisme s'avance ! la maladie
et la mort peuvent seules l'arrêter ! Reste-t-il une
chance de salut aux victimes ? Oui, il en reste une ; la
nature l'indique, mais la loi, la morale et la religion
la défendent. Nous ne donnerons ici aucun conseil aux
pères de famille ; nous nous bornerons à leur rappeler
l'exemple des antiques républiques : elles adoraient la
liberté ; mais dans les tempêtes politiques elles couvraient sa statue d'un voile.

Tout ce que nous venons de dire de la puberté
s'applique à plus forte raison à l'âge nubile, qui commence la longue période de la virilité. L'onanisme
lâche sa proie, mais un autre démon s'en empare ; c'est
le démon de la chair, qui va, sans merci ni pitié,
poursuivre à son tour ses victimes. L'homme, affran-
chi de surveillance et de tutelle, a l'honneur de se gouverner lui-même ; mais sous le gouvernement anar-

4.

chique d'une volonté tyrannisée par des passions,
combien il lui reste peu de chances d'échapper aux
excès vénériens, cette seconde et énergique cause de
spermatorrhée ! Nous devons la vérité à tous les âges ;
nous la devons aux hommes comme aux enfants.
L'homme, dans l'âge viril, marche sans cesse entre
deux périls, qui le conduisent en sens contraire aux
pertes séminales involontaires. La nature lui commande de se reproduire dans un être semblable à lui ;
mais cette loi, qui lui a été donnée sous la sanction du
plaisir et du bonheur, il lui est défendu de l'enfreindre
comme d'en abuser : *la même peine est portée contre
la continence absolue et contre les excès vénériens.*

Tout le monde connaît et comprend l'influence des
excès vénériens sur l'organisme ; on sait aisément
l'action de la cause et de ses effets dans la production
des pertes séminales ; mais ce que l'on ignore généralement, c'est l'action pathogénique similaire de la continence. La science va nous éclaircir ce mystère et
faire en même temps bonne justice des vaines préten-
tions de l'ascétisme. La sécrétion spermatique, qui
commence à la puberté, ne s'interrompt pas un instant jusqu'à la vieillesse ; l'absence de toute excitation
directe ou indirecte, une maladie, un accident peuvent
la ralentir, mais jamais elle ne cesse entièrement. Les
vésicules séminales sont donc condamnées à se remplir
incessamment, à se distendre et à se vider pendant
toute la durée de l'âge viril. Si le sperme ne sort pas

d'une manière, il faut irrésistiblement qu'il sorte d'une
autre. Choisissez entre les rapports sexuels et les pollutions nocturnes et diurnes; mais ne nous parlez-pas de
continence. Laissez les vœux de chasteté aux anges!
L'homme qui jure d'être chaste ne connaît pas la portée de l'engagement qu'il prend avec lui-même : il
serait moins téméraire s'il savait qu'il jure d'arrêter
une circulation organique sur laquelle la volonté n'a
pas d'empire. Il y a des exemples bien constatés
d'hommes d'une grande portée intellectuelle qui, bien
que robustes et parfaitement constitués en apparence,
ont non-seulement passé leur vie dans une chasteté
absolue, mais n'ont même jamais montré la plus légère
disposition pour les plaisirs sexuels. « C'est en vain
qu'à ceux-là, dit pittoresquement Astley Cooper, une
Vénus montrerait ses charmes, et que sur eux son fils
épuiserait son carquois. Au lieu d'un printemps joyeux,
d'un été florissant et d'un automne fertile, ils n'ont
qu'une saison d'hiver, hiver triste, désolé et stérile,
pendant lequel les sources de la vie sont glacées et
anéanties par l'absence des penchants amoureux. » J'ai
vu chez certaines personnes que leur position sociale
ou leurs vœux empêchaient de satisfaire aux besoins
génitaux, la sécrétion spermatique diminuer et s'é-
teindre. Une vie ascétique, une hygiène extrêmement
sévère, peuvent, dans quelques cas, donner le change
à la nature; mais ce sont des exceptions très-rares, et
il n'y a que les individus nés faibles et froids qui puis-

sent impunément faire vœu de chasteté ; ils sont en outre les seuls qui l'observent ; néanmoins leur vertu finit toujours par être un effet de leur impuissance ; fréquemment ils sont atteints, sans s'en douter, de pollutions diurnes. Ils sont sages, mais ils sont malades, et continueront à l'être toute leur vie. Personne ne comprend leur maladie ; on les traite de malades imaginaires, d'hypocondriaques ; on leur dit qu'ils aiment trop les remèdes. Quant aux individus ardents et forts, il leur est impossible de supporter longtemps la continence ; si elle ne les fait pas tomber dans les égarements solitaires, elle produit une fièvre érotique caractérisée par des obsessions qui peuvent troubler la raison et porter au crime.

Entre une continence impossible ou dangereuse et des excès vénériens toujours funestes, que reste-t-il aux sages ? Il leur reste l'exercice modéré des organes génitaux, c'est-à-dire la plus salutaire des excitations et la plus délicieuse des voluptés. Tous les organes sont faits pour agir, tous les besoins légitimes doivent être satisfaits ; ce sont là des lieux communs physiologiques que personne ne conteste. Les organes génitaux ne font pas exception, sous ce rapport, à la loi commune. L'acte vénérien, modérément exercé, est leur excitant naturel le plus favorable ; il est le meilleur remède contre les pertes séminales quand l'irritation a cessé, quand il n'y a plus que relâchement et faiblesse dans les organes. L'acte vénérien est encore le meilleur remède préservatif et curatif de la masturbation ; mais il faut qu'il soit possible. Il arrive, dans les pertes séminales comme dans l'onanisme, que cette précieuse ressource finit par échapper. Dans le premier cas, il y a impuissance radicale ; dans le second, impuissance relative, provenant de la perversion de l'instinct génital, qui fait prendre toute femme en aversion, et ramène forcément aux tristes voluptés qui sont la seule satisfaction possible à des organes flétris.

Avant d'entrer plus avant dans l'examen des pertes séminales involontaires, je vais, par des études préliminaires sur la fonction de reproduction dans l'espèce humaine, et par la discussion, à mon point de vue spécial, du problème économique de la population, problème mis récemment en relief par la publication du recensement quinquennal ; je vais, dis-je, montrer l'importance de la maladie à laquelle j'ai consacré mes veilles et le résultat de nombreuses observations.

DE LA GÉNÉRATION

ou

DE. LA FONCTION REPRODUCTIVE DANS L'ESPÈCE HUMAINE.

L'origine et la reproduction des êtres organisés sont les deux plus grands mystères de la nature : comment se sont produits, d'où sont venus, comment se perpétuent ces êtres merveilleux, qui semblent ne vivre que pour mourir et pour renaître dans une nouvelle et impérissable postérité? Nous n'essayerons pas de tourmenter inutilement ces insolubles et désespérantes questions; la vie nous a été donnée, sans qu'il nous soit permis d'en pénétrer l'origine ni la nature; il nous a été commandé de la transmettre et de nous reproduire, mais il nous a été interdit de percer les épaisses ténèbres qui couvrent les secrets de notre reproduction.

Nous ne chercherons donc pas, jouteurs indociles et présomptueux, à lutter contre le sphinx à jamais silencieux qui a été fait dépositaire du grand mystère de la vie; nous n'irons point, sur les pas égarés d'une physiologie métaphysique ou mystique, nous jeter dans l'abîme sans fond et sans rives où se perdent, depuis trente siècles, toutes les témérités de la curiosité humaine. *Nous nous contenterons d'étudier la génération ou la fonction reproductive dans les actes observables qui la constituent,* dans les phénomènes ou les conditions organiques qui semblent en être la raison d'être appréciable, ou, si l'on peut ainsi s'exprimer, la transfiguration matérialisée. Nous ne rappellerons que pour mémoire les hypothèses et les ingénieuses chimères qui ont amusé l'imagination des siècles passés : ces fictions ne sont plus aujourd'hui pour la science qu'un souvenir d'enfance, et les grands noms qui souvent les couvrent n'ont pas le pouvoir de les sauver d'un dédain justement mérité.

Coup d'œil sur la génération dans la série animale.

Tous les anciens philosophes ont admis les *générations spontanées :* ils s'imaginaient que la vie pouvait, sous l'influence de circonstances favorables, sortir de la corruption et de la mort. Cette hypothèse chimérique s'est enracinée dans l'esprit des hommes, à la vue des insectes et des vers qui naissent et pullulent sur les chairs corrompues. Il suffisait de faire une expérience exacte pour acquérir la preuve que cette génération n'était rien moins que spontanée, et que ces légions vivantes qu'on voyait éclore provenaient d'œufs ou de larves accidentellement déposés dans ces chairs.

Mais on n'a songé que dans ces derniers temps à douter du témoignage des yeux; rien ne pouvait donc faire soupçonner la méprise. Il y a plus : l'expérience elle-même n'a pas convaincu tout le monde; plusieurs savants sont revenus à l'opinion des anciens et croient, comme le vulgaire, aux générations spontanées.

Deux opinions sont en présence au sujet des animaux et des plantes qui apparaissent partout où une substance organique se décompose.

. Quelques savants pensent que l'atmosphère charrie tous les promoteurs de cette incommensurable fécondité, qui se manifeste au milieu de toutes les matières abandonnées à la fermentation et à la putréfaction.

D'autres, pour la plupart physiologistes, croient que l'air ne recèle nullement dans les proportions convenables les œufs et les semences qu'il faudrait qu'il contînt pour cela, et que les plantes ou les infusoires qui surgissent partout où une substance organique s'altère, s'y développent par génération spontanée.

Ceux qui soutiennent la première de ces opinions sont vulgairement appelés des *panspermistes*, c'est-à-dire germes répandus partout; les partisans de la seconde théorie sont les *hétérogénistes*, c'est-à-dire les fauteurs de la génération spontanée.

Il est bien entendu que dans les discussions actuelles, discussions si vives, si passionnées entre ces deux opinions, il ne s'agit plus, comme dans les siècles passés, de la génération spontanée d'un insecte, d'un mollusque et encore moins d'un animal vertébré. Depuis la découverte du microscope, il a été facile de constater la filiation par germe de tous les animaux, de tous les insectes.

La question actuelle roule seulement sur le mode de production des êtres microscopiques, des *infusoires*, des *microzoaires ciliés*. Malgré la preuve que l'on donne dans l'un et l'autre camp, par des expériences décisives, personne ne veut s'avouer vaincu, et chacun entonne le chant du triomphe et proclame la défaite de son adversaire. Nous n'avons donc pas la prétention de trancher des solutions aussi ardues, et nous raisonnerons dans l'hypothèse la plus générale, c'est-à-dire de la théorie « *omne vivum ex ovo*, » d'autant mieux que dans l'échelle supérieure cette théorie n'est pas contestée.

M. Dumas place un fragment de matière animale, dans un vase plein d'eau ; bientôt il aperçoit dans le liquide, à l'aide du microscope, une foule de globules qui se meuvent spontanément et progressivement. Ces globules se combinent deux à deux, et forment ainsi des êtres plus nouveaux, plus agiles et capables de mouvements mieux déterminés que les globules simples ; ces êtres binaires ne tardent pas à attirer à eux un troisième globule, et à former ainsi des composés ternaires ; les composés ternaires attirent bientôt un quatrième globule, puis un cinquième, un sixième, etc. ; enfin, trente à quarante globules s'accolant ensemble, constituent un animal unique, doué de mouvements énergiques et muni d'appareils locomoteurs plus ou moins compliqués. Pour prouver que ces globules mobiles sont bien des êtres vivants, M. Dumas les soumet à l'action de l'étincelle électrique, qui les tue : il est vrai que leurs éléments constituants ne se désagrégent pas complétement ; mais ils prennent un aspect framboisé, cadavérique, tout à fait différent de l'état antérieur. M. Dumas n'hésite pas à voir, entre ces deux états opposés, le contraste de la vie et de la mort.

Mais en supposant que M. Dumas ne se trompe pas à cet égard, et qu'il se trouve successivement en présence d'un vivant et d'un mort, est-il en droit d'affirmer qu'il y a eu génération spontanée ? peut-il démontrer que l'être, prétendu vivant, s'est formé de toutes pièces, qu'il n'a pas eu de parents, qu'il ne s'est enfin constitué que par l'assimilation réciproque d'éléments constitutifs, rapprochés sous l'influence de circonstances favorables? Comment M. Dumas sait-il que le liquide ne renfermait pas les germes préexistants de son hypothétique animal? Le titre à l'existence, qu'il lui accorde libéralement, ressemble en vérité beaucoup à celui que l'on a si longtemps fait valoir, en faveur de la génération spontanée des insectes et des vers sur les chairs corrompues; un animal microscopique ne peut-il pas avoir eu des germes invisibles, même à l'œil armé du microscope ?

Il est prudent, nous le pensons, de croire, avec Cuvier, avec l'immense majorité des naturalistes, que *tout être vivant remonte à un corps de la même forme que lui, développé avant lui,* en définitive, à un parent.

Tant que le petit n'a point de vie propre, mais qu'il participe à celle de son parent, il s'appelle un germe. Le lieu où le germe est attaché, la cause occasionnelle qui le détache et lui donne une vie isolée varient, mais cette adhérence primitive à un être semblable est une règle sans exception.

Puisque *aucun être ne s'engendre spontanément,* un animal est toujours la reproduction d'un autre animal antérieurement créé. La génération est donc, comme la nutrition, une fonction universelle, essentielle, absolue chez les êtres vivants ; il n'est point d'animal, point de végétal qui ne se nourrisse et ne se reproduise. Or, une fonction universelle doit avoir sa loi générale : en d'autres termes, nous devons trouver quelque chose de commun dans un acte commun à toute l'animalité. Nous savons que la nature suit invariablement, dans tous ses actes, la voie la plus simple ; nous la voyons partout prodigue d'effets et avare de causes. Cherchons donc, à travers les inépuisables complications de structure des êtres vivants, le principe fondamental, la condition, la loi générale, essentielle de la génération ! C'est naturellement chez les êtres les plus simples que nous la trouverons ; c'est dans les plus humbles représentants de l'espèce que la fonction reproductive se réduit à sa plus simple expression et se dépouille de tout ce qui n'est pas absolument indispensable à son accomplissement.

Le mode de génération le plus simple est celui qui se produit, sous les diverses formes de *monogénie*, par *fissiparité*, ou reproduction par scission, et *gemmiparité*, ou reproduction par bourgeons. C'est par *fissiparité* que se reproduisent les *infusoires* et les animaux formés de zoonites semblables et complètes. A un moment donné de la vie, ils se divisent en plusieurs fragments qui constituent autant d'animaux nouveaux. C'est par *gemmiparité* que se reproduisent les *polypes*, divers *entozoaires*, comme les *hydatides*, etc. ; chez ces derniers on voit pousser, à l'extérieur ou à l'intérieur, des bourgeons qui se développent, se pédiculent, se détachent, et forment des individus semblables au type générateur.

Dans la *monogénie fissipare* il n'y a ni engendré ni engendreur : deux moitiés d'un être organisé vivaient en commun; elles se séparent pour vivre isolément. La vie ne leur a pas été instantanément donnée ; ce n'est pas au moment de leur séparation que leur existence prend date : chaque partie était vivante avant de devenir indépendante; la séparation n'est que le résultat d'une nutrition exubérante qui, devenue sans utilité pour l'accroissement de l'individu, va servir à la conservation de l'espèce.

Dans la *monogénie gemmipare*, il y a une souche et une descendance; on ne doit pas dire un père ou une mère, puisqu'il n'y a, dans le type ou la souche, ni organes mâles ni organes femelles. Les mots ont un tel empire sur l'esprit des hommes en général, même sur celui des savants, que le nom de mère abusivement donné au polype a suffi pour donner le change aux plus célèbres naturalistes : Haller, Bonnet, Hervey, etc., se sont servis de l'exemple du polype ; c'est-à-dire, selon eux, une mère qui se reproduit sans coopération d'un père, pour restreindre le rôle du mâle dans la reproduction, et attribuer à la femelle une prépondérance imaginaire.

Il est bien évident qu'un être qui produit son semblable par monogénie n'est pas plus un père qu'une mère ; c'est un être qui détache de lui-même une partie vivante propre à reproduire le type. C'est le même phénomène qui se produit dans toutes les formes de la monogénie, c'est-à-dire la nutrition exubérante employée au profit de l'espèce, parce qu'elle est devenue sans objet pour la conservation et l'accroissement de l'individu.

Chez les êtres placés dans la série animale au-dessus de ceux dont il vient d'être parlé, la *monogénie* n'est plus possible et fait place à la *digénie*. La reproduction s'effectue à l'aide d'organes spéciaux, les uns *mâles*, les autres *femelles*. Quand les organes *des deux sexes* se trouvent réunis sur un être unique, comme chez les *mollusques*, les *annélides*, les *plantes dioïques*, etc., etc., l'individu est dit *hermaphrodite :* il peut encore se reproduire seul ; néanmoins, certains hermaphrodites ne

peuvent, dans la génération, se passer du concours
d'un individu semblable à eux, avec lequel ils accomplissent l'acte de la reproduction par *accouplement
double*, chacun des conjoints remplissant à la fois le
double rôle de mâle et de femelle.

A tous les degrés de la série animale qui nous restent
à parcourir, *les sexes sont nécessairement et invariablement séparés :* l'espèce se compose de couples; la
reproduction suppose le concours réciproque de deux
individus distincts, l'un mâle, l'autre femelle. Telle
est, à la tête et au-dessus de l'échelle zoologique, la
condition sexuelle de l'espèce humaine.

Le concours réciproque des sexes, indispensable à
la procréation, est soumis, dans toutes les espèces, à
des conditions variables et multiples que nécessitent et
expliquent les diversités de conformation et de structure des organes sexuels.

Dans la classe des *poissons* il n'y a point d'accouplement réciproque : la femelle pond avant l'approche du
mâle; celui-ci féconde les œufs après leur sortie.

Chez les *oiseaux*, comme chez les mammifères, il y a
toujours accouplement; l'organe mâle est pourvu d'un
appendice érectile qui s'introduit plus ou moins profondément dans les organes de la femelle, et qui darde
sur les œufs un fluide fécondant, prolifique.

Quand les œufs sont pondus de manière que l'individu nouveau n'éclôt qu'après la ponte, on dit l'espèce
ovipare. Quand, au contraire, le nouvel individu con-

tenu dans l'œuf fécondé tombe dans un réservoir (utérus ou matrice), d'où il sort, après développement, sous la forme de l'espèce pour se nourrir ultérieurement du lait de sa mère, l'espèce est dite *vivipare*: l'homme occupe le premier rang parmi les vivipares.

Un simple coup d'œil jeté sur les phénomènes de la *monogénie* nous a montré, dans le fait de la génération, une exubérance de la nutrition, une sorte de déviation, au profit de l'espèce, de cette fonction désormais inutile à l'entretien et à l'accroissement de l'individu. La fécondité est proportionnelle à la richesse de l'alimentation, à tout ce qui peut donner de la vigueur et de l'énergie aux forces nutritives. Il en est exactement de même dans la *digénie* : la *virilité* ne s'éveille et ne se montre puissante que lorsque satisfaction complète est donnée à la nutrition par l'évolution organique du corps; la *fécondité* est d'autant plus grande que le mâle et la femelle jouissent d'une nourriture plus substantielle, et ne sont soumis qu'à des influences toniques et salubres.

La reproduction, dans la monogénie, n'est autre chose que la séparation d'une partie vivante qui se fait indépendante. La vie n'a donc pas été interrompue un seul instant; il n'y a aucun intervalle entre l'existence du type et celle de l'être qui le reproduit. Tout se passe encore de la même manière dans la digénie; mais, d'abord, dans deux organismes distincts et séparés. L'ovule et le zoosperme étaient vivants quand ils se sont séparés, l'un de l'organe femelle, l'autre de l'organe mâle;

ils vivent encore quand ils se réunissent, et deviennent les éléments constitutifs du nouvel être.

Dans la monogénie, l'*individu nouveau se sépare quand il peut vivre seul.* Dans la digénie, chaque partie se sépare quand elle peut s'unir à l'autre pour la compléter et se compléter elle-même; *le nouvel être consomme temporairement la nourriture qui lui était préparée dans l'ovule* par la prévoyance de la nature; mais l'*ovaire* n'est pas simplement un magasin d'approvisionnement, avant tout *c'est une partie vivante,* c'est l'élément vivant complémentaire du zoosperme; il contribue même infiniment peu à l'entretien du nouveau-né chez les mammifères. C'est donc comme tissu vivant qu'il faut considérer l'ovule pour saisir la loi fondamentale de la génération.

Quant aux zoospermes, ils sont évidemment vivants, ils sont éminemment propres à transmettre et à continuer la vie; leur organisation est invariablement déterminée. Ce n'est pas aux molécules muqueuses, épithéliales, etc., c'est aux zoospermes que le fluide séminal doit sa vertu prolifique et sa vie : ce sont les *zoospermes, molécules éminemment vivantes,* s'unissant au *germe vivant de l'ovule,* qui contribuent à la formation du nouvel être, qui lui transmettent toutes les qualités, toutes les nuances, toutes les virtualités de la vie du mâle.

Nous cherchions les circonstances fondamentales, la loi la plus générale de la reproduction, chez les êtres vivants; il est évident que nous touchons à la solution de ce problème ! Nous voyons clairement que la vie ne se crée pas comme on imprime le mouvement à un corps en repos ; la fécondation n'est pas le résultat d'une impulsion dynamique, électrique, nerveuse, etc., instantanément communiquée à la matière ; le principe vital n'est pas déposé dans un liquide amorphe, qui vient, à un moment donné, vivifier un germe immobile, inerte ou endormi : la vie s'étend et se multiplie sans jamais s'interrompre.

Préexistant dans un être vivant, la vie se développe, au profit de l'espèce, dans des parties qui ne se font indépendantes qu'au moment où elles deviennent inutiles à l'individu : *c'est le cas de la monogénie.* Préexistant dans des êtres distincts et séparés, la vie se développe dans deux parties qui doivent se rencontrer et se compléter réciproquement pour former un individu qui reproduit le type de l'espèce : *c'est le cas de la digénie.*

La *conformation anatomique des organes de la génération* varie singulièrement, selon les espèces, dans toute la série zoologique : chez les êtres les plus simples, ils n'existent pas comme organes spéciaux et se confondent avec toutes les parties constituantes de l'organisme ; dans les degrés plus élevés on voit, en remontant la série, les organes de la génération prendre des formes toujours plus compliquées et s'échelonner progressivement sous les plus saisissantes diversités d'apparence et d'organisation. Les formes et les caractères accusés par les organes génitaux sont assez tranchés

5.

pour fournir les éléments d'une division naturelle du règne animal. C'est ainsi que Cuvier, envisageant sous ce point de vue tous les animaux, admettait quatre formes principales de génération :

1° Au plus bas degré de l'échelle, la génération, réduite à sa plus simple expression, *consiste simplement dans le détachement d'un germe.* Tous les êtres animés naissent d'un germe ou d'une partie vivante, qui vivait dans son parent avant de vivre seule et pour son propre compte. Or, ce germe, chez les êtres les plus simples, pousse indifféremment sur toutes les parties du corps ; il n'y a point d'organes exclusivement affectés à la génération ; le nouvel être s'engendre partout, et sort de son parent à la manière d'un fruit qui tombe quand il est mûr.

2° Au degré immédiatement supérieur, on commence à trouver des *sexes ;* il y a un organe spécial qui sécrète le *germe,* et un autre organe spécial qui sécrète *l'élément propre à le féconder.* Le germe ne mûrit et ne se détache qu'après la fécondation.

3° Au troisième degré, nous trouvons l'organe du *germe,* l'organe de l'*élément fécondant,* puis un *troisième organe, propre à appliquer l'un à l'autre.*

4° Au quatrième et dernier degré, il y a un intervalle entre la *fécondation du germe* et le *développement parfait du nouvel être.* De là résulte la nécessité d'un organe spécial, pour le recevoir et pour le nourrir jusqu'à son accroissement définitif. Ce troisième organe est toujours exclusif au sexe qui produit le germe, et sert, en outre, sous le nom d'*utérus* ou de *matrice*, à caractériser les espèces dites *vivipares*.

Nous n'entrerons pas plus avant dans le dédale immense de la génération universelle ; la nature et les dimensions naturelles de notre travail ne nous permettent pas d'aborder utilement ce vaste champ d'études, qui appartient de droit aux naturalistes. Nous franchirons donc, d'un seul pas, les trois premiers degrés de l'échelle zoologique, pour nous arrêter sur le quatrième et dernier degré, qu'occupe l'homme, à la tête de toutes les espèces vivipares.

Là nous montrerons le roi de la nature soumis, comme ses plus humbles sujets, à la loi générale de la reproduction que nous avons formulée plus haut ; nous montrerons cette grande loi, se dégageant de ses voiles, émerger, en quelque sorte, de toutes les complications de forme et de structure organique qui pouvaient la masquer, et survivre à la double condition des sexes et de l'accouplement. De l'infusoire et du polype jusqu'à l'homme inclusivement, la vie ne peut naître que de la vie, sans jamais ni s'interrompre, ni se créer, ni se donner : un être nouveau ne vit dans le monde qu'à la condition d'avoir vécu ; il vivait nécessairement d'une vie commune avec son parent, avant de passer à la vie indépendante ou individuelle. La création ne consiste pas dans l'avivement d'un germe par un fluide vivifiant ; il ne faut pas se la représenter comme un acte mystique ou une influence dynamique. Dans les espèces sans sexes, la *génération n'est qu'une séparation de parties vivantes ;* dans les espèces où les sexes sont distincts, la *génération consiste dans la fusion de deux parties vivantes, qui se combinent pour former un nouvel être.*

Essayons de vérifier ces principes dans l'étude de la reproduction humaine ; nous les tiendrons pour vrais, s'ils peuvent servir de formule ou d'expression générale aux actes et aux phénomènes de la fonction génératrice. On sait que les nombreuses hypothèses imaginées jusqu'à ce jour pour l'expliquer ne donnent généralement satisfaction à la curiosité qu'aux dépens de la logique.

Nous avons à examiner successivement :

1° Le rôle joué par l'homme ;

2° Le rôle qui appartient à la femme ;

3° Les instruments du rapprochement des sexes.

Nous ne reproduirons point ici la description anatomique des organes de la génération dans les deux sexes ; on peut consulter à cet égard notre ouvrage sur les *Maladies des voies urinaires et des organes générateurs dans les deux sexes* (12e édit., avec 314 figures anatomiques intercalées dans le texte) ; nous supposons donc la connaissance anatomique des organes sexuels, chez l'homme et chez la femme, acquise à nos lecteurs. Nous ne nous occuperons ici que de leurs fonctions réciproques.

Le premier acte qui ouvre les phases diverses de la

génération consiste dans le rapprochement des deux sexes; on lui donne le nom de *copulation* ou de *coït*. La copulation a pour objet de porter sur le germe contenu dans les organes de la femme, sous le nom d'ovule ou de vésicule ovarienne, le liquide séminal, sécrété par les organes de l'homme; ce transport ne peut s'opérer qu'autant que la verge, devenue suffisamment rigide, peut s'introduire dans le vagin et darder ce fluide à travers l'ouverture de l'utérus. Cet état de rigidité de la verge est l'effet de l'érection. La cause de ce phénomène est directe ou indirecte; c'est-à-dire qu'il peut avoir son point de départ dans l'appareil générateur lui-même, ou dans l'organe cérébral de l'instinct génésique. Dans un cas comme dans l'autre, sous l'influence d'une stimulation organique et locale, comme sous l'influence morale du désir, il se fait un afflux considérable de sang dans les cavités cellulaires et spongieuses du tissu érectile de la verge, qui se gonfle, se dilate, se durcit, et détermine le *phénomène de l'érection*. La rapidité de cette turgescence tient au système nerveux représenté par les innombrables filets ganglionnaires qui couvrent, sous forme de plexus ou de réseaux, les dernières divisions capillaires des vaisseaux sanguins. L'érection trouve ses limites dans la capsule fibreuse qui enveloppe le tissu érectile des corps caverneux, et donne au pénis la rigidité nécessaire pour vaincre les résistances qui pourraient s'opposer à son introduction dans le vagin.

La stimulation ressentie par le pénis s'étend et se propage à toutes les autres parties de l'appareil génital : les testicules activent la sécrétion spermatique ; les vésicules séminales, agacées par l'afflux insolite du sperme, se contractent convulsivement, et le lancent, à travers les conduits éjaculateurs, dans le canal de l'urètre, qui se rétracte vivement au contact voluptueux du fluide. A la contraction convulsive des vésicules et de l'urètre s'ajoute celle de divers muscles qui embrassent le canal, relèvent la verge, et mettent son orifice en rapport, au fond du vagin, avec l'orifice externe ou entrée de la matrice ; le fluide séminal, dardé par saccades et par jets, inonde le col utérin et provoque, en s'écoulant, une indicible sensation de volupté, qui ébranle fortement le système nerveux et plonge l'homme dans une sorte d'état spasmodique ou convulsif. L'éjaculation achevée, l'excitation se calme, l'érection cesse, les organes génitaux rentrent dans leur repos habituel ; le rôle de l'homme, dans l'acte reproducteur, est accompli. Des philosophes prétendent qu'un sentiment plus ou moins prononcé de tristesse succède le plus ordinairement au spasme de la volupté : ils ont voulu voir, dans cette disposition involontaire de l'âme, une relation entre l'amour et la mort, secrètement révélée par l'instinct, qui nous apprend que nous ne pouvons créer un nouvel être qu'aux dépens de notre vie ; mais je tiens le fait et l'explication pour complétement faux, tant que l'homme se tient dans la limite de ses forces et ne cherche pas à dépasser le vœu de la nature. Après un seul coït, un homme bien constitué, loin d'éprouver un sentiment de tristesse, ressent plutôt un noble mouvement d'orgueil qui le rapproche de Dieu. Quelque temps après l'acte, une tendance au repos engourdit ses membres, comme après certains actes de la vie organique, tels que la digestion, qui n'est certainement pas un avant-coureur de la mort. Je n'admets l'explication des philosophes que pour l'abus du coït, à la suite duquel il est manifeste qu'il y a dégradation physique et morale de l'individu.

La femme éprouve dans l'acte de la copulation les mêmes transports voluptueux, le même *spasme cynique* que l'homme; ses organes génitaux participent à la même excitation : le clitoris se gonfle, l'érection gagne tous les tissus érectiles du vagin ; la femme reçoit avec ivresse l'approche et les embrassements de l'homme ; son sein palpite, ses sens s'allument, ses lèvres brûlent, ses yeux se tordent et s'égarent ; l'émotion provoque un état voluptueux de spasme ou de convulsion. On place généralement le siége du plaisir chez la femme dans le clitoris; mais il n'est pas rare de le rencontrer sur un autre point de la vulve. Quant à sa cause prochaine, elle est jusqu'à ce jour un sujet de dispute, et reste incertaine. Elle ne tient pas à la projection du sperme sur le col utérin, puisque les moments d'extase voluptueuse ne coïncident pas toujours pour les deux sexes; plusieurs auteurs l'attribuent au détachement du germe dans l'ovaire.

La copulation peut se renouveler une et même plusieurs fois dans un temps assez limité ; la récidive de l'acte et l'abondance des émissions séminales varient au reste selon la vigueur et la santé des individus. La première introduction du pénis dans les parties génitales de la femme est toujours plus ou moins douloureuse et sanglante ; ce tribut douloureux, imposé sur les prémices de l'amour, tient à la présence de la *membrane hymen*, qui ferme plus ou moins complétement l'ouverture du vagin chez toutes les vierges. Quant à l'inégalité fréquente ou à la disproportion des organes des deux sexes, la nature a pris soin d'en atténuer les effets, soit au moyen de replis vaginaux, qui permettent l'ampliation du conduit, soit par les mucosités abondantes qui lubréfient et assouplissent ses parois.

Il est hors de doute que c'est par la projection du sperme dans les organes génitaux de la femme que l'homme concourt activement et utilement à la génération. Cette vérité, qui s'impose naturellement aux sens comme à l'esprit, a reçu des expériences si connues de *Spallanzani* un complément de démonstration qui lui donne une certitude absolue. On sait que ce célèbre expérimentateur a mis en complète évidence, par preuve directe et par contre-épreuve, la puissance prolifique du fluide séminal chez les reptiles batraciens (voir ouvrage cité, *Traité des maladies des organes génito-urinaires*). On sait, en outre, qu'il a pu féconder artificiellement une chienne en lui injectant, au moment du rut, dix-neuf grains de sperme qu'il avait retirés d'un chien mâle. La chienne mit bas, au terme ordinaire, trois petits qui ressemblaient à leurs parents. Cette magnifique expérience, répétée avec succès par plusieurs autres expérimentateurs, ne permet plus de mettre en question la vertu *prolifique* du sperme.

Mais comment agit le sperme dans la génération? Quelle est la partie sur laquelle il exerce son action vivifiante et créatrice dans l'appareil génital de la femme? *Le sperme agit-il* par *contact direct*, par *émanation* ou *influence*, par la *totalité* ou par une *partie seulement* des principes élémentaires qui entrent dans sa composition? Toutes ces graves questions impliquent le triomphe ou la ruine des principaux systèmes connus sur la génération.

Nous savons positivement aujourd'hui que le sperme ne peut déterminer la conception qu'autant qu'il porte son *action directe sur l'ovaire* : la rupture d'une vésicule ovarique et le détachement d'un ovule, sous l'influence du coït, voilà incontestablement le premier phénomène qui caractérise la fécondation ou la conception. Quelles que soient la longueur et les sinuosités du trajet qui sépare le col de l'utérus de l'ovaire, il faut bien admettre que ce trajet est parcouru par le sperme dans toute sa longueur; comment comprendre autrement les gestations ovariques et abdominales, dont les exemples ne sont pas très-rares? Dans un cas comme dans l'autre, la conception s'est nécessairement opérée, au contact du

sperme, dans l'ovaire même. Cependant, il faut dire que
le plus généralement c'est dans le conduit appelé *trompe
d'Eustache* que s'opère la fécondation, où se fait la
rencontre de l'ovule qui descend avec le sperme, ou
mieux, les animalcules spermatiques qui montent.

A quel moment s'opère la fécondation? MM. Prévost
et Dumas pensent qu'elle est postérieure de plusieurs
jours à la copulation chez les mammifères. Il ne semble
pas que l'on puisse contester cette conséquence des expériences qu'ils relatent; mais, d'après certains auteurs,
elle cesse d'être légitime si on la transporte à l'espèce
humaine. Ces auteurs citent des faits de grossesses extra-utérines dans lesquelles la conception coïncide avec
l'arrivée du sperme sur l'ovaire, ainsi qu'avec le moment d'extase voluptueuse qui caractérise la copulation. Ces gestations anormales sont ordinairement l'effet
d'un accident qui terrifie, à ce moment même, l'imagination de la femme; le saisissement qu'elle éprouve
retentirait dans l'appareil génital et amènerait la résolution du spasme, qui tenait le pavillon de la trompe
fortement appliqué sur l'ovaire : on ne peut pas, en
effet, concevoir autrement la chute de l'ovule fécondé
dans la cavité abdominale. La science possède d'ailleurs
des faits authentiques qui témoignent directement de
la réalité de cette interprétation. Ainsi, une grossesse
extra-utérine fut une fois déterminée par une frayeur
subite, que l'intempestive et fâcheuse arrivée d'un
étranger fit éprouver à la mère au moment du coït. Une

autre fois, ce fut un incéndie qui, se propageant avec fureur, vint tout à coup porter sur la couche de la volupté la perturbation et la terreur. Le même accident survint à une femme qui entendit le bruit de la serrure lorsqu'elle était dans les bras de son amant : elle se crut surprise et perdue, au moment même où elle a dû concevoir. On a remarqué que les gestations extra-utérines étaient plus communes chez les filles et chez les veuves que chez les femmes mariées. D'où peut provenir un tel contraste, que rien ne semble justifier? N'est-il pas naturel de l'attribuer, comme l'a fait Astruc, à la crainte, au saisissement, à la honte, à toutes les nombreuses causes d'émotion et de trouble qui menacent toujours les relations illégitimes?

Ces faits prouvent que l'ovule, sous l'influence d'une vive émotion pendant le coït, se détache brusquement de l'ovaire et n'est point saisi par le pavillon de la trompe pour être porté dans la matrice; que les spermatozoïdes, dans des conditions de vitalité favorables et continuant leur mouvement lent, mais incessant, de locomotion, vont trouver l'ovule pour en opérer la fécondation jusque dans la partie du péritoine où il est tombé. Mais cela ne détruit pas l'opinion généralement accréditée, que c'est dans un point quelconque du conduit de la trompe d'Eustache que s'effectue l'immense majorité des fécondations.

Au reste, la question que nous agitons n'en est pas

une pour un grand nombre de femmes, qui pensent
pouvoir très-bien préciser le moment de la conception.
Tous les accoucheurs en conviennent et disent que ces
femmes, éminemment impressionnables, ont conscience de l'imprégnation fécondante du sperme et ne
se trompent jamais à cet égard; or, ce moment, qui
leur est révélé par une émotion caractéristique, concorde invariablement avec la copulation. Mais ce fait,
évidemment exceptionnel, n'infirme pas la règle générale. Il prouverait seulement que chez certaines
femmes la contractilité énergique du vagin, de la
matrice et des trompes porterait instantanément le
sperme dans les parties les plus profondes des organes, tandis qu'ordinairement cette translation, soustraite complétement à notre volonté, s'effectuerait dans
un temps plus long. Prévost et Dumas ont, du reste,
prouvé, par des expériences irrécusables, que chez les
animaux mammifères la fécondation s'opère, dans les
trompes, plusieurs jours après l'arrivée du sperme dans
la matrice; et les observations qu'on a pu accidentellement faire sur les femmes récemment fécondées
prouvent que le phénomène de l'imprégnation ne diffère pas de siége dans l'espèce humaine.

Nous ferons remarquer, du reste, que le temps et le
lieu ne sont, dans l'acte de la conception, que des circonstances accessoires, qui doivent varier selon les espèces. Il serait même facile de démontrer que le phénomène s'accomplit d'autant plus profondément qu'on

remonte plus haut dans la série zoologique. La fécondation s'opère d'abord à l'extérieur chez les reptiles batraciens et chez les poissons; elle a lieu, chez les insectes, dans l'oviducte; il en est de même chez les oiseaux, mais à une plus grande hauteur ; chez les mammifères, il faut monter encore ; enfin, dans l'espèce humaine, la fécondation s'opère jusque sur l'ovaire lui-même.

Comment peut-on se rendre compte de l'arrivée du fluide séminal jusqu'à la hauteur de l'ovaire? Il est nécessaire, pour concevoir ce phénomène, de se représenter la disposition inverse des organes génitaux dans les deux sexes : tout est extérieur chez l'homme, tout est disposé pour la transmission convulsive et la projection du sperme en avant; chez la femme, au contraire, tout est intérieur, tout est arrangé pour recevoir, pour attirer et même pour aspirer le fluide séminal. Or, voici comment doivent se passer les choses : au moment de la copulation, le pénis, turgescent et rigide, correspond par son extrémité antérieure à l'ouverture du col de la matrice ; l'éjaculation s'opère ; le sperme est dardé directement contre le col utérin, et pénètre partiellement dans la cavité utérine ; de là, les animalcules spermatiques, par leur mouvement propre, et aidés probablement par quelques contractions spasmodiques de la cavité utérine et des trompes, s'élèvent jusqu'à la rencontre de l'ovule avec lequel ils se combinent.

Ces contractions successives et synergiques, cette aspiration du fluide séminal ne sont pas visibles pour nous ; mais on peut dire qu'elles se manifestent visiblement aux yeux de l'esprit. Il est impossible, en effet, de concevoir autrement les circonstances du phénomène ou les phases successives de la fécondation. Nous verrons, dans un instant, que le fluide séminal agit sur les ovaires *par contact immédiat et non par voie d'influence ou d'émanation.*

Il faut donc considérer la fécondation comme le résultat de la rencontre plus ou moins prompte des animalcules spermatiques et de l'ovule. Cette rencontre s'opère par une action double et inverse des organes génitaux des deux sexes. Le liquide est simultanément dardé et attiré, projeté et aspiré ; les deux impulsions concordent synergiquement et se complètent réciproquement. Les conceptions opérées pendant l'ivresse, dans le narcotisme, la catalepsie ; la fécondité des femmes froides, qui conçoivent malgré l'indifférence ou l'aversion que leur inspire le coït, tous ces faits prouvent que si, dans la plupart des circonstances, la femme joue un rôle actif dans la fécondation, cependant ce rôle peut être amoindri ou même annihilé sans que forcément pour cela l'imprégnation cesse d'avoir lieu. Puis il peut se faire certains mouvements internes qui échappent à notre conscience, à nos moyens de perception. L'état de léthargie, le coma le plus profond n'empêchent pas l'utérus d'obéir aux nerfs ganglionnaires et de se contracter sous l'influence du sperme pendant la vie ; la mort même n'éteint pas sa contractilité organique et ne fait pas obstacle à l'expulsion du fœtus, qui exige de bien plus énergiques mouvements.

Comment le sperme, arrivé en contact avec l'ovule, opère-t-il l'acte de la fécondation? Que se passe-t-il dans ce grand mystère de la nature? Un ovule était contenu dans une vésicule : arrivée à maturité, celle-ci s'ouvre, l'ovule se détache, et, soit sur l'ovaire même, soit sur le pavillon de la trompe, le plus souvent dans la cavité de ce conduit ou dans l'intérieur de la matrice, il se rencontre avec des animalcules spermatiques. Voilà le phénomène réduit, sous forme sensible, à sa plus simple expression! Ici commencent tous les systèmes sur la génération ; ici l'esprit s'agite, se tourmente, et s'arme de ses plus subtils artifices pour pénétrer l'essence impénétrable des choses !

Un spermatozoïde, une petite cellule membraneuse, voilà les deux lettres qui composent l'alphabet de la création.

Une goutte de sperme se compose de molécules aqueuses, muqueuses, épithéliales, etc., etc. Dans ce milieu confus de molécules semblables à celles des autres liquides de l'organisme nagent des milliers d'êtres vivants, nommés *zoospermes.* Les zoospermes ne sont nullement, comme on l'a prétendu, des parasites accidentellement formés dans le sperme, des infusoires ou des entozoaires, enfants de la putréfaction et de la mort. Ils prennent noblement possession de la vie à l'époque de la puberté. Ils sont à la fois le signe infaillible de la virilité, de la force et de la santé ; ils dépérissent, s'atrophient et disparaissent sous l'influence des maladies, des jeûnes, de toutes les actions débilitantes ; leur production se fait par le testicule et paraît nécessiter les plus grands efforts de l'organisme. On connaît, et nous disons plus loin, les terribles conséquences qu'entraînent une déperdition et une reproduction exagérées de sperme ; nul autre liquide organique ne peut lui être comparé sous ce rapport : *c'est la quintessence de la vie réduite à son expression la plus condensée.* Or, une telle différence n'est évidemment imputable qu'aux zoospermes ; elle ne saurait l'être au liquide muqueux complexe qui leur sert de véhicule ; elle ne se concevrait pas si les zoospermes n'étaient que des parasites vivant pour leur propre compte, indifférents ou nuisibles à l'organisme.

Ces considérations, que nous pourrions aisément multiplier et varier, nous révèlent l'importance et le rôle des zoospermes dans l'acte génésique. Nous les soumettrons dans un instant au contrôle de l'expérience, qui leur donnera son irréfragable sanction. Mais il ne faut pas, si l'on veut se former une idée rigoureusement exacte des zoospermes, se les représenter comme un simple produit de sécrétion opéré par le testicule à l'aide de matériaux directement tirés du sang; ce mode de formation convient au liquide au sein duquel nagent les zoospermes. Cette liqueur est formée par les sécrétions réunies de l'épididyme, des canaux déférents, des vésicules séminales, de la prostate, des glandes de Cowper, des lacunes et des follicules de l'urètre. Mais les zoospermes sont exclusivement formés par le testicule ; le mécanisme sécrétoire qui les produit, semblable à celui qui produit l'ovule dans l'ovaire, consiste dans la séparation d'un tissu organisé, vivant, qui faisait antérieurement partie de l'organisme souche.

Les zoospermes ne sont pas, plus que les ovules, des animaux véritables ou parfaits. La locomotion spontanée dont ils jouissent n'est pas, quoi qu'en disent les naturalistes, un caractère suffisant d'animalité. Tous les animaux se nourrissent et se reproduisent ; or, les zoospermes ne possèdent ni l'un ni l'autre de ces deux compléments nécessaires de l'animalité. Les infusoires parasites se nourrissent et se reproduisent par les modes connus de nutrition et de reproduction ; il n'en est pas ainsi des zoospermes, qui vivent bien, que l'on peut appeler des tissus ou des êtres vivants, mais non pas des animaux. Les zoospermes ne sont en définitive, comme les ovules, que les *éléments vivants de l'être futur*, de l'animal véritable qui doit naître ultérieurement de leur fusion.

Cette manière d'envisager les zoospermes et les ovules est la seule qui puisse satisfaire à toutes les conditions du problème de la génération. Au delà des choses

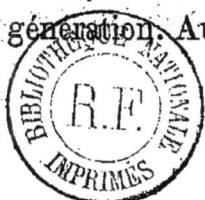

R.F. BIBLIOTHÈQUE NATIONALE IMPRIMÉS

aperçues par les sens se trouvent les choses visibles aux
yeux de l'esprit : nous concevons qu'une trame élémentaire, organisée, vivante, émanée du mâle, se complète
en s'unissant à une trame analogue fournie par la |fe-
melle; nous concevons que le nouvel être, produit par
la fusion de ces deux organismes rudimentaires, porte
l'empreinte de sa double origine; à ce titre seul il est
le véritable héritier de son père et de sa mère, il reçoit
et reproduit également leur image. Comment concevoir
qu'un liquide amorphe, qu'une émanation fluidique,
qu'une *aura seminalis* matérielle ou immatérielle puissent transmettre à l'ovule des couleurs, des formes, des
qualités, des vices, des instincts, des maladies, etc.,
provenant du mâle! Tous les jours cependant on voit
des malheureux, atteints de syphilis, transmettre à leur
innocente progéniture l'héritage de leur affreux mal
dans le sein d'une mère qui échappe à la contagion
(voir ouvrage cité, *Maladies syphilitiques*). Ils n'ont
pu agir que sur l'ovule; ils lui ont donc transmis,
dans ce cas, autre chose qu'une *aura seminalis* ou
une excitation purement dynamique. La reproduction
des qualités physiques et des aptitudes intellectuelles
ou instinctives des parents mâles dans leurs enfants
est la pierre d'achoppement de toutes les théories né-
buleuses du dynamisme.

Les anciens naturalistes, frappés de la ressemblance
des enfants avec leur père et leur mère, et témoins de
tous les prodiges des croisements de race, s'imaginè-

rent avec raison que le père et la mère prenaient une part égale à l'acte mystérieux de la reproduction. D'un principe juste, il est vrai, ils tirèrent deux conséquences erronées : d'une part, ils attribuèrent une semence à la femme comme à l'homme, et placèrent sa source dans l'ovaire ; de l'autre, ils crurent que la semence de la femme se combinait dans la cavité de l'utérus avec la semence de l'homme pour créer un nouvel être : le produit portait l'empreinte de celui des parents qui lui avait fourni la plus grande somme de principes élémentaires ou constituants. Cette doctrine, qui paraissait satisfaire aux conditions générales du problème de la génération, fut enseignée pendant des siècles dans toutes les écoles ; mais elle fut à la fin renversée par les progrès des sciences physiologiques qui apprirent que la femme n'avait pas de fluide séminal et que l'ovaire sécrétait, chez les mammifères, des ovules comparables aux œufs des oiseaux, des reptiles et des poissons.

La découverte de la sécrétion ovarique et des ovules chez les mammifères modifia et grandit prodigieusement le rôle de la femme, et en général de toute femelle, dans l'acte mystérieux de la reproduction. On ignorait l'existence des zoospermes ; on réduisit donc la part du mâle dans la génération à la projection d'un liquide excitant sur un germe préexistant chez la femme, et à l'imprégnation vitale d'un être inerte et rudimentaire.

De là le système dit *système des ovaristes* ou de

l'*évolution*. Dans ce système, l'être futur préexiste, tout
formé, à l'état de germe chez la femelle ; cet état est
pour l'esprit un mythe et n'a reçu de nom dans aucune
langue : ce n'est point la vie, puisqu'il n'en manifest
ni les actes ni les besoins ; ce n'est point la mort : un
être mort n'est plus excitable et ne peut plus être appelé à la vie ; c'est donc un état intermédiaire entre la
mort et la vie, comparable au sommeil. Le rôle du
mâle consiste exclusivement à réveiller le germe endormi ; le fluide séminal est un simple agent d'impulsion vitale, une sorte d'étincelle dynamique.

L'abîme du mystère s'est agrandi, et quand les *ovaristes* se sont lancés, pour le franchir, sur les fils d'a-
raignée tendus par la métaphysique et le mysticisme
transcendental, prenant le mot préexistence dans un
sens absolu, admettant la préexistence du germe chez
la femelle dans toutes les espèces, et cherchant, sans la
trouver, son origine dans l'organisme, ils se sont vus
contraints de remonter rétrospectivement les temps, et
ne se sont arrêtés qu'au jour de la création universelle.
C'est alors que leur furent révélés le grand mystère de
l'*emboîtement des germes* et l'impénétrable énigme de
la fécondité des premières femelles, contenant dans un
ovule toutes les générations futures de leur espèce.
Cette profonde ou creuse conception de l'emboîtement
des germes rend le miracle perpétuel, et montre, dans
la suite indéfinie des âges, chaque femelle dépositaire
de l'avenir et légataire universelle du passé. On ne

saurait se dissimuler tout ce qu'offre d'étrange le contraste de cet immense privilége accordé à la femelle,
avec le rôle éphémère et insignifiant du mâle. Une si
singulière et si radicale inégalité eût été pour l'orgueil
masculin le sujet d'une mortification sans espoir et
sans terme, si la métaphysique n'était pas, comme la
fortune, soumise aux vicissitudes et aux chances du
destin ; mais nous verrons bientôt la simple découverte
des zoospermes changer radicalement le rôle des deux
sexes dans l'acte de la reproduction, restituer la prépondérance au mâle, et réduire l'ovule des femelles,
qui contenait naguère toute une éternité de générations, à n'être plus qu'un vulgaire magasin d'approvisionnement pour le produit exclusif du mâle.

Quant au système de l'évolution ou des ovaristes, si
même on le dégage de l'ambitieuse et éblouissante conception de l'emboîtement des germes, on peut dire
qu'il est tombé dans le réservoir des chimères où dorment tant de systèmes créés par l'esprit et démolis par
l'observation. Les progrès généraux de la physiologie,
les découvertes spéciales de l'embryologie, ne permettent plus de croire à la préexistence du germe, ni dans
un sexe ni dans l'autre, sous la forme d'un animal complet, d'une *miniature organique*, qui n'attend plus que
l'étincelle de la vie pour se développer et atteindre les
proportions normales de son espèce.

L'être nouveau se forme de toutes pièces, par la coopération commune de ses deux parents, qui fournissent

6.

les deux trames élémentaires, préparées l'une par l'autre, et destinées à se compléter réciproquement ; mais la création n'est que partielle et rudimentaire : l'individu créé n'est primitivement qu'une sorte de germe, modèle incomplet autour duquel vient s'ajuster, en le développant, le complément de l'organisme. Ce germe originel contient virtuellement, dans les mystérieuses profondeurs de son essence, la trame complète de l'être normal.

Ce système, qui consiste à voir dans les générations à deux sexes l'être nouveau, pour ainsi dire ébauché, puis successivement formé de toutes pièces, à l'aide de matériaux provenant d'un mâle et d'une femelle, se nomme système de l'*épigénèse*. Il n'est point absolument exclusif du système des *ovaristes*, en ce sens qu'il reconnaît que tous les animaux proviennent primitivement d'un œuf : *omne vivum ex ovo*, disait Harvey. Mais l'œuf, que l'on considère comme le produit d'une sécrétion spéciale de l'ovaire, n'est plus le dépôt d'un germe préexistant, intégralement constitué, qui n'attend plus, pour vivre et pour se développer, que l'impulsion dynamique du mâle. L'œuf ne contient qu'une partie élémentaire du germe et des matériaux temporaires de nutrition pour l'être nouveau. Le rôle du mâle ne consiste pas seulement à exciter le germe, à lui communiquer la vie ; il doit partiellement concourir à sa création. Le système de l'*épigénèse* repose sur la raison, qui repousse la préexistence des germes ; sur l'observation directe, qui nous a permis de soulever, dans une certaine mesure, les voiles qui couvrent les fonctions sécrétoires de l'ovaire et du testicule ; il représente et résume la loi qui préside à la formation et à l'accroissement de tous les êtres vivants.

La vérité, dans les sciences naturelles comme dans tout autre objet d'études, n'est presque jamais que la résultante ou la synthèse de deux erreurs contraires qui se font réciproquement échec, et se détruisent par l'exagération contradictoire de leurs conséquences. C'est ainsi que la découverte des zoospermes vint réagir contre le système des ovaristes, et fit passer du côté du mâle l'importance exagérée attribuée à la femelle. *Louis de Hammen, Leuwenhoek* et *Hartsoeker*, qui aperçurent simultanément ces animalcules dans la semence d'un grand nombre d'animaux, ne manquèrent pas de les considérer comme des embryons ou des germes intégralement formés, qui n'avaient plus besoin, pour devenir des animaux parfaits, que d'un asile et d'une nourriture favorables ; l'ovule ne fut plus dès lors qu'un réceptacle, une habitation et un magasin de vivres, préparés d'avance pour l'accroissement de la miniature vivante ou du futur animal. Ainsi le rôle de la femelle devint plus accessoire encore et plus insignifiant que n'avait été celui du mâle dans le système des ovaristes.

On ne tarda pas à s'apercevoir que le nouveau système, bien loin de répondre à toutes les exigences du

problème de la génération, n'avait fait que déplacer les
difficultés, sans donner le moyen de les résoudre. On
ne concevait pas, dans le système des *ovaristes*, la transmission des qualités du père aux enfants ; ce fut celle
des qualités de la mère qui, dans le système des *animalculistes,* devint inexplicable. Comment concevoir,
en effet, l'influence de la mère, exclusivement transmise par les molécules nutritives de la matière vitelline
qui se ressemble, sauf les proportions, dans les ovules
de toutes les espèces? On s'obstinait d'ailleurs à considérer l'ovule comme un corps inerte, et l'animalcule
comme un être complet; on ne pouvait donc supposer
ni la nécessité ni la possibilité de leur fusion. Il était
pourtant bien évident que la mère devait fournir aux
enfants autre chose que des aliments et un gîte. L'exagération du rôle attribué aux animalcules dans la génération fit tomber les zoospermes au rang de parasites,
vivant accidentellement pour leur propre compte, et
entraîna la ruine du système des animalculistes.

Il ne fut pas possible cependant de se dissimuler longtemps que des animalcules que l'on trouvait dans la
semence de tous les animaux, qui se montraient à la
puberté chez l'homme et à l'époque du rut dans toutes
les espèces, qui disparaissaient dans l'impuissance accidentelle ou sénile, etc., ne pouvaient pas être absolument indifférents dans l'acte de la fécondation. D'un
autre côté, l'absence absolue de tout liquide séminal et
la présence invariable des ovules chez toutes les femelles

ne pouvait manquer de révéler l'existence d'une loi
constante, universelle, dans un sexe comme dans
l'autre ; on devait comprendre que la fécondation avait
son point de départ dans le testicule, et son terme dans
l'ovaire ; que la femelle était représentée, dans cet acte,
par des ovules, et le mâle par des animalcules. On devait rétablir dans toute sa vérité une opinion que les
anciens n'avaient entrevue qu'à travers les voiles de l'erreur : ils attribuaient, comme nous l'avons dit, la formation du nouvel être à la combinaison de deux liqueurs séminales qui se rencontraient dans l'utérus ; ils
se trompaient, non sur le rôle attribué aux deux sexes,
mais seulement sur la manière dont chacun d'eux rem-
plissait le sien. Il ne faut pas dire, avec eux, que l'embryon résulte de la combinaison de deux semences ; la
femelle n'en produit et n'en peut fournir aucune : quant
à la semence du mâle, elle se compose d'un liquide
complexe, formé de mucosités prostatiques, urétrales,
de molécules épithéliales, etc., qui sert de véhicule à
des animalcules dont la forme est invariablement déterminée dans toutes les espèces de la série zoologique.
Il serait étrange que des éléments que l'on retrouve dans
toutes les liqueurs organiques pussent recéler le principe
mystérieux de la fécondation ; aussi, n'est-ce pas dans
du mucus ou de l'épithélium que nous le placerons,
mais dans l'animalcule ou le zoosperme, qui représente
la part du mâle dans la génération, comme l'ovule représente celle de la femelle.

Nous modifierons donc la formule des anciens, et nous dirons : *l'acte mystérieux de la fécondation résulte, non de deux semences qui se combinent, mais de l'union du zoosperme et de l'ovule dans les organes intérieurs de la femme.*

Mais il est temps de donner à notre argumentation l'appui nécessaire de l'expérience, et de prouver aux sens comme à l'esprit que la fécondation s'accomplit, dans les trompes des femelles, par la fusion des zoospermes dans les ovules.

Établissons d'abord expérimentalement la nécessité absolue du contact matériel et réciproque des uns et des autres dans toute copulation fécondante. Il nous suffira, pour faire justice de toute incertitude à cet égard, de reproduire une éloquente et magnifique expérience que la science doit à MM. Prévost et Dumas : « Cinq filtres
« emboîtés l'un dans l'autre ont été lavés avec de l'eau
« distillée pendant plusieurs jours ; on a attendu qu'ils
« fussent vides, et on a préparé 100 grammes de liqueur
« fécondante, avec douze testicules de grenouilles et
« autant de vésicules séminales ; cette liqueur a été jetée
« sur le filtre, et l'on a eu soin d'y verser de nouveau
« les premières portions qui se sont écoulées ; enfin, on
« en a recueilli 10 grammes dans l'espace d'une heure,
« et on les a reçus au fond d'un vase très-propre. Nous
« avons cherché à y découvrir des animalcules, mais
« tous nos soins ont été inutiles. Alors cette portion a
« été mise en contact avec quinze œufs, et la liqueur

« restée sur le filtre a été versée sur une masse d'œufs
« très-considérable. Ces derniers, au nombre de plu-
« sieurs centaines, ont été fécondés comme à l'ordi-
« naire; les autres se sont tous gâtés au bout de quinze
« jours. L'expérience a été répétée deux fois avec le
« même succès, et nous avons vu par la suite avec éton-
« nement qu'elle avait eu le même résultat entre les
« mains de Spallanzani. » (Dumas, *Dictionnaire d'histoire naturelle*.)

Dans l'expérience qui précède, on voit le liquide filtré
perdre toute vertu fécondante, tandis que le résidu, arrêté par le filtre, la conserve invariablement tout entière. Or, ce résidu ne renferme que des zoospermes,
des molécules de mucus, des débris d'épithélium. Il
n'est pas assurément permis d'attribuer la fécondation
à des matériaux qu'on trouve dans toutes les sécrétions,
dans tous les liquides de l'organisme; on ne peut donc
raisonnablement l'attribuer qu'aux zoospermes. Beaucoup d'autres expériences, aussi remarquables par leur
précision et leur enchaînement logique que par les ri-
goureuses conséquences qu'en tirent les mêmes auteurs,
concordent avec celle que nous venons de rapporter et
confirment les anciennes expériences de Spallanzani,
qui aurait infailliblement connu bien avant MM. Prévost
et Dumas le rôle des zoospermes dans la fécondation,
si la puissance de sa logique eût égalé l'habileté de sa
main. Quoi qu'il en soit, on ne peut aujourd'hui, sans
aveuglement, résister à l'évidence; la nécessité du con-

tact réciproque des zoospermes et des ovules est un fait
définitivement acquis à la science.

On comprend difficilement, en présence des expériences si concordantes, si sagement interprétées et si
puissamment démonstratives de MM. Prévost et Dumas,
la ténacité des partisans du dynamisme et leurs efforts
désespérés pour lutter contre le bon sens et contre la
vérité. On trouve, dans un savant ouvrage publié par le
chef d'une école de physiologie spiritualiste, l'apho-
risme suivant : « La condition indispensable de la fé-
« condité est la simple rencontre du sperme avec la
« partie inférieure de l'organe qui fait saillie dans le
« vagin, et non sa pénétration dans sa cavité même. »
(Burdach.) Cet auteur soutient en même temps la
génération spontanée des zoospermes et en fait des infusoires, des entozoaires parasites, vivant accidentellement, pour leur propre compte, dans le sperme des animaux; il les considère, en outre, comme les produits
d'une substance organique qui se décompose dans
l'intérieur d'un organisme vivant et sous son influence.

Ces étranges paradoxes sont à peine compréhensi-
bles, et semblent accuser le parti pris de fermer les
yeux pour ne pas voir, et de sacrifier à l'idole d'un
nébuleux dogmatisme les déductions les plus nettes et
les plus irrécusables de l'expérimentation. L'auteur
accumule avec complaisance les obstacles et les dé-
tours sur la route du sperme, du col de la matrice à

l'ovaire ; il invoque de prétendus faits de fécondation opérée malgré l'occlusion du vagin, de l'utérus ou des trompes; mais, dans tous les exemples qu'il rapporte, les règles étaient normales et régulières. Il y avait donc un passage libre pour le sperme et pour les zoospermes, puisqu'il y en avait un pour le sang. Il est bien difficile que $\frac{1}{2.994.687.500}$ de grain de sperme ne trouve pas un passage libre. Or, il y a longtemps que Spallanzani nous a appris qu'il ne fallait que cette quantité de sperme pour féconder un ovule.

Dans les hautes régions du dynamisme, le génie peut prendre impunément des distractions et des libertés ; mais quand on argumente, sur le terrain des faits, contre MM. Prévost et Dumas, il faut être, comme eux, exact, précis, circonspect.

Quant à l'assimilation des zoospermes à toute la vermine microscopique et parasitique qu'engendre partout la décomposition de nos humeurs, on ne peut apprécier la distance qui sépare cette opinion de la vérité qu'en la comparant à celle qui sépare les pôles ou les antipodes ; la tâche de rapprocher de tels extrêmes dépassait évidemment la puissance du logicien du dynamisme : aussi, sur ce point, a-t-il complétement perdu son temps et sa peine ! Son argumentation, égarée dans un dédale d'analogies hasardées, de conséquences laborieuses, d'illusions d'imagination et d'optique, n'a pu porter atteinte aux enseignements démonstratifs de l'expérience. Le célèbre physiologiste allemand a élevé,

nous le savons, un imposant monument à la science (1);
mais il représente l'école synthétique, qui attaque les
sciences *à priori*, se pose sur les hauteurs de la raison
pure, et cherche, pour ainsi dire, à prendre la vérité
d'assaut, comme jadis les Titans voulurent escalader
le ciel. Or cette ambitieuse méthode, qui a toujours
tenté l'esprit, n'a jamais manqué de le tromper. Les
défaillances et les chutes de la méthode synthétique
sont inscrites à toutes les pages de l'histoire des sciences. Notre savant auteur n'a point échappé à la loi
commune; il s'est placé trop haut pour bien voir les
zoospermes. L'école expérimentale, qu'il honore de
ses superbes dédains, les a mieux vus que lui; MM. Prévost et Dumas, qui la représentent si noblement, leur
ont assigné leur véritable rôle : ils ont trouvé une fois
de plus, dans la méthode expérimentale, des vérités et
des succès auxquels n'atteindront pas les vaines subtilités du dogmatisme.

Nous pouvons donc, à juste titre, nous considérer
comme délivrés des conceptions nuageuses qui attribuent le mystère de la conception à une excitation dynamique, à une *aura seminalis*, à une influence vitale occulte, insaisissable, etc. Nous n'avons point, il
est vrai, la prétention d'expliquer ce qui est inexplicable; nous ne cherchons point à donner une solution
rationnelle du problème de la transmission de la vie :

(1) *Éléments de physiologie*, etc., 6 vol.

la vie, considérée dans son essence ou sa transmissibilité, est le secret de Dieu, lequel n'a jamais été et ne sera jamais dit dans ce monde. Nous n'étudions donc que les conditions organiques appréciables qui servent de trame, de support, de *substratum* à la vie, au moment où elle se transmet de deux êtres vivants à un nouvel individu. Or nous avons vu jusqu'à présent que le phénomène initial qui marque la transmission de la vie, consiste dans la rencontre d'un zoosperme et d'un ovule dans l'ovaire.

Il est évident que le mode de fécondation que nous venons d'esquisser à grands traits est le seul qui permette de concevoir l'influence du père et de la mère sur le produit commun, et de satisfaire à toutes les conditions fondamentales du problème de la génération. Rien n'est plus facile que de rattacher à deux trames organisées et vivantes la transmission des qualités ou des aptitudes physiques, morales, instinctives, etc., des parents à leur descendance. De plus, chacun des deux éléments de la conception représente logiquement l'agent qui le fournit, ainsi que la part qu'il prend à l'acte de la fécondation. Le mâle, toujours plus fort, plus actif, plus ardent que la femelle dans toute la série zoologique, est naturellement bien représenté par le zoosperme, l'être toujours actif qu'on suppose fournir au système cérébro-spinal l'organe de la vie extérieure, c'est-à-dire l'organe de la force, de l'activité, de l'ardeur, de l'audace, etc. L'ovule, toujours immobile, toujours profondément caché, reçoit le zoosperme comme la femelle reçoit le mâle; il renferme des matériaux alibiles et les rudiments du système nutritif : il peut donc servir de symbole ou de prélude aux fonctions spécialement dévolues à la femelle, l'incubation, la gestation, la lactation, le soin domestique de la progéniture. Ainsi le zoosperme représente naturellement le mâle, et l'ovule la femelle.

Maintenant, comment expliquer que de cette combinaison résultent tantôt des garçons, tantôt des filles? C'est un problème que nous n'essayerons pas d'approfondir, parce que, dans une semblable question, le pour et le contre peuvent être soutenus avec une égale autorité.

INFLUENCE DE LA GÉNÉRATION

SUR

L'ÉTAT PHYSIQUE ET MORAL DES RACES HUMAINES.

PROBLÈME DE LA POPULATION.

La distinction fondamentale des deux vies, heureusement exprimée par les physiologistes sous les noms significatifs de *vie de relation* et de *vie organique*, est conforme au plan de la nature et représente exactement les deux points de vue les plus saisissants de l'analyse physiologique de l'homme ; cette consécration du dualisme humain correspond à une idée grande et simple qui projette une égale lumière sur les deux pôles opposés de l'organisme, et montre, dans tout l'éclat de leur contraste, les deux imposantes antinomies qui caractérisent l'existence. D'un côté, l'humble végétation matérielle qui assimile, nourrit et conserve ; de l'autre, le miracle permanent du sentiment et de la pensée qui nous donne l'empire du monde.

Nous trouvons immédiatement dans la distinction naturelle des deux vies le rôle et le rang qui nous sont assignés dans la création : par la *vie organique nous touchons à l'animalité*, nous appartenons à la terre ; par la *vie de relation*, au contraire, *nous avons le noble privilége de la conscience*, nous connaissons le Dieu qui nous a créés, nous vivons mentalement dans le ciel.

Mais quelque lumineuse et grandiose que soit la théorie du dualisme humain, il est toutefois impossible de se faire illusion sur son insuffisance ; on peut, en effet, lui reprocher de laisser dans l'ombre un *troisième mode de la vie*, qui tient, il est vrai, des deux autres, mais qui s'en distingue essentiellement néanmoins par la haute importance et par le caractère universel de sa destination : nous voulons parler de la *vie sexuelle ou générative*, complément nécessaire de la vie organique et de la vie de relation.

Cette troisième forme vitale, irréductible aux deux premières, représente à juste titre, dans l'analyse physiologique, un troisième élément primordial qui conduit à remplacer l'*abstraction dualiste* par l'idée plus compréhensive et plus vraie d'une *trinité vitale : vivre, penser, se reproduire*, telle est la triple destination de l'homme ! La vie nutritive, la vie intellectuelle et morale, la vie reproductive, telles sont les trois formes fondamentales de l'existence, tels sont les trois anneaux primitifs de la chaîne vitale, simultanément échappés de la main de Dieu.

L'homme partage avec tous les êtres vivants de la nature les vies organique et reproductive. On sait que les végétaux se nourrissent et se reproduisent comme les animaux. Les deux grandes fonctions de la nutrition et de la reproduction constituent donc le signe ou le caractère universel de la vie dans les deux règnes animés, et les distinguent essentiellement du règne inorganique. Quant à la vie intellectuelle et morale, elle appartient à l'homme sans partage ; c'est à lui seul qu'ont été révélées les grandeurs de la conscience et de la raison, gages indéfectibles de son empire, symboles de sa divine origine, et présages de sa haute destinée.

Ainsi ce sont la conscience et la raison, attributs divins de la vie morale, qui placent l'homme à la tête de la création ; mais il fallait, pour qu'il gouvernât la terre et dominât sur toutes les races vivantes, qu'il connût et partageât leurs facultés, leurs besoins, leurs joies et leurs misères. L'homme partage donc avec tous les êtres créés la vie nutritive et la vie reproductive ; le favori des cieux, le roi de la nature vit sur la terre au même titre qu'une plante ou un insecte. Il lui a été ordonné de reproduire son espèce et d'obéir à l'impulsion de ses aveugles instincts : « *Crescite et multiplicamini.* » Aux enivrements et aux délices de son cœur, une fatalité inexorable vient opposer le contre-poids de ses misères et de ses défaillances ; le sceptre ne peut le soustraire à la destinée commune : il lui faut vieillir et finir comme finit l'herbe des champs qu'il courbait naguère sous ses pas superbes ; il lui

faut rentrer dans l'absolu, dans le mystérieux infini
qui donne et reprend toutes les existences terrestres.

Mais à travers la triple existence de l'homme s'aperçoit le miracle incompréhensible de *l'unité de la vie
humaine;* un lien magique réunit et confond les trois
formes vitales élémentaires; la raison partage avec
l'instinct le soin de présider aux actes des vies nutritive
et reproductive. L'homme délibère avant d'agir; il
n'agit que sous l'œil sévère de sa conscience, qui lui
impose la responsabilité de toutes ses actions. Il ne
cesse pas, dans l'exercice des plus humbles fonctions
de l'organisme, d'être un être moral et libre. Sa nature, à la fois terrestre et divine, l'élève au-dessus de
toutes les espèces animales, même dans les actions
vitales qui leur sont communes, de toute la distance
qui sépare la terre du ciel; tout s'idéalise en lui, ses
besoins, ses passions, ses amours; il a le sentiment du
bien et du mal, du droit et de l'injuste; il est raison-
nable et perfectible. La Providence lui a donné pour
mission de gouverner la terre et de continuer, dans
l'ordre économique et social, l'œuvre de la création.

Nous n'avons point à suivre l'homme sur toutes les
routes de la domination et du progrès; nous n'avons
point pour objet d'embrasser tous les détails de sa glo-
rieuse et divine mission : la vie intellectuelle et morale qui lui donne tous ses droits à l'empire est aussi
vaste que l'espace et le temps. Le moi humain est
infini et reflète toute la création dans la profondeur de

ses mystérieux abîmes. La vie physique ou nutritive reproduit l'infini sous une autre forme, soit dans le perpétuel tourbillon de ses mouvements, soit dans le vague des forces inconnues, mais réelles, qui président à toutes ses transformations : cet ordre nouveau de merveilles est le champ naturel d'études du physiologiste; quant à nous, c'est à la vie reproductive que nous devons limiter nos recherches et nos réflexions.

Plus loin, nous étudierons cette troisième manifestation vitale dans ses écarts ou ses désordres pathologiques : considérons-la d'abord dans son objet physiologique et dans ses rapports avec l'ordre social.

Ce sujet est immense et réclamerait plusieurs volumes : l'histoire de la génération, c'est le tableau des grandes époques de la vie collective et individuelle; c'est la solution des questions brûlantes de *population*, de *mariage*, de *naissance*, de *vitalité* et de *mortalité* qui torturent la conscience humaine; c'est le mot de l'énigme mystérieuse des destinées de l'humanité. Nous devons nous borner, dans le cadre limité de cette étude, à effleurer ces grands problèmes, qui pourraient véritablement alimenter une œuvre encyclopédique; mais il nous semble utile d'envisager le sujet sous certains rapports qui tiennent à l'état des choses et des esprits de notre temps.

On sait que les tableaux du dernier recensement quinquennal de la population en France accusent une diminution dans le chiffre de la population française;

7.

on sait en outre, par la statistique annuelle des opérations du recrutement, que le nombre des hommes chétifs et difformes ne cesse de s'élever ; ce dépérissement toujours croissant a même contraint l'administration de *diminuer les conditions de taille* exigées sous la République et l'Empire, soit pour l'admission dans les corps d'élite, soit même pour les conscrits. Nonobstant cette mesure, les réformés pour insuffisance de taille et pour infirmités sont aujourd'hui plus nombreux que pendant les deux époques héroïques de notre histoire, qui appelaient sous les drapeaux d'innombrables soldats. Cette regrettable dégénération est d'autant plus poignante pour notre amour-propre national qu'elle paraît être limitée à la France : les autres nations de l'Europe ne cessent pas de fournir un excédant annuel de population, et ne voient pas décroître et s'amoindrir leurs enfants. Ajoutons que la race anglo-saxonne continue de montrer une puissance prolifique telle que les flots d'émigrants qui abandonnent annuellement l'Angleterre et l'Allemagne n'arrêtent pas l'accroissement continu de la population chez ces deux peuples.

Pourquoi sommes-nous atteints et convaincus de débilité prolifique, si on nous compare aux Anglais, aux Allemands, aux Russes, etc.? Quelle est la cause d'énervation qui a diminué, pendant ces dernières années, le nombre des enfants de la France? Pourquoi la race française a-t-elle toujours été moins féconde et moins expansive que la race anglo-germanique ? Pourquoi enfin cette *défaillance permanente de la virilité*, qui se traduit chez nous par la diminution du nombre par des infirmités plus considérables, et par l'abaissement continu de la taille des hommes?

Pour montrer à quel point l'opinion que j'émets est réelle et combien elle impressionne le monde politique, je cite un extrait du discours prononcé d'après le *Moniteur*, le 4 mai 1865, par M. le vicomte Lanjuinais, à propos de la loi sur le contingent de l'armée pour 1866.

« En effet, messieurs, le trésor de notre population n'est pas dans les mêmes conditions que le trésor de nos finances.

« Nous avons au point de vue des dépenses publiques, beaucoup augmenté nos ressources financières, beaucoup augmenté nos charges depuis une quinzaine, une vingtaine d'années; nous avons augmenté notre budget de 500 à 600 millions, peut-être davantage, et nous avons pu le faire — je ne dis pas que nous ayons bien fait en toutes choses, — mais nous l'avons pu, parce que le mouvement de la richesse publique a fourni des ressources à cet excès de dépenses, et quoiqu'il eût été plus sage, sans doute, d'agir avec plus de modération, néanmoins on a pu rester dans une situation financière qui, sans être régulière, n'est pas dangereuse.

« Eh bien, il n'en est pas de même des ressources de notre population, et je regarde comme de mon devoir de mettre sous vos yeux quelques chiffres qui vous montreront que, surtout pour les jeunes générations, son mouvement s'est pour ainsi dire arrêté, au lieu de suivre le mouvement d'accroissement de la population générale. En 1818, 1819 et 1820, la population de la France était d'environ 30 millions d'habitants. Les classes qui fournissaient le contingent étaient alors de 300,000 hommes, quelquefois au-dessous, quelquefois au-dessus. C'était donc le centième de la population qui fournissait la classe sur laquelle le recrutement pouvait s'exercer. Savez-vous ce qui en est aujourd'hui?

« Je ne compterai qu'une population de 36 millions. Cependant M. le commissaire du Gouvernement vous disait 38 millions. Je pourrais donc emprunter son chiffre.

« M. LE GÉNÉRAL ALLARD, *commissaire du Gouvernement.* C'est 37,600,000, d'après le recensement de 1862.

« M. LE VICOMTE LANJUINAIS. J'aime autant prendre 36 millions, parce que je suis obligé d'ôter à mon compte les départements réunis, qui ne fourniraient pas un terme de comparaison exacte avec les années 1818 à 1820 dont je vous parle. Je prends donc 36 millions, et je suis ainsi tout à fait dans le vrai.

« Eh bien, notre population, défalcation faite des départements réunis, est aujourd'hui de 36 millions d'habitants. Savez-vous quel devrait être le contingent d'après la proportion que j'indiquais tout à l'heure? Il devrait être de 360,000 hommes, sans compter les départements réunis. Savez-vous de combien il est? Il est de

310,000 hommes, quelquefois plus, quelquefois moins. Mais 310,000 hommes, c'est la moyenne de ces dernières années.

« Ainsi, vous le voyez, la population générale du pays s'est accrue d'une manière assez remarquable, mais seulement par la longévité, par la prolongation de la vie moyenne. Elle ne s'est pas accrue par les naissances, et sous ce rapport, je puis le dire, notre population est en décadence; les chiffres que je viens de vous indiquer en sont la preuve. C'est environ 50,000 hommes qui manquent aux classes actuelles pour conserver avec la population générale la proportion du centième, comme en 1820.

« Mais il y a une autre preuve que je vais mettre sous vos yeux, que j'ai puisée dans les documents officiels qu'on nous distribue tous les ans.

« On relève chaque année la taille des hommes qui appartiennent à l'effectif, sous le drapeau. Eh bien, voici ce que ce relevé nous apprend : il nous apprend d'abord qu'il y a peu d'années, je ne sais pas exactement la date, la taille officielle, légale, qui était de 1^m,57, a été abaissée à 1^m,56, parce qu'on a reconnu qu'une partie des jeunes soldats échappaient au recrutement par ce seul fait qu'ils se trouvaient au-dessous de la taille légale. C'est une chose très-grave que cette décadence de la taille, surtout quand il s'agit du service militaire.

« Mais j'ai un fait plus saillant encore, c'est celui-ci en 1820, si l'on prend l'effectif et qu'on considère les tailles au-dessous de 1^m,78, ce sont les tailles inférieures, on trouve 54 0/0. Si on se reporte à l'année 1864, on trouve que les tailles inférieures sont de 63 0/0.

« On pourrait penser que c'est là un hasard, un accident; mais j'ai fait la même recherche pour les tailles supérieures, et j'ai trouvé le résultat que voici :

« En 1820, les tailles de 1^m,73 et au-dessus étaient de 15 0/0 de l'effectif, et en 1864, on n'a plus que 1^{m}70.

« Voilà le fait. Il a sans doute plusieurs causes; mais l'une des principales est dans l'excès, l'abus des recrutements qui ont eu lieu au commencement de ce siècle et qui menacent de leur mouvement croissant. C'est à vous de l'arrêter, messieurs, et vous l'arrêterez, si vous voulez considérer les maux qui sont en grande partie le résultat des contingents excessifs.

« En voici un triste exposé : il y a 33 hommes sur 100 qui sont réformés ou réformables, en moyenne, pour défaut de taille ou autres infirmités dans chacune des classes qui fournissent nos contingents actuels.

« Ainsi, sur votre génération de 300,000 jeunes gens de vingt ans, vous avez 100,000 infirmes. Voilà le résumé des documents officiels.

« Maintenant il nous reste 200,000 hommes sur lesquels vous en prenez 100,000.

« Ainsi vous avez 300,000 jeunes gens; vous en avez 100,000 que vous enlevez au mariage, et, par conséquent, à la rénovation des générations qui s'éteignent, et cela aussi bien quand ils sont dans la réserve que quand ils sont sous les drapeaux.

« Ce sont les mieux choisis, les plus valides, les plus sains, les plus robustes, ceux qu'il serait le plus désirable de voir aspirer au mariage et contribuer au maintien et au développement de la population du pays. (Interruptions et bruit.)

« Vous prenez ces jeunes gens jusqu'à vingt-sept ou vingt-huit ans. (Nouveau bruit.)

« Au lieu d'aider au développement des jeunes générations qui feront la force militaire de l'avenir, vous les condamnez au célibat.

« Par quels mariages sont donc renouvelées les générations qui s'éteignent? Sans doute par ceux des cent et quelques mille hommes valides qui sont exemptés par la loi ou tirent de bons numéros, mais aussi et surtout par les cent mille infirmes qui sont rejetés du service par vos conseils de révision. Ceux-là, pendant que la fleur de la population ne peut se marier qu'à vingt-huit ans et le plus souvent contracte au service les habitudes du célibat et ne se marie pas, ces infirmes, dis-je, peuvent se marier dès vingt ans, et donnent le plus souvent la naissance à des enfants aussi affligés de faiblesses ou d'infirmités qu'eux-mêmes.

« Et remarquez ceci, sous un autre rapport encore : c'est que les hommes appelés, qu'ils servent pour leur propre compte, qu'ils soient des engagés, des rengagés ou des remplaçants, car je ne tiens pas compte des officiers administratifs, ou qu'ils appartiennent à la réserve, tous ou presque tous restent célibataires ou ils se laissent nécessairement entraîner aux passions de la jeunesse, contribuent à la corruption de l'autre sexe, et par là même encore à l'affaiblissement et à la décadence de la population. »

Ces graves et imposantes questions n'ont encore été traitées que par des écrivains économistes ou politiques. Tous en ont cherché la solution dans les lois économiques de la société ; mais il est à craindre qu'ils ne se soient obstinés à dégager des inconnues de problèmes incomplets ou d'équations qui n'ont qu'un terme : les questions de population ne sont pas simplement économiques ou sociales, elles sont en même temps physiologiques. A ce dernier titre, elles ne peuvent être étudiées avec succès que par des hommes initiés aux lois de la nature et de la science médicale.

Il est donc à regretter que les médecins ne se soient pas plus souvent mêlés aux discussions des économistes. Ces derniers posent exclusivement le problème de la population entre les *hommes* et les *subsistances ;* les politiques socialistes, au contraire, le posent entre la *population* et le *progrès indéfini dans la production :* entre ces deux extrêmes il n'est point de rapprochement possible. Les économistes sont forcés, pour maintenir un équilibre qui leur semble nécessaire, de subordonner l'exercice de la virilité à la prudence e au calcul ; les socialistes trouvent cette contrainte sacrilége, et soutiennent que l'organisme social doit trouver son équilibre en lui-même, sans être forcé d'invoquer une hideuse émusculation morale contre l'anarchie de ses éléments.

Nous pensons que le problème de l'équilibre normal de la population ne sera jamais intégralement résolu tant que les économistes et leurs adversaires se retrancheront ainsi sur les hauteurs abstraites de la science pour formuler des lois sociales ; c'est sur la terre qu'il faut descendre pour saisir un des termes de ce problème qu'ils ont négligé jusqu'à ce jour. La question n'est pas seulement, en effet, entre la population et les subsistances, ou bien entre la population et l'accroissement de la production ; il faut encore la poser entre les *hommes* et leur *conduite.*

Ici commence l'intervention nécessaire du physiologiste ou du médecin. La discussion s'agrandit et se complète ; un nouveau terme va concourir à la solution du problème ; l'économie sociale trouvera peut-être dans la physiologie un utile auxiliaire ! Peut-être parviendra-t-elle à résoudre, par l'étude des lois de la nature, le problème de la population et de ses diverses déviations, qui échappait à l'abstraction purement économique.

Voyons d'abord quel a été jusqu'à ce jour le dernier mot de l'économie politique sur le problème de l'équilibre naturel de la population dans les sociétés. Nous venons de dire que les économistes posaient ce problème entre les hommes et les subsistances. La solution, dans ce système, est simple et fatale : les couverts sont comptés au banquet de la vie ; il faut qu'une place soit libre pour avoir le droit de la prendre : tel est le célèbre arrêt formulé par Malthus, et approuvé par les principaux économistes ! Il n'y a pas de milieu, dans la jurisprudence malthusienne, entre prévenir ou détruire les naissances exubérantes. Empêcher de naître ou tuer, telles sont les conséquences qu'entraîne fatalement le principe. Malthus et ses partisans, convaincus que les progrès de la richesse restent toujours en arrière des progrès de la population, se sont vus forcés de conclure par la *prudence en amour,* qu'ils imposent à tous les hommes, sous le nom, aujourd'hui fameux, de *contrainte morale.* Quant à la répression, c'est la nature qui s'en charge et qui se fait exécutrice des hautes œuvres de l'économie politique ; la *famine,* les *épidémies,* la *guerre* et autres fléaux, tels sont les émonctoires naturels de la population !

La désolante doctrine de Malthus est le blasphème de la science contre la Providence ! Il y a toujours un vice contre la logique dans ce qui révolte instinctivement l'âme ; il y a nécessairement un non-sens absurde dans un prétendu principe qui serait la plus choquante négation du sentiment inné de l'équité naturelle. La Providence, il est vrai, a placé quelques germes de contradiction et de doute à l'origine des choses et à la source de notre intelligence elle-même ; mais peut-on admettre le quiétisme implacable d'une raison qui ne sait invoquer contre l'imprévoyance de l'homme que la justice de l'enfer, qui ne voit dans les fléaux de la nature que la juste répression du destin, et qui tend à justifier l'avortement, l'infanticide, l'exposition des enfants, toutes pratiques barbares contre lesquelles lutte la civilisation, et qu'elle aura vaincues le jour où le problème dont nous voulons hâter la solution sera résolu? Non, le sens commun ne verra jamais dans la destruction un moyen providentiel d'équilibre ; le cœur humain protestera éternellement contre une jurisprudence qui accepte la mort comme un instrument de police éternelle.

Quel est donc l'homme assez sûr de lui-même et de son raisonnement pour admettre des conclusions affreuses, qui sont un outrage à la Providence et à la morale? On prétend que, l'amour allant plus vite que le travail, l'homme doit, nouveau Saturne, égorger, pour vivre, ses propres enfants; qu'il doit, au moins, s'abstenir de les créer ; car, dit-on, les subsistances ne peuvent croître, dans la société, qu'en raison arithmétique, c'est-à-dire comme 1, 2, 3, 4, etc., tandis que la population croît en raison géométrique, c'est-à-dire comme 2, 4, 8, 16, etc.

Voilà, certes, un étrange raisonnement! Qui a donc jamais donné la preuve irréfragable de ces deux progressions ? Vous accusez la Providence sur la foi d'un calcul appliqué aux actes de la vie et aux faits de la société ! Votre calcul ressemble à ceux des anciens ma-

thématiciens et des iatromécaniciens sur la force contractile du cœur, qui représentait, selon les uns, un
poids de 30,000 livres, et, selon les autres, un poids de
3 onces. Un socialiste célèbre a déjà changé toutes vos
proportions; il a prouvé, par des raisonnements et des
calculs qui valent au moins les vôtres, que la production des richesses s'accroît, dans une société organisée,
comme le carré du nombre des travailleurs. Ainsi, la
puissance de reproduction génitale s'exprimant par la
progression 1, 2, 4, 8, 16, etc., la puissance de production industrielle s'exprimerait par la progression
1, 4, 16, 32, 64, etc. Le rapport d'accroissement imaginé par Malthus ne s'applique donc qu'aux sociétés
barbares et stationnaires, qui ne connaissent ni les machines, ni la division du travail, ni la puissance des
capitaux, ni l'échange, etc. ; il est tout à fait inappli-
cable aux sociétés savamment engrenées, qui savent
manier les puissants leviers de la civilisation industrielle, et dans lesquelles chaque homme, produisant
pour des millions de consommateurs, est servi à son
tour par des millions de producteurs.

Le fléau du *paupérisme*, qui désole toutes les sociétés, n'est donc pas un fait fatal, inhérent à la nature
humaine ; il anticipe partout sur l'excès de population,
il n'en est donc pas l'effet nécessaire ; *la population est
plutôt la fille que la mère du paupérisme :* faut-il donc
corriger les œuvres de Dieu par la prudence de l'homme?
faut-il imposer une loi de contrainte en amour ? faut-il

détrôner la Providence, annihiler la société, au profit
d'une vaine science qui se croit infaillible et qui, n'ayant
pu trouver la loi naturelle d'équilibre entre la population et les richesses, affirme que cette loi n'existe pas?

Laissons les économistes invoquer le néant et la mort
pour trancher le nœud gordien du problème social, dont
les fils entortillés échappent sans cesse à leurs débiles
mains! Laissons les socialistes reproduire chaque jour,
à grands renforts d'arguments, le miracle des cinq pains
et des cinq poissons! Il y a place pour tout le monde au
banquet de la vie; la terre n'est point une marâtre qui
refuse son sein à des enfants maudits. Le cœur humain
proteste contre l'éternité de la misère. Qui voudrait assigner des bornes au génie progressif de l'homme et à
la bonté de Dieu? Vous parlez d'insuffisance des subsistances! Avez-vous pesé dans vos étroites balances
toutes les richesses que la nature réserve partout à l'audace et à l'énergie des hommes? Vous pleurez sur
l'indigence des nations, et vous prêchez la contrainte
morale en amour! Vos lois ne seront pas obéies dans
l'avenir; elles ne l'ont pas été dans le passé. Pourquoi
donc voyons-nous encore languir, dans une virginité
stérile et une solitude désolée, les trois quarts de la terre?
C'est la misère, c'est la mort, dites-vous, qui rétabli-
ront l'équilibre! Suivez donc ces flots d'émigrants allemands dont la longue file sillonne sans relâche la route
de Strasbourg au Havre; suivez ces familles sur les
terres encore incultes du riche sol américain, et essayez

de les convaincre que la terre ne peut les nourrir! Allez donc avertir l'industrieuse Hollande, qui n'a ni terres ni subsistances, qu'elle est condamnée à mourir de faim !

Il y a nécessairement, dans les doctrines économiques, des inconnues qui ne sont pas dégagées; la science a pris ces horizons pour les bornes de l'univers. Je ne puis vous nourrir, dit-elle, parce que vous venez plus vite que je ne puis vous servir; allez-vous-en, ou je vous tue! Un seul mot suffit à l'économie politique pour condamner l'humanité, la nature et la Providence. Mais, rassurons-nous! nous n'avons pas accepté le jugement. D'ailleurs, si toutes les procédures trouvent des juges, il y a des arrêts qui ne trouveront jamais de bourreaux.

Malthus, moins cruel que sa-doctrine, répudiait tous les modes atroces ou immoraux de répression qui n'ont pas effarouché ses sectateurs. Il se bornait à demander que l'homme se servît de providence à lui-même et renfermât sa progéniture dans de justes limites; le mot de contrainte morale, exprimant toutes les nécessités de son système, était exclusif de toutes les formes homicides ou obscènes de la contrainte physique. Mais le chaste langage de Malthus n'a été considéré que comme un vain hommage à la décence, et n'a pu prévenir une transition inévitable, qui subordonne la pudeur à la volupté, et fait de la femme une machine à jouissances. La contrainte morale, promptement devenue *contrainte physique*, a souillé toutes les couches nuptiales. On a créé, sous le nom d'*onanisme conjugal*, une nouvelle forme de turpitude, exprimée par des mots qui semblent s'étonner de leur incestueuse alliance; la transformation du gynécée en lupanar a été le dernier mot de la science économique de notre temps.

Que penser, en présence d'un tel résultat, de la guerre acharnée que font les économistes aux utopies socialistes? Protége-t-on le mariage, quand on le rend inutile, quand on enseigne aux époux les pratiques de la prostitution? Défend-on la famille, quand on ne rougit pas de la polluer et de la réduire au concubinage? Défend-on la société, quand on l'extermine, quand on met en coupe réglée les générations prétendues exubérantes?

Continuons à passer en revue les principales solutions du problème de la population imaginées de nos jours. Que nous propose le plus célèbre des socialistes, un homme dont la mémoire est honorée par de fanatiques sectateurs, le demi-dieu du phalanstère? Fourier a fait, dit-il, deux remarques importantes : il a observé que les femmes grasses étaient généralement stériles, et que les filles publiques devenaient très-rarement mères : de là deux moyens d'établir l'équilibre de la population. Le premier, hautement avoué, consiste à nourrir fortement et abondamment les femmes : c'est le système de la stérilité artificielle par engraissement. Le second moyen, timidement insinué en termes voilés, tend à substituer à l'union conjugale par couples la promiscuité indéfinie des accouplements.

On se demande si de telles maximes ne sont pas le souvenir d'un rêve! Non, ce sont des dogmes religieux; le dieu qui les a prêchées a trouvé toute une légion de prêtres et de fidèles pour le servir et l'adorer; cette religion s'appelle le phalanstère ou le progrès. Il s'agit d'équilibrer les subsistances et la population, de dompter la misère : rien de plus simple, dans un phalanstère; vous n'avez pas assez de subsistances pour fournir un repas à tout le monde : eh bien! fournissez-en plusieurs, deux, trois, quatre, assez enfin pour engraisser toutes les femmes; vous êtes pauvres, vivez comme si vous étiez riches! Voilà le premier article de foi. Un tel régime rendra les femmes stériles et les hommes prodigieusement ardents. Mais souvenons-nous du second article de foi! Les femmes peuvent se livrer impunément à tous et à chacun en particulier. Rendez hommage au maître, il a fait pour vous, sur la terre, plus que Mahomet n'a promis dans le ciel à ses fidèles musulmans : il leur annonce des houris aux yeux bleus; vous en aurez, vous, de toutes sortes de couleurs! .

Arrachons-nous aux voluptés du phalanstère, transformé en gymnase d'amour. Examinons d'autres systèmes. Un médecin a proposé, pour équilibrer les subsistances et la population, un moyen décoré du nom d'*éradication des germes*. C'est une manœuvre qui consiste à extraire de la matrice, à l'aide d'une opération obstétricale, les germes ou embryons qui peuvent s'y implanter contre la volonté des époux. Ce médecin commence par établir que nous avons le droit de ne pas créer un être nouveau ; il admet indifféremment la contrainte morale et la contrainte physique ; puis, du droit prétendu incontestable que nous possédons de ne pas faire d'enfants, il tire, par un artifice de raisonnement, le droit de détruire ceux que nous avons faits contre notre assentiment. Il n'abuse pas, au reste, de la logique et ne raisonne pas à outrance ; il limite à l'embryon contenu dans la matrice le droit de répression destructive des parents sur leur progéniture. Mais il est évident que chacun peut reprendre le raisonnement au point où il juge bon de l'abandonner ; chacun peut se dire : Le droit que je possède aujourd'hui, je ne puis le perdre ni demain, ni dans une semaine, ni dans un mois, etc. Pourquoi, ensuite, si la vie intra-utérine n'est pas sacrée, la vie extra-utérine le serait-elle davantage ? On voit où conduit une pareille débauche de raisonnement !

Un médecin anglais, le Dr Loudon, propose un système qui a le mérite de n'être ni préventif ni répressif ; l'équilibre naturel de la population résulte de la nature des choses, et se trouve dans les lois physiologiques et les périodes naturelles de la procréation elle-même. M. le Dr Loudon commence par nous rappeler qu'une femme qui nourrit son enfant est, pendant toute la durée de la lactation, naturellement stérile ; on peut donc aisément tirer parti de cet antagonisme temporaire de l'utérus et des mamelles pour limiter les enfants dans

8

le mariage. Il suffit, selon le Dr Loudon, pour rendre la population stationnaire ou même rétrograde, d'allonger après l'accouchement la période de la lactation et de la porter à trois ans.

Ce système, que l'auteur désigne sous le nom d'*allaitement triennal*, réduirait, dans chaque ménage, le nombre des enfants à trois ou quatre au maximum. Ici, nulle violence n'est faite, soit à la nature, soit aux mœurs ; hommage sans réserve est rendu à la sainteté du mariage. Le précepte de la Genèse, *Croissez et multipliez*, n'est pas violé ; il n'est qu'interprété dans le sens que l'accroissement possible n'est pas l'accroissement naturel de la population. Le Dr Loudon s'est donc mis en règle avec la morale, avec la loi, et même avec la Bible ; mais que diront les femmes ? Se laisseront-elles imposer sans murmure un nouvel esclavage de quinze ou vingt années, un interminable allaitement inutile à leurs enfants ? On conçoit la prolongation de la période lactaire dans les tribus primitives des sauvages, la pauvreté y condamne les enfants à épuiser le sein de leurs mères ; mais est-il juste que les richesses et l'abondance créées par soixante siècles de progrès ne profitent qu'à l'homme ? est-il équitable d'interpréter au préjudice des femmes les lois de l'organisme ? de leur disputer la part qui leur appartient dans les conquêtes que nous avons faites en commun sur la nature ? Nous devons aux animaux associés à nos travaux un notable soulagement et d'heureux loisirs ; n'envions donc pas aux femmes le secours qu'elles trouvent, pour nourrir leurs enfants, dans les dociles et fécondes nourrices de nos étables ! Le système du D͏ͬ Loudon retombe, par l'injustice, dans l'immoralité. Le rôle de la femme tend à grandir dans notre état social ; l'idée de la faire rétrograder jusqu'aux temps barbares est un anachronisme et un contre-sens.

De plus, une objection capitale à cette théorie, c'est que beaucoup de nourrices deviennent enceintes, et que par conséquent la lactation n'est qu'une cause relative et non absolue d'infécondité momentanée.

Le système du D͏ͬ Loudon partage d'ailleurs, avec toutes les théories issues de l'hypothèse de Malthus, l'inconvénient de compromettre la volonté humaine dans une lutte impossible avec la fatalité, et de chercher à soumettre à l'équilibre des choses destinées, par leur essence, à des oscillations perpétuelles. L'humanité est essentiellement mobile et progressive ; il n'est donc pas possible d'immobiliser arbitrairement la population sans arrêter tout court l'industrie, la science et l'art, sans défigurer l'œuvre de Dieu. La légitimité de toutes les inventions limitatives de la population manque de base : on veut prévenir et détruire la misère ; mais réduire le nombre des hommes, ce n'est pas réduire nécessairement le nombre des malheureux. La misère tient à des causes multiples et à l'engrenage vicieux des rouages de notre état social ; c'est l'organisme entier de la société qu'il faut décomposer et reformer selon les lois d'un juste équilibre. Il est au moins étrange de voir tous les économistes imputer exclusivement la misère à l'excès de la population, qui devrait au contraire être partout le signe et la conséquence de la richesse.

La science médicale n'avait pas dit, à beaucoup près, son dernier mot sur le sujet qui nous occupe, par la bouche des deux médecins dont nous venons d'exposer succinctement les théories. Une découverte de M. le docteur Pouchet a dû, si elle est parvenue dans l'autre monde, faire tressaillir de bonheur l'ombre de Malthus. Cet habile observateur nous a appris que la fécondation offre un rapport déterminable et constant avec la menstruation, et qu'il est facile de préciser rigoureusement, chez la femme, l'époque intermenstruelle où la conception est physiquement possible ou impossible. Voici les données expérimentales qui servent de base au système de l'auteur, aujourd'hui généralement connu sous le nom de *système des interruptions :*

Le moment des règles est une véritable *ponte d'ovules.* Chaque menstruation est l'indice de la maturité d'un ovule ou œuf qui s'échappe par suite de la rupture d'une vésicule ovarienne. Cet ovule est alors saisi par le pavillon de la trompe d'Eustache, qui, par ses contractions, le fait descendre le long du conduit de la trompe jusque dans la matrice. (Voir mon *Traité pratique des maladies des voies génito-urinaires, à l'usage des gens du monde ;* 12ᵉ édition, 314 figures d'anatomie : Physiologie de la menstruation.

Ce transport, plus ou moins rapide, dure généralement de deux à six jours. Tout œuf qui reçoit pendant
ce trajet le contact du fluide séminal est fécondé, reste
et se développe dans la matrice. Dans le cas contraire,
l'œuf non fécondé sort de la matrice avec les dernières
gouttes de sang menstruel ou très-peu de jours après.
L'espace de temps nécessaire à l'expulsion de l'ovule
des voies utérines varie selon les différentes femmes, et
pour la même femme selon différentes circonstances;
mais il ne dépasse pas, en général, huit jours à partir
du moment des règles.

Il est évident que la conception n'est possible que
pendant les jours qui précèdent et suivent la menstruation; à toute autre époque, le liquide séminal ne peut
rencontrer aucun germe. La conception relève ainsi du
calcul et tombe au rang des faits soumis au libre arbitre de l'homme. Or, calculons : la vésicule de l'ovaire
se développe quelques jours avant la menstruation,
s'ouvre au moment des règles et laisse échapper l'ovule;
le transport par les trompes peut durer de deux à six
jours; mettons un jour ou deux pour le séjour de l'œuf
dans l'utérus. On voit qu'il est rigoureusement possible
que le liquide séminal rencontre un germe libre pendant huit jours à partir de la période menstruelle. Ne
manquons pas d'ajouter, pour être en garde contre
toutes chances et toutes surprises, qu'un ovule peut être
fécondé par un coït antérieur de deux à trois jours : on
sait, en effet, que ce liquide peut conserver ses vertus

8.

fécondantes pendant plus de trente heures, puisque des zoospermes ont été trouvés vivants dans les conduits des trompes deux ou trois jours après le coït.

Il résulte de tout ce qui précède que les rapprochements sexuels seront inféconds pendant tout le temps qui sépare la chute de l'œuf d'une nouvelle période menstruelle ; la conception n'est possible que pendant dix à douze jours au *maximum*, et pendant trois à quatre jours au *minimum* à partir du moment des règles. C'est, en définitive, du deuxième au dixième jour après la fin des règles que paraissent se réunir toutes les conditions organiques propres à favoriser la rencontre du liquide séminal et de l'ovule, et par conséquent la fécondation.

La théorie de M. le Dr Pouchet semble fondée sur des observations et des expériences qui défient l'objection et qui touchent de près à la certitude. Qu'opposer à des faits que l'on voit, que l'on touche, et qui se déploient dans un ordre régulier et constant sous le contrôle défiant de l'expérience et de l'observation ? Néanmoins nous ne croyons pas cette théorie absolue, et, bien que vraie en général, on a l'occasion d'y constater, dans la pratique, de nombreuses infractions. Ainsi certaines femmes peuvent devenir mères à tous les instants de la période intermenstruelle. Sous plusieurs rapports, il n'est pas mal qu'il en soit ainsi, car il nous semblerait peu moral que l'homme eût ainsi le pouvoir de limiter à son gré le chiffre de sa progéniture.

La Providence, tout le monde le sait, s'est bien autrement préoccupée de la conservation de l'espèce que de celle de l'individu, chez l'homme comme chez toutes les races vivantes ; comment croire dès lors qu'elle n'ait pas rendu impénétrables à nos sens les grands phénomènes de la procréation, quand elle a pris tant de soin de soustraire aux caprices et aux fantaisies de notre volonté les fonctions organiques essentiellement nécessaires à la conservation de l'existence individuelle ? Nous avons, à la vérité, soulevé un important repli du voile qui couvre le mystère de la reproduction ; mais c'est toujours Dieu qui tient l'état civil de la race humaine : l'homme donne la vie comme il la perd ; la naissance et la mort, ces deux pôles opposés de l'équilibre des populations, ne varient pas au gré du libre arbitre.

Bien qu'admettant comme parfaitement justes les déductions du Dr Pouchet, nous n'hésitons pas à prédire, comme nous venons de l'indiquer plus haut, de fréquentes déceptions aux amateurs de contrainte physique et morale qui voudront profiter aveuglément des nombreux jours de fête qu'il assigne à leurs lubriques ébats. Est-il à désirer d'ailleurs que cette théorie soit absolue, et qu'il n'y ait pas quelque élément du problème de la reproduction qui nous soit toujours inconnu ? Qui ne prévoit les inévitables calamités attachées au dangereux présent qu'il fait à la licence et à la soif de volupté naturelles aux hommes ? Substituer à la fatalité, au vague qui

gouverne l'équilibre de la population, l'arbitraire de la
volonté de l'homme, l'initier à la provoquante faculté
de se plonger impunément dans un abîme de jouissances stériles, c'est visiblement anéantir toute pudeur
et toute retenue dans les deux sexes ; c'est dégrader
l'homme et profaner la femme.

On verrait alors des mœurs inconnues et des désordres
sans précédents : le mariage deviendrait une chaîne inutile ; la famille perdrait sa dignité, son innocence et sa
sainteté ; l'adultère serait un caprice sans conséquence,
et le concubinage universel une honteuse réalité. Es-
clave avili d'une volonté dépravée, l'homme dans le mariage ne serait pas plus enchaîné que le célibataire dans
ses débauches ; et, n'ayant plus à redouter la misère pour
ses enfants, il s'abaisserait au rang des brutes et ne serait plus l'être progressif qui commande à la nature ; on
verrait décliner le travail, l'activité, le courage, toutes les
vertus sociales ; on verrait diminuer le nombre absolu
des hommes et s'accroître incessamment le nombre relatif des misérables ; l'humanité, lâchement accroupie
aux tables de son festin de Balthazar, s'éteindrait dans
une commune orgie. Telles seraient les inévitables conséquences de la vérité absolue du système des interruptions ! Heureusement, ainsi que nous l'avons fait remarquer, il existe dans le problème de la fécondation
des inconnues dont la science ne pénétrera probablement jamais le mystère.

La pensée malheureuse de soumettre l'équilibre de

la population à l'arbitraire de la volonté humaine, professée par la plupart des économistes et des socialistes, accuse une singulière inintelligence des lois sociales et des enseignements de l'histoire ; c'est en outre, dans la science économique, un non-sens manifeste et une contradiction même dans les termes. La supposition de l'anticipation des produits de l'amour sur ceux du travail, exprimée par la formule mathématique de Malthus, est imaginaire, puisque nous avons dit que, loin de croître selon une progression arithmétique, tandis que la population se développait selon une progression géométrique, les richesses, par suite des progrès de la civilisation, du perfectionnement des machines, de la division du travail, etc., tendaient à s'accroître comme le carré du nombre des travailleurs. Le calcul de Malthus, vrai lorsqu'on l'applique aux tribus primitives et aux nations barbares, est un contre-sens avec le savant engrenage de l'économie industrielle et commerciale : persister dans une si désolante formule, c'est évidemment professer la fatalité de la misère ; c'est accuser la Providence de s'être trompée dans son œuvre, d'avoir prononcé l'arrêt de mort de l'humanité le jour même où elle l'a créée ; c'est accuser Dieu d'être à la fois le père et le bourreau du monde. N'est-ce pas plutôt aux combinaisons de l'ouvrier qu'au plan primitif de l'ouvrage, qu'il faut imputer le vice d'équilibre entre la fécondité de la terre et les produits de la virilité humaine ?

Mais quittons enfin le terrain des discussions économiques, et abordons le problème de la population par un côté limité, qui nous conduira peut-être à la solution des deux questions principales posées au commencement de ce chapitre, sur la population de la France comparée à celle des autres peuples europééns.

1° Pourquoi la France a-t-elle toujours cédé la palme .de la virilité prolifique aux nations voisines, et notamtamment aux races anglo-germaniques ? En d'autres termes, pourquoi la population de la France s'accroîtelle proportionnellement avec plus de lenteur qu'en Angleterre et en Allemagne ?

2° Pourquoi le mouvement progressif de la population française est-il devenu tout à coup rétrograde depuis quelques années ? D'où vient l'amoindrissement de la taille moyenne constaté par les opérations du recrutement ?

Pour attaquer la première de ces questions, nous n'avons nul besoin de rentrer de nouveau dans l'économie sociale. L'inconnue que nous cherchons à dégager ne se trouve évidemment pas là ! En effet, sans compter que les divers organes de la production et de la consommation, qui sont les principaux leviers du mouvement progressif de la population, ne diffèrent, en France, en Angleterre et en Allemagne, que par des nuances et des proportions qui ne peuvent en rien modifier le problème, il est hors de doute qu'un vice inconnu tend à limiter en France les progrès de la population, et agit en sens contraire du mouvement économique, qui tend naturellement à l'accroître.

S'il est un fait aujourd'hui démontré, c'est que le développement d'un peuple quelconque dans l'industrie, les sciences et les arts, exerce sur la population la même influence que sur la production ; selon que ce développement est actif ou languissant, le nombre des hommes et celui des produits croissent ou décroissent suivant les raisons déterminées ou les progressions qui leur sont propres. Or, depuis cinquante années, tandis que la production française a quintuplé, et peut-être même sextuplé, la population n'a augmenté que d'un tiers. La production a donc marché 15 ou 18 fois plus vite que la population. Une telle inégalité dans le mouvement ascensionnel des deux éléments n'est certes pas naturelle, et resterait incomprise, si l'on en cherchait exclusivement l'interprétation dans l'évolution économique. Nous savons bien que des causes, diversement multiples, ont dû concourir à la produire. Nous ne prétendons assurément pas trouver dans l'hygiène ou la physiologie, la raison exclusive d'un si grand écart entre la fécondité pratique et l'évolution industrielle, agronomique, commerciale, etc., de la France pendant un demi-siècle.

Une première cause d'arrêt dans le mouvement ascensionnel de la population française se présente naturellement à l'esprit : tout le monde a nommé la *révolution* et l'*empire*, avec les sanglants trophées de ces deux époques héroïques de notre histoire. Bien que l'économie politique nous ait appris que les brèches faites à la population par la guerre et les autres fléaux de la terre ne tardent jamais à se réparer, il est impossible de ne pas tenir grand compte d'une guerre furieuse et sans exemple dans l'histoire, à peine interrompue pendant un quart de siècle. Nous n'hésitons donc pas à admettre que les innombrables masses d'hommes sacrifiés par les guerres de la révolution et du premier empire ont dû exercer sur l'accroissement normal de la population une action fortement rétrograde.

Mais, quelle que soit la part que l'on veuille attribuer à cette comptabilité de la guerre et de l'extermination, quelles que soient les autres causes dépopulatrices accidentelles que l'on puisse invoquer, nous estimons qu'on n'arriverait jamais à tirer de là l'explication de la prodigieuse inégalité signalée entre le mouvement progressif de la population française et le mouvement correspondant de la production depuis cinquante ans. Cherchons donc ailleurs l'interprétation d'un phénomène qui prend, en quelque sorte, les proportions d'un mystère ; peut-être la trouverons-nous dans des influences permanentes, des habitudes sociales irrationnelles et des principes de conduite réprouvés par la nature !

Nous ne viendrons pas, censeur chagrin de notre pays, imputer à nos compatriotes des débauches et des dissolutions inconnues à nos voisins. A ceux qui s'obs-

tinent à ne trouver dans Paris que la nouvelle Baby-
lone, nous opposerons, dans Londres, la résurrection
de Ninive. Paris n'est pas, comme jadis Rome, la grande
prostituée du monde, et l'innocence primitive n'habite
plus, depuis longtemps, les forêts de la Grande-Bretagne
et de la Germanie. Le monde n'est pas aujourd'hui divisé en Grecs et en barbares ; le génie du progrès a eu
pour mission de niveler les mœurs comme le savoir, et
de rapprocher les hommes par l'industrie, les sciences et
les arts.

Il serait assurément commode d'attribuer à leur *prédominance dans les vices et les excès* l'infériorité relative des Français dans la procréation ; mais cette facile
solution du problème implique une concession contre
laquelle nous avons le droit de protester au nom du pa-
triotisme et de la vérité : un outrage n'est pas une raison,
et une allégation gratuite ne peut convaincre que ceux
qui consentent à l'admettre sans preuves. Il est d'autant moins nécessaire de recourir à ce fragile moyen
d'argumentation qu'on peut aisément en trouver de plus
sérieux. Il n'est point en effet difficile de prouver que,
tout en supposant entre nous et nos rivaux égalité parfaite de puissance prolifique et de moralité, nous devons
nécessairement aboutir à une infériorité numérique de
progéniture.

Entrons immédiatement dans le vif de la question ;
étudions les *conditions opposées du mariage* chez les
Français et chez leurs voisins ; nous n'aurons, sur ce

SPERMATORRHÉE.   9

terrain, qu'un pas à faire pour dégager l'inconnue que nous cherchons. Le mariage est la source naturelle de toute procréation légitime; notre thèse sera donc démontrée, l'inégalité prolifique des races anglo-germanique et française sera expliquée, si nous montrons que tout est ici cause de stérilité dans le mariage, tandis que là tout est cause de fécondité.

Parvenu à l'âge nubile, quelle est la pensée dominante, quel est le désir, quel est le but d'un Anglo-Germain? C'est d'associer une compagne à sa destinée, c'est de se marier! Il se marie pour se donner un aide dans les luttes de la vie, pour partager ses joies et ses peines, pour conquérir en commun la fortune; le mariage est pour lui un moyen et un but. Contractée dans de telles conditions, l'union matrimoniale donne une égale satisfaction aux vœux de la nature, aux exigences de la justice et aux espérances de la société : les époux se donnent réciproquement tout entiers l'un à l'autre, et mettent en commun des instincts, des sentiments, des aptitudes et des besoins du même ordre. A l'union mystique des âmes, qui sanctifie l'ivresse des sens, correspond l'harmonie des âges, qui détermine l'attrait réciproque des sexes et garantit à la fois la fécondité du travail et de l'amour. Le ciel bénit le plus ordinairement ces saintes unions, qui voient s'accroître incessamment leur progéniture et leur fortune. De là ces interminables familles anglo-saxonnes, qui semblent accuser, dans leurs auteurs, le privilége d'une vertu prolifique exception-

nelle. Il n'y a pourtant là ni privilége ni mystère ; tout
le secret consiste dans des unions assorties ; la fécondité de ces mariages tient exclusivement à l'emploi pro-
ductif et au concours des périodes de la vie marqués
dans les deux sexes par la prédominance de la puissance
prolifique. Il n'est pas plus étonnant de voir de nombreux enfants sortir d'une union conforme aux rapports
harmoniques des âges, que de voir pousser de riches
moissons dans les champs auxquels on a livré d'abondantes et fécondes semences.

Rentrons maintenant dans notre pays, et cherchons
à apprécier les mobiles qui président le plus commu-
nément à nos mariages. L'âge nubile n'est pas pour
nous l'époque naturelle du mariage ; nous ne songeons
pas à choisir une compagne pour partager nos travaux
et nos chances, pour conquérir avec elle la fortune ;
nous voulons une femme richement dotée, qui nous
donne le repos et le bonheur. Le mariage n'est pas un
moyen pour nous, c'est un *but*. De son côté la femme
fait les mêmes calculs que nous et nourrit des espérances analogues : il lui faut un mari qui la pose honorablement dans le monde, qui lui apporte argent,
honneurs et titres, si c'est elle qui a une forte dot. L'a-
journement indéfini du mariage est la conséquence naturelle de notre vanité ; à moins que le hasard ne nous
favorise et ne nous fasse rencontrer un riche parti,
comme on gagne le gros lot d'une loterie, nous sommes
condamnés, pendant de longues années, au supplice du

travail solitaire. Trop souvent l'inconstante et jalouse
fortune s'obstine à nous glisser des mains ; nous mar-
chons toujours sans jamais avancer ; nous vieillissons
tristement et sans espoir ; la vie s'use ainsi dans le mar-
tyre secret de nos déceptions successives : bientôt arrive le temps des inutiles regrets, où nos noms ne figurent plus que pour mémoire sur les tables de l'hymen.
Quant aux rares favoris de la fortune, *rari nantes*, ils
arrivent toujours trop tard au but ! Lorsque sonne pour
eux l'heure du mariage, ils s'aperçoivent avec douleur
que tout ce qu'ils ont gagné avec la fortune, ils l'ont
perdu avec la nature : ils sont assez riches pour se marier, ils sont trop âgés pour compter sur le bonheur de
la paternité.

Ces types extrêmes, qui comportent naturellement
une foule de degrés intermédiaires, peuvent donner une
idée juste du mal secret qui ronge la France, ou de la
cause principale qui stérilise nos mariages. Nous comp-
tons plus d'un million de fonctionnaires civils et militaires qui se disputent à outrance l'avancement et les
grades. Le succès, s'il n'est pas le prix de l'intrigue,
ne peut être que celui de la patience et du temps. Que
font ceux qui ne réussissent pas? Ils ne se marient pas,
et vivent la plupart dans un concubinage plus ou moins
décemment dissimulé. Quant aux heureux vainqueurs
des états-majors, ils ne se marient qu'à un âge qui ne
leur permet jamais d'espérer un grand nombre d'héritiers. Les choses ne se passent pas autrement dans les

carrières industrielles et commerciales. Là aussi il faut conquérir péniblement les grades ; on n'y parvient qu'à l'aide de veilles et de souffrances. Il n'est pas rare, dans le monde industriel, de voir fabriquer la toile de Pénélope et de souffrir le supplice de Tantale. En attendant que le développement de la navigation marchande permette au commerce maritime l'exploitation des riches contrées transatlantiques , nos industriels ne peuvent marcher que pas à pas ; l'édifice de leur fortune , toujours trop tardivement élevé, ne leur permet de se marier qu'à l'âge où il n'est plus temps de le faire. C'est donc toujours la même plaie que nous voyons se reproduire en France dans les conditions les plus diverses ; c'est un anachronisme fatal, dans le temps du mariage, qui oppose un invincible obstacle à la fécondité des unions matrimoniales et à l'accroissement de la population.

Les *mariages tardifs* et les *choquantes inégalités* qui se remarquent si souvent dans l'*âge des conjoints*, voilà les deux principales causes qui limitent en France l'essor naturel de la procréation ; il ne faut point, ou il ne faut guère chercher ailleurs que dans ces deux néfastes influences la raison de l'état rétrograde actuel de notre population, ainsi que celle de la diminution de la taille moyenne et de l'amoindrissement physique de l'espèce qui attristent tous nos tableaux de recrutement. On ne viole pas impunément les lois de la virilité, que la nature a gravées en caractères brûlants dans

le cœur humain, ou plutôt dans l'organisme tout entier. L'âge de la virilité est long chez l'homme, et remplit tout l'intervalle qui sépare la puberté de la vieillesse ; mais cet âge a son apogée, qui ne dépasse guère
une quinzaine d'années, comprises entre vingt et quarante ans. Voilà les belles et vigoureuses années que la
nature réclame au profit de l'espèce ; mais voilà précisément celles que la société nous fait perdre et que
nous sacrifions à nos indignes préjugés. Comment l'espèce ne se ressentirait-elle pas du gaspillage des forces
destinées à l'entretenir et à la propager ? C'est en vain
que la nature multiplie ses enchanteresses séductions
et divinise les passions de notre cœur pendant l'âge
heureux des amours ; nous prostituons ces dons précieux à nos frivoles et mesquines ambitions : c'est dans
de brutales et indignes débauches, c'est dans l'alcôve
impure du lupanar qu'on jette le gage et l'espoir des
générations futures, confiés à l'âge d'élite de notre vie.
C'est après quinze ans d'orgie, quand on a épuisé ses
forces et contracté les souillures contagieuses du vice,
qu'on songe à entrer dans les voies de la nature : on
offre alors les restes de soi-même à l'amour d'une chaste
jeune fille ; on se marie.

Voyons la cause et la différence des résultats dans
deux unions, l'une naturelle, l'autre disproportionnée.
Une fille de dix-huit à vingt ans s'unit à un homme de
vingt-quatre à vingt-cinq ans ; outre l'affection réciproque et l'illusion, qui sont très-vives, la brutale im-

pulsion des sens est plus forte que le raisonnement, et
les enfants sont tout d'abord procréés. De sorte que ce
n'est pas trop présumer que de dire que, dans ces circonstances, l'homme, jusqu'à trente-cinq à quarante ans,
et la femme, jusqu'à trente ou trente-trois ans, donnent
le jour à cinq ou six enfants au moins.

Unissons, ou, pour mieux dire, *associons* une femme
de vingt à vingt-cinq ans avec un homme de trente-
cinq à quarante ans : non-seulement ici l'affection, l'illusion, sont moins énergiques, mais la puissance génitale est au moins affaiblie chez l'homme par le progrès
de l'âge, quand ce n'est pas aussi par les maladies et
les excès ; de plus, le calcul, de la part de l'homme
aussi bien que de la femme, vient facilement mettre
une entrave aux faibles entraînements des sens ; de
sorte qu'un ou deux enfants sont à peine le fruit de
semblables unions.

On s'étonne de voir diminuer en France le nombre
des hommes ! On s'afflige de voir dégénérer l'espèce !
Mais comment s'y prendrait-on si on voulait l'anéantir ?
Et que serait-ce si nous soulevions le voile qui couvre les turpitudes de bon nombre d'alcôves conjugales ? si nous racontions les impures et homicides pratiques de la contrainte physique imaginées au préjudice
de la procréation et de la santé par le démon de la
luxure ? Que dire ensuite des hécatombes annuelles de
la jeunesse et de la beauté, immolées aux démences de
l'orgueil et livrées aux impuissantes et séniles convoi-

tises de la décrépitude? Le mariage est si saint et si
haut placé dans la conscience humaine, que la loi a
voulu qu'il fût entièrement volontaire et ne relevât que
du libre arbitre : les obstacles légaux à l'union des sexes
se réduisent à la privation de consentement et à la consanguinité. Il serait peut-être à souhaiter que la loi fût
moins libérale et plus prévoyante. La liberté ne profite
ici qu'au sexe le plus fort; c'est l'instrument de ses atten-
tats contre la faiblesse et l'innocence ; c'est la cause séculaire de ces unions scandaleuses et disproportionnées
qui s'imposent aux innocentes victimes de l'ambition
des familles et qui, en outrageant la nature, perpétuent
l'esclavage immérité des femmes.

Nous pourrions aisément multiplier les inconvénients
et les abus de la liberté absolue du mariage; pourquoi
la société, qui doit égale protection à tous ses membres,
ne s'arroge-t-elle pas, dans une foule de conditions de
la vie sociale, le droit de substituer à l'imprévoyance individuelle le véto de sa sollicitude et de sa sagesse?
Voilà, par exemple, deux jeunes époux qui reçoivent
à l'autel la bénédiction du prêtre ; mais la nature les
avait maudits d'avance : ils sont l'un et l'autre attaqués
de consomption pulmonaire. La fatalité les emporte ;
ils marchent pleins d'ivresse à la couche nuptiale, où
ils vont réciproquement se donner la mort ! Le mal
qui les aura tués est fatalement héréditaire; il attaquera
infailliblement leur éphémère progéniture !

Est-il moral, est-il humain que la société s'abstienne

ici, par respect pour le libre arbitre, de toute intervention dans le mariage ? Si l'exemple que nous venons
de citer était exceptionnel ou simplement rare, on dirait
peut-être qu'il faut le subir, comme un mal léger racheté par un grand bien. Mais combien sont nombreuses,
hélas ! les maladies, qui, comme la phthisie pulmonaire,
sont héréditaires et mortelles ! Qui pourrait énumérer,
dans l'état présent de la santé publique, les incompati-
bilités physiques, morbides, idiosyncrasiques, etc.,
propres à dégrader l'espèce et à l'abaisser au-dessous de
son type normal ? Pour peu que les vices et les maux
qui nous rongent fassent encore des progrès, il faudra
bien que la société avise ; il faudra bien qu'elle recon-
naisse qu'elle n'a pas moins d'intérêt, dans les mariages, à se faire représenter par un médecin que par un
notaire.

On a constaté, il y a quelque vingt ans, que la *race
chevaline* allait en s'amoindrissant et tendait à s'abâtardir : aussi que d'efforts, que d'encouragements ne
voyons-nous pas tenter chaque jour pour *régénérer* l'espèce et perfectionner les produits hippiques ! Quand nous
prenons tant de soin des chevaux, ne prendrons-nous
donc aucun souci de nous-mêmes ? Ne verrons-nous
pas se former une *Société d'encouragement* pour la plus
grande abondance et le perfectionnement des produits
de la race humaine ? Pour perpétuer nos animaux domestiques et en améliorer constamment les espèces,
nous faisons un choix des mâles et des femelles que nous

9.

accouplons ; nous les prenons dans l'âge de la force, et nous en croisons diversement les races, selon le genre de qualités que nous voulons imprimer aux produits. Qui oserait dire que tout ceci, théoriquement du moins, ne soit applicable à l'homme ? Loin de moi, sans doute, la pensée de méconnaître ce que la haute dignité de notre espèce réclame de liberté pour les individus mis en état social ; mais la législation n'enfreint-elle pas les lois les plus élémentaires de la physiologie, et par conséquent de la nature, quand elle permet le mariage entre des personnes d'un âge extrêmement disproportionné, ou celui de personnes saines avec d'autres qui sont affectées de maladies héréditaires ? Pour ne citer qu'un exemple à l'appui de ce dernier fait, tout le monde sait qu'il est admis maintenant par tous les médecins que les *scrofules*, qui font de si cruels ravages sur les enfants et sont cause de difformités incurables, sont le résultat de la *syphilis dégénérée et héréditaire.* Avouons que, loin de chercher à *améliorer*, on ne travaille pas même à *prévenir* les détériorations et la dégénérescence croissante de l'espèce humaine ! !

D'anciennes observations et de récents travaux de statistique ont aussi démontré l'influence fâcheuse qu'avait pour leur progéniture le mariage exclusif entre les membres d'une même famille. On sait que, soit pour la conservation de leur fortune, soit pour des motifs d'une autre nature, les membres de certaines familles ne contractent d'alliance qu'entre eux. Il est très-facile, dans quelques villes que je pourrais citer, de voir les résultats de cette *consanguinité prolongée :* elle abâtardit l'espèce, et fournit en particulier de nombreux exemples d'idiotisme, de folie, de crétinisme, d'épilepsie, etc.

On voit, par les considérations qui précèdent, que le temps de songer à prévenir l'exubérance de la population n'est pas venu pour nous ; les fauteurs de contrainte morale, de contrainte physique et autres merveilleuses panacées peuvent donc, sans scrupule, renoncer à notre salut ; nous n'avons pas, pour le moment, besoin de leurs services.

Maintenant que nous avons passé en revue toutes les considérations générales qui avaient rapport au sujet que nous traitons, nous allons entrer dans le détail des écarts et des désordres pathologiques de la vie reproductive, en étudiant les pertes séminales involontaires.

CAUSES DE LA SPERMATORRHÉE

OU DES PERTES SÉMINALES INVOLONTAIRES.

Les causes de cette redoutable maladie sont très-nombreuses, mais il est rare qu'elles agissent isolément : dans le plus grand nombre des cas, plusieurs causes, de nature diverse, concourent simultanément soit à provoquer, soit à entretenir le mal ; la plus énergique, la plus commune et la plus déplorable des causes de la spermatorrhée n'est autre que ce vice infâme dont nous avons, dans un précédent chapitre, signalé les ravages. Après la *masturbation*, on peut citer comme causes actives de cette maladie les *excès vénériens* et les *affections blennorrhagiques du canal de l'urètre* ; puis, dans un ordre d'activité secondaire, la *constipation habituelle*, l'*abus de l'équitation*, les *injections irritantes dans l'urètre*, les *rétrécissements de ce canal*, la *présence des ascarides dans le rectum*, les *hémorroïdes*, la *fissure à l'anus*, le *phimosis*, la *répercussion d'une dartre*, l'*action des centres nerveux provoquée par l'imagination ou par des lectures ou des images qui allument les sens et irritent les désirs* ; l'usage

*intempestif de divers médicaments, l'abus de quelques
aliments échauffants,* une *vie sédentaire,* une *prédisposition héréditaire constitutionnelle et secrète de l'organisme,* et, dans quelques cas singuliers, une *simple
influence morale,* un *mouvement d'impatience,* une
émotion, une *frayeur.*

Nous allons examiner successivement ces diverses
causes de la spermatorrhée ; nous les classerons, autant
que possible, selon l'ordre de leur fréquence ou de leur
intensité. Rien n'est plus important dans l'histoire d'une
maladie que l'étude des causes qui l'ont produite ; c'est
de là principalement que se tirent les véritables indications thérapeutiques : *Sublatâ causâ, tollitur effectus.*
Il est bien certain que celui-là qui sait nettement d'où
vient un mal est bien près de savoir ce qui est propre
à le combattre avec succès.

Mais avant d'entrer dans l'examen des causes diverses
de la spermatorrhée, et pour mieux saisir le mécanisme
de leur action, il est indispensable de se faire une idée
exacte de la *nature* de cette grave et insidieuse maladie.
Une opinion qui repose sur des apparences décevantes
et que les médecins partagent, pour ainsi dire, généralement avec les malades, fait consister exclusivement la
spermatorrhée dans le relâchement ou l'atonie des organes génitaux. Il en est sans doute quelquefois ainsi ;
mais on peut affirmer qu'il en est autrement dans l'immense majorité des cas. Ce n'est point à une atonie
franche, mais à une excitabilité morbide, provoquée

par un état habituel de phlogose, d'irritation ou d'inflammation, qu'il faut attribuer les pertes séminales involontaires.

Toutes les fois qu'il a été possible de faire, après la mort, l'autopsie des tabescents, on a trouvé dans les diverses parties de l'appareil génital des dégénérescences ou des désordres qui ne permettaient pas de douter de la nature inflammatoire de leur maladie. Non-seulement on a reconnu partout la présence ou les restes de l'inflammation, mais on a pu suivre les routes qu'elle a parcourues (Voir *Traité pratique des maladies urinaires et des organes générateurs,* 12e édition, *fig.* 7, 8, 9, 10, 12, 13, 16), depuis l'urètre jusqu'au testicule, tout le long de la muqueuse qui tapisse les canaux éjaculateurs, les vésicules séminales, les conduits déférents, l'épididyme et les vaisseaux séminifères. On sait que, par l'effet d'une loi générale qui ne souffre aucune exception, toute irritation exercée à l'orifice d'un canal excréteur se transmet et retentit facilement dans l'organe sécréteur. C'est ainsi qu'un grain de sable sur la conjonctive fait verser des flots de larmes; qu'un médicament irritant, qui touche dans le duodénum l'orifice du canal cholédoque, provoque ou active la sécrétion de la bile, etc., etc. Les organes sécréteurs et excréteurs du sperme n'échappent point à cette loi, qui donne à une portion très-circonscrite du canal de l'urètre une influence prépondérante sur les maladies comme sur les fonctions de l'appareil génito-urinaire.

Toute excitation qui se fait sentir sur la portion prostatique de l'urètre (*loc. cit.*, *fig.* 15) que limitent en avant les deux orifices des canaux éjaculateurs et le vérumontanum, en arrière du col de la vessie, se transmet immédiatement dans une double direction et retentit à la fois dans les organes génitaux et urinaires. De là résulte, entre les deux ordres d'appareils, une solidarité commune et réciproque qui se retrouve également dans leurs états pathologiques et dans leurs fonctions normales. Ainsi, sous l'influence d'une irritation blennorrhagique qui gagne la portion prostatique de l'urètre, la vessie s'enflamme comme les vésicules séminales, l'irritation se propage le long des uretères comme le long du canal déférent, elle atteint les reins comme les testicules. De même, dans l'ordre physiologique, une excitation insolite du même point de la muqueuse urétrale active la sécrétion de l'urine dans le rein, comme la sécrétion du sperme dans le testicule, et stimule à la fois les vésicules séminales et la vessie.

Il est constant que la connaissance de ces lois organiques et de ces rapports solidaires entre les organes sécréteurs et excréteurs du sperme et de l'urine, qui ont leur point de départ dans une partie commune de l'urètre, doit jeter le plus grand jour sur l'histoire de la spermatorrhée, sur les causes qui la produisent, sur les signes qui la révèlent, sur les indications qui conduisent à la traiter avec succès. Nous retrouverons toutes ces lois organiques et tous leurs effets dans le méca-

nisme des causes diverses de la spermatorrhée que nous
allons étudier ; nous verrons successivement chacune
d'elles introduire et propager un principe d'irritation
dans les organes génitaux, provoquer d'abord l'exaltation morbide des fonctions normales, et, en dernière
analyse, amener l'épuisement et l'atonie par l'excès. Les
causes primitivement et purement débilitantes sont rares ; il ne faut pas confondre l'état général de l'organisme avec l'état local des organes malades : ceux-ci sont
irrités et enflammés dans le plus grand nombre des cas,
surtout quand le malade a atteint les dernières limites
du marasme et de la débilité. Ce serait sans doute sacrifier à la prévention et tomber dans une exagération
funeste, que d'attribuer toutes les pertes séminales à
l'irritation seule des organes génitaux : il y a quelques
spermatorrhées exclusivement atoniques, qu'il faut combattre exclusivement par les toniques et les excitants ;
mais ces cas sont certainement fort rares. Presque toujours il y a complication d'irritation et d'atonie ; les
organes spermatiques ont, avec une sensibilité excessive, peu de ton et peu de ressort ; cette contradiction
apparente dans l'état des forces vitales n'est rare ni
dans l'ordre physiologique ni dans l'ordre pathologique : l'excitabilité la plus exaltée coexiste le plus souvent avec la faiblesse la plus radicale.

Cette opposition dans les caractères ordinaires de la
spermatorrhée, qui conduit à des indications complétement opposées, fait en général le tourment des mé-

decins et le désespoir des malades ; le pour et le contre sont également vrais ; les toniques réussissent comme les débilitants, les excitants font du bien comme les émollients : de là beaucoup d'incertitudes et de disputes. Dans un camp comme dans l'autre on se sert d'une moitié de la vérité pour combattre l'autre.

La masturbation.

Il est facile de concevoir comment la masturbation conduit aux pertes séminales involontaires. Voici comment les choses se passent : sous l'influence des brutales et incessantes manœuvres auxquelles se livrent les masturbateurs, la membrane muqueuse urétrale s'irrite, et ne tarde pas à contracter un état habituel de phlogose ; l'irritation gagne la prostate (voir *Traité pratique, etc., fig.* 8) et se propage, à travers les conduits éjaculateurs, aux vésicules séminales, aux canaux déférents, aux testicules. La sécrétion du sperme augmente ; ce liquide arrive plus abondant aux vésicules séminales, qui, partageant l'état d'orgasme de tout l'appareil spermatique, supportent difficilement sa présence. De là des contractions convulsives, qui se produisent sous l'influence des plus légères provocations ; de là bientôt des pollutions nocturnes de plus en plus fréquentes, puis des pollutions diurnes, c'est-à-dire une excitabilité convulsive des vésicules séminales qui atteint ses derniers termes. Ici, les causes s'alimentent et s'accroissent par leurs effets mêmes : le sperme, mal élaboré par les testicules, séjournant moins dans ses réservoirs, devient de plus en plus aqueux ; ses propriétés normales s'altèrent comme ses caractères physiques : il arrive donc aux vésicules séminales toujours moins excitant, moins apte à produire ses effets accoutumés.

Dans l'état ordinaire, il faut que l'érection ait une certaine vigueur et dure depuis un certain temps pour arriver à triompher de la résistance qu'opposent à l'éjaculation du sperme les conduits éjaculateurs et les vésicules séminales ; mais lorsque ces mêmes parties sont irritées et fatiguées par un trop fréquent exercice, il suffit de la plus légère excitation érotique pour que les vésicules séminales entrent en convulsion et chassent au dehors le liquide auquel elles servent de réservoir ; de sorte qu'il suffit d'une demi-érection à peine commencée, pour que l'éjaculation ait lieu. Aussi, à une certaine période de la maladie, les érections deviennent moins énergiques et moins durables ; bientôt elles seront incomplètes, fugaces et incertaines ; enfin elles disparaîtront entièrement.

Le mal est à son apogée ; le malheureux plongé dans cet abîme va marcher rapidement à la mort à travers mille scènes de désolation morale et de souffrances physiques ; la déperdition incessante du précieux liquide *qui représente*, en quelque sorte, *sous une forme concrète, le principe même de la vie*, fera du reste de ses jours une désolante agonie.

Arrivés sur cette pente fatale, les masturbateurs, frappés de terreur, commencent à entendre la voix du remords et abandonnent entièrement leurs mauvaises habitudes ; mais il n'y a plus à compter sur ce retour tardif à la sagesse.

Les tabescents se font une étrange illusion ; ils prennent pour un acte méritoire de leur volonté ce qui n'est qu'un effet de leur impuissance. Le plus souvent, ils ne se doutent pas de l'existence de leurs pollutions diurnes : aucune érection, aucune sensation voluptueuse ne leur révèlent l'émission de la semence, qui se confond avec les produits de la défécation ou de la miction. Quand le plaisir cesse, les passions et les instincts s'éteignent. Alors, on le conçoit, le malade se corrige aisément. Mais, chose étrange ! le mal survit à la cause qui l'a produit ; il s'anime même d'une fureur nouvelle, et semble multiplier et accélérer ses ravages. C'est surtout depuis que le malade a renoncé définitivement à ses honteuses habitudes que les signes de sa décadence se multiplient, et que sa constitution s'abîme à vue d'œil. Cette déception, qui bouleverse son esprit, tient à l'ignorance des pertes diurnes, d'autant plus accablantes et plus abondantes qu'elles passent inaperçues. Il en est tout autrement chez ceux qui triomphent réellement de leur penchant par la force de leur volonté, qui abandonnent la mas-

turbation avant l'invasion des pertes diurnes. Les organes génitaux n'ont pas perdu tout leur ressort chez
ces derniers ; ils ont des pertes nocturnes, mais elles
sont provoquées par des rêves érotiques ; il reste encore des simulacres d'érection, et la catastrophe s'accompagne d'une sensation de volupté plus ou moins
obtuse. Tout diffère dans les deux cas que nous venons
de mettre en opposition ; il ne faut donc pas confondre ceux qui triomphent de leurs instincts et de leurs
désirs avec ceux qui les perdent : on peut dire que les
uns se sont vaincus eux-mêmes, tandis que les autres
n'ont fait que se rendre.

Cette distinction est capitale, et permet de concilier
les jugements contradictoires qu'on rencontre chez les
auteurs. Les uns prétendent que les malades qui se
corrigent se rétablissent promptement ; les autres, au
contraire, soutiennent qu'ils continuent à dépérir après
l'abandon des mauvaises habitudes. Ces jugements
reposent sur des faits qui sont également vrais ; mais
il s'agit de sujets qui sont placés dans des conditions
tout à fait opposées et qui ne sont pas comparables :
la virilité qui se perd ne peut avoir les mêmes conséquences que la volonté qui triomphe.

Il faut bien convenir aussi que les résultats différents
de la masturbation tiennent à une *prédisposition originelle spéciale*. Ainsi nous recevons tous les jours, soit
à notre consultation, soit dans notre correspondance, des
confidences qui prouvent, d'une façon irréfutable, que

tels masturbateurs, après avoir fait de grands abus
d'eux-mêmes, n'ont qu'à quitter leur détestable penchant pour que tout rentre dans l'ordre, et qu'en deux
ou trois mois ils aient spontanément recouvré une
brillante santé : leur crime n'a laissé aucune trace
dans leur organisation. D'autres, moins privilégiés ,
ont à peine commis quelques actes de masturbation
que, éclairés par de sages conseils ou redoutant
d'eux-mêmes les suites d'un acte blâmable, ils s'arrêtent sur la pente fatale où ils étaient engagés; mais
l'impulsion était donnée, et ils sont tout étonnés de
voir les pertes séminales nocturnes remplacer l'acte
qu'ils ont abandonné.

Blennorrhagie.

Cette cause des pertes séminales involontaires est
certainement la plus directe et la plus facile à concevoir. La blennorrhagie est un mode spécial d'inflammation de la membrane urétrale ; dès qu'elle atteint
la région prostatique de cette membrane, l'inflammation se transmet aisément par voie de continuité (voir
Traité pratique, etc., fig. 8) aux canaux éjaculateurs,
à la prostate, aux vésicules séminales, etc. Cette transmission est si facile, qu'on a lieu de s'étonner de ne
pas voir plus souvent la spermatorrhée compliquer la
blennorrhagie. Mais, bien que naturelle et directe ,

cette cause n'agit pourtant guère que concurremment avec d'autres. Ainsi, toutes les fois que des pertes séminales involontaires se produisent sous l'influence d'une blennorrhagie, cette affection avait été négligée ou irritée par un traitement irrationnel ou intempestif ; la constitution était détériorée par des excès ou des souffrances ; une maladie concomitante compliquait la blennorrhagie, et avait agi dans le même sens sur les organes spermatiques. Cependant les blennorrhagies qui se renouvellent ou qui s'exaspèrent sous l'influence de causes irritantes diverses, surtout la catégorie si nombreuse de *celles qui passent à l'état chronique*, finissent presque toujours par provoquer des pertes séminales. Il est difficile, en effet, qu'une irritation qui s'éternise et qui a son siége le plus habituel sur la portion prostatique de l'urètre ne se propage pas, par voie de continuité, aux vaisseaux et aux organes spermatiques. (Voir mon *Traité pratique*, 12ᵉ édition.) Aussi, lorsque cet accident arrive, on remarque que l'urètre conserve, dans la région prostatique surtout, une excessive sensibilité : les malades y éprouvent des élancements, de la chaleur, une douleur brûlante ; un sentiment d'ardeur, de cuisson, accompagne le passage des urines. La main la plus habile parvient difficilement à introduire une sonde dans la vessie ; l'urètre se contracte spasmodiquement au contact du bec de l'instrument et simule des rétrécissements ; les malades, vaincus par la douleur, tombent dans un état convulsif; leurs traits sont décomposés; une sueur froide inonde leur visage et successivement le corps tout entier; à la sortie de la sonde, quelques traces de sang indiquent le degré de ramollissement et de friabilité auquel est parvenue la membrane muqueuse sous l'influence de l'inflammation blennorrhagique.

C'est sous l'impulsion de ce foyer continu d'irritation, siégeant dans l'urètre, et spécialement dans la région prostatique de cette membrane, que les pertes séminales éclatent ordinairement, et se compliquent même d'accidents qui entraînent une vive inflammation de tout l'appareil génital et de l'appareil urinaire, *orchite, prostatite, néphrite, cystite, spermato-cystite*, etc., etc.

Nous voyons ici, dans l'ordre pathologique, les phénomènes s'enchaîner et se correspondre selon les lois sympathiques et solidaires qui unissent, dans l'ordre physiologique, les fonctions des organes génitaux et des organes urinaires. Les voies que parcourt l'irritation sont nettement indiquées par la configuration anatomique des organes. (Voir ouvrage cité, *fig.* 7 et 8.) La stimulation part du point commun où convergent dans l'urètre les canaux excréteurs du sperme et de l'urine; elle gagne dans une direction les vésicules séminales et le testicule, dans l'autre la vessie et les reins. Cette double direction nous explique diverses coïncidences qui sont loin d'être sans intérêt pour le praticien : ainsi, au moment où des pollutions involontaires éclatent ou sont imminentes, la vessie, de son côté, manifeste au contact de l'urine une impatience plus ou moins vive; des besoins incessants d'uriner fatiguent le malade (*raro urit continens*); l'émission du liquide est précipitée, convulsive, et brave toutes les résistances de la volonté. La même cause qui active la sécrétion du sperme dans le testicule active en même temps la sécrétion de l'urine dans les reins : tout est analogue dans les deux ordres d'appareils; les phénomènes se correspondent réciproquement; ceux qui se montrent à nos sens nous révèlent ceux qui s'y dérobent. Ils s'exaspèrent ou se tempèrent en général simultanément et sous l'influence des mêmes causes et du même traitement.

Excès vénériens.

– Les excès vénériens, qui conduisent aux pertes séminales involontaires, exercent d'abord sur les organes génitaux la même influence et produisent les mêmes lésions que la masturbation. C'est, dans ce cas comme dans l'autre, la fatigue exagérée des organes qui les irrite et qui provoque la réaction inflammatoire, avec tous les désordres fonctionnels qui en sont l'effet naturel; mais il y a cette différence entre les jouissances du coït qui nous sont impérieusement commandées par la nature et les brutales voluptés de la masturbation, que les premières ne peuvent nuire que par leurs excès, tandis que les secondes sont toujours essentiellement pernicieuses. Mais *où commence l'excès, l'abus,* c'est-à-dire le danger de l'acte vénérien? Ici la nature nous tient le langage le plus trompeur, et nous lance sur une pente glissante où nos besoins réels se mêlent et se confondent avec mille besoins factices : c'est la passion qui nous conduit dans ce dédale ; c'est le cœur, guide aveugle et infatigable, qui nous impose l'immensité de ses aspirations ; c'est l'imagination qui nous soumet à ses fantaisies et à ses caprices.

La puissance et l'activité des organes génitaux varient prodigieusement chez les divers individus, et souvent chez le même individu à des époques différentes de son âge ou de l'année. Il n'est point d'organes dans l'économie qui nous offrent autant d'inégalités. Il est donc évident que toute appréciation numérique est interdite en pareille matière ; ce que vous reprocherez à l'un comme un excès blâmable ou dangereux, vous êtes forcé de le concéder à l'autre comme l'expression d'un besoin réel et légitime.

Le sens génital réside dans deux systèmes d'organes essentiellement distincts : les uns reçoivent des ordres, les autres en donnent; les premiers sont destinés à l'accomplissement matériel de l'acte, les seconds à recevoir les impulsions et à coordonner harmoniquement tous les actes qui s'y rapportent. De là une double source d'excitations, qui agissent en sens inverse et qui allument le sens génital, tantôt par des impressions matérielles, comme un excès de sécrétion dans les testicules, tantôt par des influences morales, comme la vue d'un portrait ou d'une image lascive. Il suffit de réfléchir un instant à la multiplicité des causes qui peuvent ainsi provoquer des besoins factices, pour voir qu'il est absolument impossible de poser *à priori* le point où finissent les besoins réels et où commence l'abus.

Il n'existe qu'un seul mode d'appréciation qui soit praticable : il consiste à juger des besoins génitaux par les *effets immédiats que produit sur l'organisme l'accomplissement de l'acte vénérien.* Ainsi, le coït est-il suivi d'un sentiment de bien-être et de gaieté? le corps semble-t-il plus frais, plus fort, plus dispos? le jeu de la respiration semble-t-il plus souple? la tête est-elle légère et dégagée? vous sentez-vous une énergie inaccoutumée, une disposition toute nouvelle aux travaux du corps ou de l'esprit? conservez-vous enfin dans les organes génitaux eux-mêmes un reste de vigueur et d'activité qui vous sollicite à la récidive? Vous avez à coup sûr satisfait un besoin réel; vous avez rempli le vœu de la nature dans l'intérêt de votre santé.

Le coït, au contraire, est-il suivi de fatigue, d'accablement, de dégoût, de mélancolie? avez-vous la tête lourde, le visage défait? vous sentez-vous de la tendance au repos et au sommeil? vos idées sont-elles paresseuses, embarrassées? éprouvez-vous une sorte d'aversion pour l'acte qui s'est passé ou pour une future récidive ? Vous avez satisfait un besoin factice ; vous avez cédé à des provocations ou à des excitations trompeuses ; vous avez fait violence à la nature et porté atteinte à votre santé.

Il est d'autant plus important de savoir reconnaître la limite qui sépare les besoins réels des besoins factices, qu'on peut dire avec assurance que dépasser la mesure de ses besoins et de ses forces, c'est faire inévitablement un premier pas sur le chemin qui conduit aux pertes séminales involontaires. Voici comment les faits s'enchaînent et se succèdent fatalement. Les premiers excès vénériens ont pour effet nécessaire l'altération des qualités normales du sperme ; ce liquide, moins élaboré, moins consistant, moins riche en spermatozoïdes, commence bientôt à perdre de ses vertus stimulantes ; l'acte du coït se décolore de plus en plus ; la sensation de plaisir diminue ; les érections languissent et l'éjaculation se précipite, sous l'impression d'un sperme altéré, que tolère avec impatience l'excitabilité morbide des vésicules séminales. Des émissions nocturnes font inévitablement explosion, sous l'influence de l'état d'orgasme permanent des organes spermatiques ; les premières sont encore provoquées par des rêves érotiques, des érections incomplètes, et de faibles secousses voluptueuses les accompagnent ; mais ces débiles simulacres de virilité ne tardent pas à disparaître, et les pertes nocturnes passent complétement inaperçues.

Ces *pollutions passives* sont accablantes pour les

malades ; à mesure que les phénomènes d'excitation diminuent, la constitution se détériore à vue d'œil et dans la même proportion. Il en est ainsi de toutes les pertes séminales involontaires ; l'inertie croissante des organes sert de signe et de mesure à la gravité du mal, et les ravages qu'il exerce deviennent effrayants quand les malades perdent entièrement la conscience des catastrophes.

Aussitôt que les pollutions nocturnes sont entrées dans cette déplorable phase, elles ne tardent pas à être *compliquées, puis même remplacées par des pollutions diurnes.* Le mal a fait un nouveau progrès. Non-seulement les malades n'en ont pas la conscience, mais le plus souvent ils ne se doutent même pas de son existence. Les pertes séminales diurnes se produisent *sous l'influence de la défécation* ou *des dernières secousses convulsives qui président à la miction.* Dans un cas comme dans l'autre, l'éjaculation est passive ; le sperme s'écoule des vésicules séminales par l'effet de la pression des organes voisins ; la déperdition du précieux liquide est, pour ainsi dire, incessante ; l'impuissance des organes génitaux, tombés dans un état déplorable d'irritabilité et d'atonie, ne peut que favoriser son écoulement.

Les pertes que les malades font à leur insu pendant le jour amènent naturellement la diminution ou la cessation de celles de la nuit; une espérance illusoire s'empare alors de leur esprit : ils croient à une amélioration;

mais la déception ne se fait pas longtemps attendre.
C'est principalement depuis que les pertes nocturnes
ont cessé que leur état s'empire ; jamais ils n'ont été
aussi languissants, aussi accablés ; jamais les accidents
et les tortures ne se sont multipliés avec autant de fureur ; les malheureux se croient victimes d'une implacable fatalité et s'abîment dans leur désespoir.

On a vu, dans ce tourment d'esprit, des malades
s'imaginer follement que les évacuations de sperme
qu'ils croyaient supprimées étaient devenues pour eux
une habitude nécessaire ; on en a vu qui allaient jusqu'au bout de cette incroyable logique, et qui reprenaient de mauvaises habitudes depuis longtemps abandonnées. Un médecin ne tombera pas, sans doute, dans
un tel excès d'absurdités; mais, s'il ne se tient pas sur
ses gardes, il se laissera très-facilement détourner de la
véritable cause des maux qu'il observe ; il la cherchera
où elle n'est pas, et croira la trouver dans les accidents
sympathiques généraux qui sont l'effet ordinaire des
pertes séminales diurnes : c'est en suivant cet ordre
contradictoire d'idées qu'on a souvent méconnu cette
insidieuse maladie et qu'on l'a confondue, pendant de
longues années, avec l'*hypocondrie*, la *gastrite*, les
congestions cérébrales, etc. Le professeur Lallemand
raconte que les faits les plus remarquables de *pollutions diurnes* qui se sont présentés à son observation,
ont eu pour sujets des malades qui lui étaient adres-
sés pour de prétendues *affections cérébrales*.

10.

Causes de la spermatorrhée agissant primitivement sur le rectum : constipation, hémorroïdes, fissures, ascarides, équitation, etc., etc.

Ces diverses causes de la spermatorrhée ont un *triple mode d'action :* les unes sont *purement mécaniques* et agissent par compression des vésicules séminales ; les autres sont *essentiellement vitales et sympathiques*, elles provoquent la contraction convulsive des vésicules séminales par transmission d'un stimulus propre ; les troisièmes agissent d'une *façon mixte*, elles sont à la fois mécaniques et vitales.

Il suffit de se représenter la position et les connexions anatomiques des vésicules pour concevoir comment la *constipation* peut provoquer des pollutions. (Voir ouvrage cité, 12ᵉ édition, *fig.* 7 et 8.) Placées entre la vessie et le rectum, que nous supposons distendu par des matières fécales plus ou moins endurcies, les vésicules séminales ne peuvent guère échapper à la compression des organes qui les avoisinent pendant les efforts prolongés d'une défécation laborieuse ; elles doivent donc s'aplatir et déverser en totalité ou en partie dans l'urètre le sperme qu'elles contenaient. Il n'y a point ici éjaculation proprement dite, contraction de ces réservoirs ; le phénomène est purement mécanique ; il n'y a que compression, aplatissement des vésicules et effacement de leurs cavités. Quand un homme est depuis longtemps continent, que ses vésicules séminales sont distendues par le sperme, on admet facilement que les violents efforts de la défécation chassent le fluide séminal hors de son réservoir. Il n'y a pas pour cela maladie : en effet, ce même individu n'a qu'à reprendre un usage régulier des fonctions génitales, et la constipation n'aura plus le résultat dont je viens de parler ; mais chez les masturbateurs, où le sperme est à peine formé et le ressort des vésicules séminales affaibli, il suffit du plus léger effort de défécation pour faire sortir une quantité plus ou moins considérable de liqueur prolifique par le canal de l'urètre. Tel est le mode d'action de la constipation dans la production des pertes séminales involontaires.

Les *tumeurs hémorroïdales* d'un certain volume peuvent agir de la même manière ; mais, comme elles déterminent, en général, une certaine phlogose dans le rectum, ces tumeurs agissent en outre dans la production des pollutions comme causes vitales ; elles appartiennent donc à la catégorie des causes mixtes.

Il n'est pas plus difficile de comprendre la transmission de l'irritabilité du rectum aux vésicules séminales et la contraction de ces réservoirs par stimulation sympathique, que leur compression mécanique pendant la défécation ; l'anatomie nous explique avec la même évidence les deux ordres de phénomènes. Tous les organes situés dans le bassin sont, dans un sexe comme dans l'autre, soumis à des influences nerveuses communes, et vivent, en quelque sorte, dans une même atmosphère; leurs connexions synergiques et sympathiques sont réciproques; une étroite solidarité les unit soit dans leurs fonctions, soit dans leurs maladies. C'est par l'effet de ces relations solidaires qu'une irritation qui agit sur un point isolé retentit instantanément dans tous les autres; que le stimulus qui provoque la défécation provoque simultanément la miction; qu'une excitation quelconque, qui agit primitivement sur les parois du rectum, produit si rapidement la contraction convulsive des vésicules séminales et l'éjaculation involontaire du sperme. Ces simples considérations, si faciles à saisir, importent d'autant plus qu'elles interprètent rationnellement une foule de cas de spermatorrhée dans lesquels on n'aperçoit pas bien, au premier coup d'œil, les relations naturelles et ordinaires de cause à effet; il faut ajouter que, s'il est difficile de ne pas tomber dans les excès dont on ignore le danger, il ne l'est pas d'éviter ceux qui sont signalés et compris.

Ainsi, connaissant mieux comment les nombreuses affections du rectum peuvent provoquer une aussi redoutable affection que la spermatorrhée, les malades redoubleront de soins et de prudence pour s'y soustraire.

L'*équitation*, par exemple, est un exercice aussi salutaire qu'innocent; on devra se garder toutefois d'en abuser, car nous savons qu'ici l'excès amènerait l'échauffement du périnée, l'irritation de la glande prostate et des vésicules séminales, la constipation, et que la constipation expose aux pertes séminales involontaires.

Les *fissures à l'anus* conduisent à la spermatorrhée comme causes mixtes, et par la constipation dont elles sont accompagnées, et par l'irritation douloureuse qu'elles déterminent à la marge de l'anus.

Les causes les plus opposées ont souvent des effets qui leur sont communs : c'est ainsi que la *diarrhée* peut provoquer des pertes séminales, comme la constipation ; mais il est certain qu'elle ne peut agir que comme cause vitale : il n'y a nul effort de défécation ; l'intestin, loin de se dilater, se contracte sous l'influence incessante du stimulus morbide qui l'envahit. C'est cette stimulation morbide qui se transmet aux vésicules séminales et qui produit leur contraction convulsive.

La *présence des vers ascarides dans le rectum* est une cause de spermatorrhée au même titre que la diarrhée. Cette cause est d'autant plus active que l'irritation et la démangeaison qu'elle suscite dans le rectum, à la marge de l'anus et même au col de la vessie, sont quelquefois intolérables : il en résulte souvent une vive phlogose sur la muqueuse rectale. Il importe d'autant plus de déloger promptement ces incommodes parasites, qu'ils entretiennent des érections fréquentes, qu'ils allument la lubricité et disposent aux mauvaises habitudes. Que de raisons pour craindre les pertes séminales involontaires !

On peut rapprocher des ascarides, sous le rapport du

mode d'action dans la production de la spermatorrhée, les *dartres anales,* qui rampent et pénètrent, par voie de continuité, dans l'intérieur du rectum; les *dartres préputiales,* qui s'introduisent de la même manière dans le canal de l'urètre; les dartres de tout siège, qui se suppriment et se portent, par voie de métastase, sur la muqueuse rectale ou urétrale. Nous n'avons plus à nous demander comment les affections dartreuses, une fois qu'elles sont parvenues à atteindre la muqueuse rectale ou la muqueuse urétrale, provoquent l'explosion de la spermatorrhée; nous savons qu'elles agissent, dans un cas comme dans l'autre, par transmission sympathique de l'irritation aux vésicules séminales.

Nous rangerons dans le même ordre de causes de la spermatorrhée la *longueur anomale du prépuce avec étroitesse insolite de son ouverture.* (Voir l'article *Phimosis,* ouvrage cité.) Ici l'effet semble être , au premier coup d'œil, assez éloigné de sa cause; pourtant l'observation a surabondamment démontré que les pertes séminales et les mauvaises habitudes étaient bien souvent les funestes conséquences de ce vice de conformation. On conçoit, en effet, qu'il entraîne inévitablement un état de malpropreté habituelle qui tient à l'accumulation de la matière sébacée et au séjour plus ou moins prolongé de l'urine entre le gland et le prépuce. De là une sensibilité exagérée de la membrnea muqueuse du gland et de la face interne du prépuce ; titillations continuelles , démangeaisons pro-

vocantes, qui portent à la masturbation ; de là, en même
temps, des irritations, des excoriations, des désordres
inflammatoires qui gagnent l'urètre et retentissent finalement dans les vésicules séminales.

L'énergie tout exceptionnelle de cette cause de spermatorrhée confirme bien la loi générale qui soumet
tous les appareils de sécrétion et d'excrétion aux influences exercées sur leurs orifices excréteurs. Il n'est
point d'orifice qui jouisse d'une sensibilité aussi exquise que l'extrémité du gland. On connaît l'empire
mystérieux qu'il exerce, dans l'état normal, sur les vésicules séminales; il n'est pas étonnant de retrouver,
dans l'ordre pathologique, les mêmes relations sympathiques et la même influence. Aussi est-il de la plus
haute importance , non-seulement de promptement
guérir toute irritation ayant son siége sur le gland,
mais même de prévenir, chez les jeunes garçons, tout
germe d'onanisme et de pertes séminales en détruisant,
par l'opération de la circoncision, si elle est nécessaire,
l'excès de sensibilité de la membrane muqueuse du
gland. Il n'y a pas le moindre doute que Moïse, en
faisant de la circoncision un dogme religieux pour les
Israélites, n'ait eu pour but de prévenir la masturbation et les excès vénériens résultant d'une trop grande
impressionnabilité des organes génitaux. Aussi les Juifs
conservent-ils leur virilité plus longtemps que les chrétiens, et procréent-ils un plus grand nombre d'enfants.

Il n'y a point de cause de spermatorrhée plus redoutable que les *rétrécissements de l'urètre*. On le concevra sans peine, si l'on songe à l'état de la portion de ce canal qui sépare les rétrécissements du col de la vessie : l'irritation chronique de la muqueuse et tous les désordres organiques qu'entraînent les efforts répétés d'une impuissante miction sont pour l'ensemble des organes génitaux et urinaires une menace et un danger permanents d'inflammation. Les vésicules séminales sont bien près ; elles échapperont difficilement à l'état de phlogose qui peut les atteindre par voie de continuité, ou aux influences sympathiques qui peuvent provoquer leur contraction convulsive. Ajoutons que la pression constante de l'urine contre l'orifice des canaux éjaculateurs peut amener, outre leur inflammation chronique et leur relâchement, la déformation de ces petits sphincters ; que ce liquide peut pénétrer par une sorte de reflux dans les canaux éjaculateurs, les dilater, les désorganiser, et qu'il peut altérer ainsi jusqu'aux vésicules séminales elles-mêmes. Tous ces désordres ne sont pas de vaines inductions théoriques ; ils ont été constatés par l'observation de sujets qui avaient succombé par suite de rétention d'urine, et ils sont acquis à la science.

Aux causes de spermatorrhée qui précèdent nous pourrions en ajouter beaucoup d'autres ; mais, pour n'en omettre aucune, il nous faudrait signaler tout ce qui peut irriter les organes génitaux, et plus spécialement la région prostatique de l'urètre, tout ce qui agit dans le même sens sur le rectum, sur le périnée; il nous faudrait, en outre, signaler des habitudes hygiéniques et des pratiques insalubres qui, par des voies diverses, conduisent aux mêmes résultats; nous trouverions également dans certains aliments échauffants et dans plusieurs médicaments des causes plus ou moins énergiques de spermatorrhée.

Ainsi, pour citer quelques-unes de ces périlleuses influences, nous dirons que *l'abus des injections irritantes dans l'urètre* est aujourd'hui une cause puissante de pertes séminales. Dirigées par des mains inhabiles et aventureuses, employées sans discernement et sans mesure, elles vont le plus souvent contre leur but, refoulent l'irritation de la membrane muqueuse dans la partie profonde du canal, la localisent sur la région prostatique et l'orifice des conduits éjaculateurs, et, de cette façon, activent et propagent l'irritation qu'on espérait éteindre.

Il faut en dire autant de *l'abus des purgatifs*, et surtout de l'aloès, qui détermine si fréquemment un état de phlogose habituel dans la muqueuse intestinale, des irritations chroniques du rectum, avec constipation ou diarrhée.

Des classes entières de médicaments, les *excitants*, les *diurétiques*, les *toniques*, etc., trompent bien souvent la prudence ou le savoir des médecins, et font payer bien cher leurs services. L'abus touche de près à l'usage dans le maniement de ces agents énergiques,

11

qui introduisent si souvent dans nos organes les germes morbides de l'irritation, du spasme, etc.

Nos aliments les plus ordinaires, le café et le thé, sont dans le même cas : l'usage modéré de ces boissons agréablement stimulantes est salutaire sans doute, mais l'abus qu'on en fait est souvent excessif ; elles irritent alors directement les organes génitaux, produisent rapidement la pléthore spermatique qui surcharge les vésicules séminales, allume l'instinct génésique et provoque des pollutions nocturnes que vont bientôt suivre et remplacer des pollutions diurnes avec leur déplorable cortége d'accidents.

Au nombre des habitudes hygiéniques qui prédisposent à la spermatorrhée, nous pouvons compter les *occupations sédentaires ;* la *station assise* longtemps prolongée, surtout sur des siéges rembourrés ; les longs voyages en voiture, etc. : toutes ces situations échauffent le périnée, irritent les organes génitaux, activent la sécrétion du sperme et provoquent des érections importunes. De là, la susceptibilité et l'impatience des vésicules séminales, leur contraction convulsive, et finalement des pollutions nocturnes et diurnes.

Il nous reste à parler des conditions toutes spéciales sous l'influence desquelles peuvent se produire les pertes séminales, ainsi que d'un ordre de causes qui tiennent exclusivement aux impulsions cérébro-spinales qui président aux manifestations de l'instinct génésique.

Placés, dans le dualisme humain, sur la frontière qui sépare la vie physique de la vie morale, les organes génitaux sont influencés par une pensée aussi bien que par une impulsion matérielle : la vue d'un tableau lascif, une image érotique purement idéale, produisent les mêmes effets qu'un excès de sperme dans les testicules ou les vésicules séminales. De là, une foule d'actions qui semblent indifférentes, et qui n'en sont pas moins des causes indirectes ou prédisposantes de spermatorrhée, comme la lecture des ouvrages licencieux, l'examen complaisant de tableaux obscènes, les habitudes galantes et les agaceries réciproques avec les femmes.

Voici ce qui arrive dans ces circonstances : par suite de l'excitation dont nous parlons, les organes génitaux sont dans un état de turgescence qui souvent est bien plus prolongé que le temps habituellement nécessaire au coït ; il s'écoule par la verge un fluide visqueux, transparent, qui est du liquide prostatique et non du sperme, et l'on ressent au périnée de forts battements, produits par l'augmentation de la vie dans ces organes. Ces excitations renouvelées fréquemment ne tardent pas à amener les pertes séminales, en produisant le relâchement, la distension et l'inflammation du réservoir du sperme. En effet, dans un coït régulier, après un temps plus ou moins prolongé, mais toujours assez restreint, d'excitation, l'éjaculation du liquide spermatique, en dégorgeant l'appareil génital, produit un mouvement de détente dans tout le système. A la suite des excitations mentionnées ci-dessus, outre qu'il n'y a pas évacuation spermatique, il y a distension longtemps prolongée des vaisseaux par le sang qui remplit tout l'appareil générateur. Aussi n'est-il pas rare de ressentir à la suite d'excitations de ce genre, le jour même ou le lendemain, une pesanteur incommode dans tout le bas-ventre, et surtout dans les testicules. Les élèves qui suivent nos conférences nous ont souvent, par leurs aveux, confirmé dans l'explication que nous venons de donner du mode d'action de cette cause très-fréquente de pertes séminales.

Les causes de la spermatorrhée sont si variées, et quelquefois si perfides, qu'on peut les trouver jusque dans l'état qui semblerait devoir en être le préservatif naturel, dans la *continence elle-même*.

Il y a certains individus chez lesquels la continence n'est point méritoire, parce qu'ils ne ressentent jamais l'aiguillon du plaisir. A ceux-là il est très-facile de rester vertueux, si toutefois il y a vertu quand il n'y a point de combat à soutenir, de tentations à surmonter. D'autres hommes, par fidélité à leurs serments ou à leurs vœux, sont continents; mais souvent c'est aux dépens de leur santé, et bientôt ils sont atteints de pertes séminales involontaires.

En effet, dans l'état normal de la vie, chez un homme bien portant parvenu à l'âge adulte, les testicules sécrètent continuellement et incessamment du sperme. Dans l'ordre des lois naturelles, *animales*, ce liquide doit être évacué de temps en temps, selon l'abondance de la sé-

crétion et la force de l'individu, pour servir à la reproduction de l'espèce. Si ce besoin matériel n'est pas satisfait, quand il y a réplétion des conduits séminifères
et des vésicules séminales, la nature elle-même se dé-
barrasse du *trop-plein* par une pollution nocturne, qui
se renouvelle d'autant plus fréquemment que la sécrétion est plus active. Tant que ces pollutions se main-
tiennent à un certain degré de fréquence, elles sont
salutaires et allégent l'individu : les personnes chez lesquelles ont lieu de semblables évacuations sont plus
légères, plus gaies, et ont ensuite une plus vive aptitude
au travail ; mais il arrive fréquemment que ce surcroît
de vie et ces besoins non satisfaits irritent l'appareil
génital, et l'on voit les pertes s'établir. Alors ce n'est
plus seulement pendant les rêves, ou le jour dans des
délires violents, que s'écoule le trop-plein, mais d'une
manière continue, pendant les selles ou l'évacuation
de l'urine. Ce sont surtout les ecclésiastiques qui ressentent les funestes effets de la fidélité avec laquelle ils
accomplissent leurs vœux, et je suis bien souvent consulté pour donner des conseils dans des cas semblables.

Toutes les causes de spermatorrhée que nous venons
de passer en revue produisent cette maladie par l'irritation qu'elles provoquent dans les organes spermatiques ; il y a toujours un état d'orgasme, de phlogose,
d'inflammation véritable enfin, qui se transmet aux vésicules séminales, qui les stimule, les agace, et finit par
amener leur impatience et leur révolte. Souvent l'atonie

se joint à l'excitabilité; complication délicate, qui est la source des incertitudes et des difficultés de la thérapeutique.

Mais il y a des cas, il faut en convenir, bien qu'ils soient assez rares, où l'*atonie* règne exclusivement, soit dans l'état local des organes génitaux, soit dans la constitution générale des malades : le sperme s'échappe par relâchement des canaux d'excrétion; la maladie a été produite par des influences purement débilitantes. La thérapeutique n'a point ici à hésiter dans le choix de ses moyens, qui, tous, doivent être demandés à la classe des excitants et des toniques.

Il y a des malheureux qui sont *fatalement prédisposés à la spermatorrhée*, et qui apportent en naissant le germe de cette déplorable affection; les signes dont ils sont marqués s'aperçoivent dans les organes génitaux ou dans d'autres organes qui en reçoivent l'influence éloignée. Ces derniers signes, qui se tirent du *timbre aigu de la voix*, de la *rareté* ou de l'*absence du système pileux*, de la *rondeur des formes*, etc., ont plus d'une fois donné le change sur la nature du sexe. Les premiers consistent dans *une exiguïté plus ou moins marquée des tissus érectiles*, accompagnée souvent d'*hypospadias* et de la *grandeur démesurée du méat urinaire*; dans la *petitesse inaccoutumée des testicules;* dans leur *descente tardive,* leur *mollesse*, la *déformation de leur surface;* dans la *longueur extrême du cordon spermatique* et la *flaccidité du scrotum*, etc. A ces vices de conformation correspondent souvent diverses imperfections dans l'état des voies urinaires.

On devra redouter le développement des pertes séminales chez les enfants, qui sont tourmentés dans le premier âge par des *incontinences rebelles d'urine*, surtout quand elles ont lieu le jour et la nuit, et qu'elles se prolongent plus ou moins avant l'adolescence. Ces malheureux enfants sont des victimes marquées d'avance, qui auront, quinze ans plus tard, les canaux éjaculateurs relâchés comme le col de la vessie, et chez lesquels le sperme se perdra involontairement comme l'urine. Il n'y a pas beaucoup mieux à attendre des enfants qui éprouvent, à l'aube de la vie, des *rétentions d'urine :* ils sont également prédisposés aux pertes séminales involontaires ; seulement il n'y aura pas simple *relâchement des organes*, mais encore *irritation, inflammation chronique, désordres inflammatoires organiques.*

Il est enfin quelques individus chez lesquels on est bien forcé de considérer la spermatorrhée comme *héréditaire*, puisqu'on ne constate chez eux aucune cause appréciable de cette affection, si ce n'est le fait d'être issus de parents qui en avaient été atteints.

Quelques autres nous offrent le phénomène dans des conditions plus insaisissables encore à l'esprit : ils n'ont été soumis à aucune cause réelle de spermatorrhée ; on n'aperçoit dans leur organisme aucune trace de prédisposition à cette redoutable affection ; ils en sont atteints néanmoins, et c'est *sous l'influence d'une frayeur*, *d'une impatience, d'une émotion*, qu'elle a éclaté. Ainsi un malade commença à souffrir de pollutions après une impatience prolongée, à la suite de laquelle il rendit du sperme en grande abondance. Un autre dénichait des moineaux ; bientôt il s'aperçoit qu'il est placé dans un endroit périlleux, la frayeur le saisit, et il est inondé de sperme sans érection ni sensation voluptueuse. Ceux-ci ont des pollutions en regardant en bas d'un lieu très-élevé ou en pensant qu'ils sont au bord d'un précipice ; le mouvement de l'escarpolette, des montagnes russes, produit le même effet chez ceux-là. Circonstances étranges, qui nous montrent sous un nouveau jour les profondes relations sympathiques qui enchaînent les organes génitaux aux organes urinaires, sans nous mieux révéler le mystère étiologique de la spermatorrhée. Chez ces malades, les émotions qui leur causent aujourd'hui des pertes séminales involontaires sont les mêmes qui leur causaient, dans le premier âge, des incontinences d'urine !

Tel est l'ensemble varié des causes qui sont le prélude des pertes séminales. Nous allons maintenant passer en revue les symptômes de cette formidable maladie.

SYMPTOMES ET DIAGNOSTIC

DE LA SPERMATORRHÉE.

Il importe, avant tout, de ne pas confondre l'état normal avec l'état pathologique; il ne faut pas prendre pour des malades ceux que tourmente un excès de force et de santé. Les pollutions nocturnes, personne ne l'ignore, ne sont pas toujours une maladie. Chez les jeunes pubères qui ne sont pas encore initiés aux mystères de la volupté, chez tous ceux qui vivent dans un état de chasteté contre lequel l'organisme se révolte, elles ne sont qu'une crise physiologique que provoque la nature au profit de la santé. On ne s'adresse pas même, dans ce cas, à un médecin, qui n'intervient jamais que pour rassurer des imaginations innocentes ou timorées. Nous avons déjà signalé ces émissions séminales naturelles, qui sont l'effet et le remède de la pléthore spermatique ; nous avons vu qu'elles étaient éminemment *actives*, préparées par des rêves érotiques, accompagnées d'érections énergiques, d'une vive contraction convulsive des vésicules séminales et d'une saisissante secousse voluptueuse ; l'explosion se fait avec

11.

un éclat qui réveille les sens endormis et donne l'illusion d'une scène réelle. Tant que ces pollutions nocturnes sont l'expression d'un besoin réel, elles agissent favorablement sur l'organisme, et font succéder à des troubles fonctionnels divers la vigueur et l'harmonie de tous les actes vitaux. Ainsi les individus qui sont dans la situation dont je parle ressentent, tous les huit, dix ou douze jours, un malaise général, de la pesanteur de tête ; ils sont moins bien disposés au travail et souffrent d'une inquiétude vague, qui ne cesse qu'après une perte nocturne, à la suite de laquelle ils rentrent dans toute la plénitude de leurs facultés physiques et morales.

La *transition de l'état normal à l'état pathologique* n'est pas toujours facile à saisir ; il ne faut en juger ni sur la quantité des pertes ni sur la fréquence des émissions. Les besoins de l'organisme sont infiniment variables et toujours inappréciables *à priori ;* il n'y a point de rapports précis entre la constitution et la virilité : l'un est soulagé par des pollutions abondantes qui seraient, pour un autre, accablantes et énervantes. On ne peut donc les apprécier que sur leurs *effets.* Les pollutions nocturnes sont *morbides,* l'*état pathologique commence* quand les effets produits changent de caractère. A son réveil le malade est lourd, paresseux, accablé ; il y a du trouble dans les idées, de l'aversion pour les travaux du corps et de l'esprit, etc. ; en même temps tous les phénomènes d'excitation qui caractérisaient les émissions ont diminué ou disparu : tout a changé, tout s'est *affaibli* et *décoloré* dans les érections, dans l'éjaculation, dans le plaisir ; les rêves érotiques ont cessé ; le spasme cynique disparaît ; le sperme s'est échappé à l'insu du malade. Ce liquide, appauvri, sans consistance, inodore, incolore et privé de zoospermes, se rapproche des fluides muqueux, prostatique ou uré- tral. La confusion, toutefois, n'est pas possible. Tous ces changements se sont produits insensiblement ; il n'y a point d'écoulement habituel ; le sperme sort tou- jours par explosion et le malade se trouve subitement inondé.

Ces pollutions nocturnes *passives* sont une véritable maladie et constituent la spermatorrhée à sa période d'invasion. Leurs signes ne sont pas équivoques ; qu'elles soient perçues ou non par le malade, les taches qu'elles laissent sur les draps du lit ne sauraient échap- per aux sens. Les mêmes caractères servent à les reconnaître et à mesurer leur gravité : plus elles sont passives, plus elles sont opiniâtres et dange- reuses.

Dans l'état physiologique, les animalcules fourmillent dans un sperme richement élaboré ; la titillation inces- sante des vésicules séminales éveille dans l'encéphale un mélange désordonné de pensées érotiques et d'ob- sessions fantastiques et bizarres qui provoquent fatale- ment l'explosion convulsive des organes génitaux ; l'imagination trompe la nature, mais son vœu s'ac-

complit dans l'illusion. Dans l'état pathologique, au
contraire, un sperme aqueux et inerte n'agit plus sur
l'encéphale, mais il importune les vésicules séminales,
qui entrent brusquement en action sous l'impulsion
des excitations les plus légères et les plus anomales : le
décubitus sur le dos, l'état de plénitude de la vessie,
un lit trop chaud, etc., précipitent l'éjaculation. L'impatience débile de l'appareil génital expire dans l'é-
puisement, sans éveiller dans les centres nerveux
aucune image lascive. Ce sont ces pollutions précipitées
qui échappent, pour ainsi dire, sans cause, qui sont
inaperçues et ne se reconnaissent qu'au réveil, qui sont
les plus graves ; elles touchent à l'apogée du mal, qui va
se métamorphoser et prendre la forme de *pollutions
diurnes.*

Les pertes séminales involontaires diurnes sont
presque toujours ignorées des malades et échappent
trop souvent aux médecins ; les signes qui les révèlent,
déjà incertains et obscurs quand le *sperme sort sous
l'impulsion de la défécation,* trompent plus facilement
encore s'il pénètre dans la vessie et s'échappe avec les
urines. La difficulté tient en partie, dans un cas comme
dans l'autre, à l'altération de ce liquide, qui devient
chaque jour plus aqueux, et que les malades confondent
avec les mucosités sécrétées par l'urètre et par la prostate. A cette cause d'erreur il faut ajouter l'absence
ordinaire de toute sensation voluptueuse et d'autres
inégalités propres à cette capricieuse et mobile affection.

Ainsi, tantôt le sperme est abondant, tantôt il ne sort
que par gouttes ; ordinairement il accompagne la défécation, mais souvent il la suit, et ce n'est que quelques minutes plus tard que le malade se trouve subitement mouillé par un liquide qu'il prend pour des
gouttes d'urine retardataire. Dans ce cas, le sperme ne
sort pas toujours par l'effet de la pression des vésicules
séminales ; il y a contraction convulsive, éjaculation
véritable ; aussi les organes génitaux donnent-ils alors
quelques signes d'orgasme, de turgescence ou d'érection ; un vague sentiment de plaisir surprend le malade. Les pertes diurnes ne sont donc pas nécessairement passives ; elles ne méritent cette qualification que
lorsqu'elles sont le résultat de la compression seule,
mécanique, des vésicules séminales ; mais il en est
autrement de celles qui tiennent à la contraction convulsive de ces réservoirs, provoquée par une irritation
morbide dont le point de départ est le plus souvent
dans le rectum. Cette distinction n'est pas oiseuse ;
elle éclaire l'étiologie si obscure des pertes séminales
diurnes, qui peuvent tout aussi bien tenir à la diarrhée qu'à la constipation ; leur mécanisme diffère
dans les deux cas : *passives, sans érection* et *sans*
plaisir , dans le dernier, elles consistent alors dans
une *pression extérieure* qui aplatit brusquement les vésicules séminales et *exprime le sperme ;* dans le premier, au contraire, ces poches contractiles se vident
activement et éjaculent le liquide séminal avec un cer-

tain éclat, avec des simulacres plus ou moins marqués
d'érection et de jouissance. C'est toujours sous cette
forme que la *diarrhée,* les *hémorroïdes*, les *ascarides*,
les *dartres*, etc., provoquent la sortie involontaire du
sperme pendant le jour.

Quelles que soient la forme sous laquelle se montrent
les pertes diurnes et la cause efficiente qui les produit,
il est un *signe caractéristique* ou pathognomonique
qui ne laisse aucune incertitude ni sur la nature ni
sur la source du liquide : c'est la *présence des spermatozoïdes ;* nous nous bornons pour le moment à l'indiquer ; nous y reviendrons plus loin. Mais un observateur attentif n'a pas ordinairement besoin de ce
moyen de démonstration. Il ne lui reste, en effet, aucune incertitude sur la nature du liquide qui s'échappe
par l'urètre, quand il sort brusquement, par explosion, quand sa sortie est intermittente, quand les quantités rendues dans chaque émission dépassent visiblement les quelques gouttes de matière épaisse et filante
qu'on peut comprimer, dans un instant donné, des
follicules de l'urètre ou de la prostate. Ajoutons que
le sperme le plus aqueux, frotté entre les doigts, *mousse
comme du savon*, et que le frottement développe notablement l'*odeur caractéristique* qui lui est propre.

Quand il s'agit de pertes diurnes, on n'a plus à
distinguer, comme dans le cas de pertes nocturnes,
entre l'état normal et l'état morbide. La *perte involontaire du sperme pendant le jour est toujours un acci-*

dent qui peut être, il est vrai, plus ou moins grave, mais qui n'est favorable dans aucun cas. Sans doute, on ne verra ni la même gravité ni le même danger dans une perte séminale diurne éphémère, qui tient à des efforts excessifs de défécation coïncidant avec un état de pléthore spermatique, exagérée par une longue continence, et dans celles que provoquent habituellement les plus légers efforts de défécation : celles-ci accusent une susceptibilité ou une atonie des vésicules spermatiques véritablement morbide ; la première n'est qu'une déviation fortuite et passagère dans l'exercice d'une fonction naturelle dont les exemples sont d'ailleurs assez rares. Entre ces deux termes extrêmes, on trouve peu de nuances qui puissent donner lieu à une confusion entre l'état pathologique et l'état normal.

Il est à peine nécessaire de parler des cas où des *pollutions diurnes excessives et répétées servent à juger des maladies aiguës;* les auteurs en rapportent quelques rares exemples. On cite des *fièvres graves,* des *manies aiguës* qui se sont jugées tout à coup, à la très-grande surprise des assistants, par une succession rapide d'éjaculations spontanées et critiques. Dans la préface d'une traduction de l'ouvrage de WICHMAN, par le docteur SAINTE-MARIE, il est fait mention d'un homme tombé, à la suite de chagrins domestiques, dans une manie furieuse, avec penchants au suicide; cet état dura trois jours: le malade recouvra sa raison à la suite d'un priapisme pendant lequel il éjacula quatorze fois en quelques heures; le calme le plus parfait succéda à cette crise extraordinaire. La même maladie se reproduisit un an plus tard, sous l'influence des mêmes causes, et se termina de la même manière en quelques jours. On trouve dans d'autres ouvrages des observations analogues dont l'authenticité paraît irrécusable. Mais ces faits excentriques, qui sont en quelque sorte les miracles de la science, s'écartent de la règle sans l'infirmer. Bien loin donc d'être un moyen de salut, la sortie diurne du liquide séminal est presque toujours un danger redoutable qu'il faut savoir reconnaître et conjurer.

C'est principalement quand le *sperme sort avec les urines*, que le mal est insidieux et grave; la répétition facile des émissions accuse un profond désordre; l'altération et le mélange des deux liquides masquent aisément les caractères propres à la liqueur séminale.

Il importe avant tout de savoir que le sperme ne sort jamais qu'avec les dernières gouttes d'urine : c'est toujours au moment où la miction s'achève, par deux ou trois petites secousses convulsives, vulgairement appelées *coups de piston*, qu'on voit arriver au méat urinaire un liquide épais, gluant, qui n'est autre qu'un mélange de sperme, de liquide prostatique et d'urine; quelquefois même c'est du sperme pur, qui n'est alors sorti qu'après l'entière évacuation de la vessie. Cette remarque est d'autant plus intéressante qu'elle ne trompe jamais, et qu'avant le dernier temps de la miction, rien de suspect ne s'aperçoit dans l'urine. La règle est donc sans exception, à moins que le malade, avant d'uriner, n'ait pratiqué le coït ou n'ait eu de fortes excitations érotiques, soit par une lecture lascive, soit par des attouchements ou conversations trop intimes avec une femme. Dans ce cas, on conçoit que les conduits éjaculateurs puissent laisser échapper un peu du liquide qu'ils doivent contenir; mais c'est déjà un indice de relâchement.

Il est facile de se rendre compte que l'émission du liquide séminal à la suite de la sortie de l'urine n'est pas l'effet de la compression des vésicules; la vessie n'en peut exercer aucune quand elle est à peu près vide. Il y a contraction convulsive spontanée de ces réservoirs par *consensus* sympathique avec la vessie.

Il est une particularité qui se présente fréquemment à notre consultation, et sur laquelle nous avons besoin d'attirer tout spécialement l'attention des médecins et des malades, afin d'éviter les nombreuses méprises dont nous sommes le confident. Voici le fait : Un malade nous donne le détail de tous les symptômes qu'il ressent, et, d'après leur ensemble, nous croyons pouvoir reconnaître une spermatorrhée. Le patient nous répond aussitôt qu'un médecin déjà consulté a porté le même diagnostic, mais qu'une analyse du liquide, recueilli sur le méat urinaire après la sortie de l'urine ou des garde-robes, a démontré la nature *exclusivement prostatique* de la sécrétion. Donc il n'y a pas pertes séminales, mais *prosta-torrhée* seulement, et par suite il est inutile de tenir compte de ce symptôme, et il faut chercher ailleurs la cause des souffrances malheureusement trop réelles. Or, c'est là une erreur capitale dont nous constatons chaque jour les fâcheuses conséquences. Les pertes prostatiques sont l'avant-coureur qui annonce inévitablement l'invasion de pertes séminales dans un temps plus ou moins éloigné. Du reste, chez certains individus, cette prostatorrhée provoque sur l'ensemble de l'organisation les mêmes ravages que les pertes séminales les mieux confirmées, et le médecin doit s'occuper aussi activement de combattre cette perte prostatique que s'il avait affaire à une spermatorrhée complétement caractérisée.

Quand il y a complication de *pertes séminales diurnes* avec un *écoulement blennorrhagique,* rien de plus simple que la distinction du sperme et des mucosités qui peuvent troubler l'urine; en effet, les premiers jets sont troublés par les mucosités qu'on voit tourbillonner, l'urine s'éclaircit après la sortie de toutes les matières accumulées dans l'urètre, pour se troubler de nouveau à la fin de la miction, sous l'influence de la perte qui coïncide avec les dernières contractions vésicales.

Quand il y a *catarrhe vésical,* l'urine est plus ou moins mélangée dans la vessie avec des mucosités filantes, avec du pus, du sang, des débris d'épithélium; mais toutes ces matières, pesant spécifiquement plus que l'urine, s'accumulent vers le col de la vessie et sont entraînées, comme le mucus urétral, avec les premiers flots d'urine; il n'est donc pas possible de les confondre avec le sperme, qui ne se mêle qu'aux derniers.

Dans *un bain*, tous ces liquides, urétraux, prostatiques, spermatiques, etc., se montrent sous des apparences nouvelles, qui servent encore à les distinguer. Le sperme sort invariablement à la fin de la miction; s'il n'y a aucune complication, on le reconnaît facilement aux grumeaux et aux flocons opaques, qui troublent les derniers jets de l'urine; on les voit s'éparpiller et tourbillonner dans tous les sens. Quand le sperme est très-altéré, très-aqueux, il ne forme plus de flocons, ni de granulations bien distinctes; mais on le reconnaît encore facilement à l'accroissement d'opacité et de densité que prend subitement l'urine, et qui se communique à l'eau du bain; on voit les derniers jets sortir sous forme de rubans ou de traînées, qui projettent, si la lumière est vive, une ombre sensible sur la cuisse. On peut se représenter ce qui se passe si l'on se rappelle les traînées de sirop qui descendent dans un verre d'eau, quand on fait fondre un morceau de sucre à la surface du liquide.

Quand il y a coexistence d'une blennorrhagie, d'un catarrhe vésical avec des pertes séminales diurnes, la miction s'accomplissant dans un bain donne lieu à une succession invariable de phénomènes et d'apparences qui ne trompent jamais un œil exercé, et qui ne permettent pas de confondre le sperme avec les autres liquides : l'urine et l'eau du bain se troublent au commencement de la miction, puis reprennent leur transparence, puis se troublent de nouveau aux derniers jets d'urine ; ces changements se montrent sous des apparences dissemblables, qu'il est facile de saisir et d'apprécier.

Certaines remarques ont été faites et indiquées pour reconnaître directement là présence du sperme dans les urines. Ainsi, dans les cas récents, on voit se précipiter au fond du vase de petites granulations de forme et de grosseur diverses, irrégulièrement sphériques et demi-transparentes, *qui simulent assez bien des grains de semoule ;* elles sont molles, sans adhérence aux parois du vase, et se montrent avant le refroidissement ; ces caractères les distinguent suffisamment des granulations salines et des liquides muqueux vésical, prostatique, urétral. Dans les cas graves et anciens, ces granulations ne se montrent plus ; mais elles sont remplacées par un nuage épais, blanchâtre, homogène et pointillé de granules brillants, qui gagne insensiblement les couches inférieures de l'urine.

Ces derniers caractères distinctifs ne sont pas également tranchés, également démonstratifs dans tous les cas ; leur valeur semblera quelquefois contestable : néanmoins il arrivera souvent qu'ils ne laisseront dans l'esprit aucun doute, ou qu'ils feront naître des soupçons qui toucheront de bien près à la certitude. C'est *dans les urines du matin* qu'on les trouvera plus marqués, surtout si la nuit a été agitée par des rêves érotiques; il en sera de même des urines rendues à la suite d'excès de tout genre, après des lectures lascives, des aventures galantes, des entretiens lubriques, des libations exagérées, etc.

Au reste, les pertes séminales involontaires diurnes ne se dérobent pas toujours à la connaissance des malades; ceux qui savent s'observer, ceux qui conservent, dans une certaine mesure, la conscience des actes et des mouvements organiques qui se passent en eux, sont avertis de la catastrophe par des sensations qui les trompent rarement : il en est qui sentent très-distinctement la contraction convulsive des vésicules séminales; l'émission du sperme n'est pas chez tous absolument sans plaisir; quelquefois les organes génitaux montrent des vestiges de vitalité, la verge se boursoufle et entre dans un *état de demi-érection ;* d'autres fois, au contraire, la *verge se rapetisse,* et les testicules se rétractent vers les anneaux pubiens, sous l'impression d'un élancement douloureux, qui s'étend du col de la vessie au gland : cet état de spasme tient alors à la susceptibilité insolite de quelque portion de l'urètre, que surprend et offense le brusque passage du liquide spermatique. Certains malades, sans éprouver une véritable sensation voluptueuse, savent pourtant très-bien reconnaître l'arrivée du sperme dans l'urètre à une sorte de

chatouillement qui ne leur laisse aucun doute; d'autres
sentent, au moment de l'émission spermatique, un *fris-
sonnement*, une *douleur*, une *secousse* dans les organes
génitaux, vers l'anus ou ailleurs; on en a vu qui avaient
des *élancements dans le mamelon*, etc. Les tabescents
ne tardent pas à remarquer ces coïncidences diverses
qui correspondent à la sortie du sperme, et qui deviennent de véritables signes qui l'annoncent; ainsi avertis,
ils témoignent par une émotion subite qu'ils ne doutent
pas de la nature de l'accident qui vient d'arriver.

Les pertes séminales diurnes qui ont lieu pendant
l'émission des urines et la défécation sont les seules qui
peuvent être entièrement ignorées, les seules que les
malades ne soupçonnent pas. Il est pourtant un signe
certain qui les dévoile et qui ne peut échapper à leur
attention : nous voulons parler de l'*impuissance*. Il ne
s'agit pas de celle qui tient à des causes accidentelles
et éphémères, ou à des imperfections physiques permanentes et congénitales : on connaît assez l'influence
de l'imagination sur la virilité; on connaît les effets
glaçants de la crainte; on sait que les plus ardentes
passions peuvent s'éteindre subitement dans les humiliations d'une impuissance imaginaire; d'un autre côté,
les disgraciés et les infirmes ne sont pas rares : la nature elle-même fait souvent des eunuques; mais nous
ne parlons ici que de l'*impuissance acquise et permanente, survenue progressivement dans l'âge de la virilité;* or nous répétons qu'elle ne peut tenir qu'à des

pertes séminales insensibles, et qu'elle en est l'un des signes les plus caractéristiques et les moins incertains.

Cette impuissance peut être déjà l'effet des pertes séminales nocturnes ; mais, quand elle persiste après leur disparition, il est à peu près certain que les pertes n'ont pas cessé ; seulement, au lieu de se faire plus ou moins ostensiblement pendant la nuit, elles passent inaperçues pendant le jour, sous les efforts de la défécation ou les dernières secousses convulsives de la miction. Les malades reçoivent toujours, sous la même forme, les avertissements qui leur annoncent une prochaine impuissance. Dans l'état normal, quand le sperme est bien constitué, c'est un liquide épais, grumeleux, d'un blanc grisâtre, fourmillant de zoospermes à l'inspection microscopique. Quand une pareille liqueur séminale remplit et distend les réservoirs spermatiques, la sensation du besoin de coïter s'éveille, et quand l'acte a lieu, le sperme n'est expulsé qu'au milieu des efforts d'un spasme cynique très-énergique, précédé d'une érection vigoureuse et suffisamment prolongée de la verge. Mais lorsqu'un individu est en proie à des pertes séminales insensibles, ce tableau se modifie tristement : ainsi la vigueur et la durée des érections diminuent, tandis que l'éjaculation devient de plus en plus facile et prématurément précipitée. L'impatience morbide des vésicules s'accroît à mesure que les tissus érectiles cessent de répondre aux excitations. Ces phénomènes marchent ainsi dans un ordre inverse, et s'alimentent aux sources mêmes dont ils proviennent; la déperdition continue appauvrit sans cesse la liqueur prolifique, et la rend de moins en moins propre à provoquer l'orgasme érectile de l'appareil génital; c'est cet état normal du sperme altéré et dénaturé qui rend les vésicules intolérantes et qui précipite leur convulsion intempestive. Le sperme s'échappe alors sous l'impulsion des plus insignifiantes provocations, et presque sans aucune manifestation extérieure de l'appareil génital. Un tel silence dans des organes ordinairement si susceptibles étonne et trompe les malades; ils se font aisément illusion sur leurs forces; ils croient que c'est l'occasion qui manque; ils la cherchent; mais l'épreuve ne leur est pas favorable : ils assistent avec surprise à l'humiliation de leur orgueil et à la défaite de leur volonté; ils se trouvent impuissants.

Diverses *complications* peuvent attirer l'attention des malades, les jeter bien loin de la vérité, et leur fermer les yeux sur la cause réelle de leurs misères; les principales sont des *maladies des voies urinaires*. Nous avons itérativement signalé les connexions anatomiques et les relations fonctionnelles, soit synergiques, soit sympathiques, qui unissent les deux appareils de la génération et de la miction. Tout cela se retrouve dans l'ordre pathologique : rien de plus fréquent que la coexistence de l'*urétrite*, de la *cystite*, de la *néphrite*, des *irritations de la glande prostate et des testicules*, des *rétrécissements*, etc., avec les pertes séminales diurnes. La complication des maux amène aisément la confusion des signes. Quand il n'y a que des pertes nocturnes, il est toujours facile de les distinguer des divers écoulements muqueux qui sortent par le canal de l'urètre ; mais, quand les pertes nocturnes cessent, quand elles sont remplacées par des pertes diurnes, il est d'autant plus facile de se tromper, que les écoulements muqueux sont quelquefois intermittents comme les pertes de semence, et que, dans tous les cas, ils s'exaspèrent ou s'atténuent alternativement, sous l'influence de causes diverses ; or c'est précisément aux exacerbations que correspondent les accidents et les souffrances des malades. On croit voir naturellement s'enchaîner la cause et ses effets ; on se trompe néanmoins, parce que l'on ignore que des pertes diurnes inaperçues accompagnent ces écoulements dans toutes leurs variations. Les muqueuses génitale et urinaire s'irritent ou se calment sous les mêmes influences, soit sympathiquement, soit par voie de continuité de tissu. Il est trop évident, pour que nous ayons besoin d'insister sur la démonstration, que c'est à la perte du liquide séminal, et non pas à celle d'un mucus inerte, que sont dues les profondes atteintes portées à la santé.

Nous voyons journellement dans notre cabinet des personnes qui viennent nous consulter pour de prétendus écoulements rebelles qui durent depuis six mois, un an, deux ans et même davantage. Tout a été mis inutilement et consciencieusement en usage : copahu, cu-

12

bèbe, alun, fer, injections, etc., sous toutes les formes et
à toute dose. Le récit seul des malades, tant nous avons
l'habitude des cas analogues, nous fait tenir sur nos gardes, et, avant toute exploration, nous sommes presque
certain d'avoir affaire à une perte séminale insensible.
L'examen du liquide, les taches qu'il forme sur le linge,
le passage d'une bougie à boule, en faisant voir le siége
précis du mal, lèvent tous les doutes, et nous expliquons alors comment une affection primitivement blennorrhagique, en se localisant dans la partie profonde du
canal, sur l'orifice des conduits éjaculateurs du sperme,
en a amené l'inflammation chronique, le ramollissement, le relâchement. De cet état aux pertes séminales
confirmées, il n'y a qu'un pas; et bien des circonstances,
y compris les médicaments intempestifs, se réunissent
pour que ce pas soit promptement franchi.

Quant aux pertes séminales diurnes qui n'ont lieu
ni pendant la défécation ni pendant l'émission des
urines, elles tiennent toutes à la *contraction convulsive,* à l'*impatience*, à l'*éréthisme morbide des
vésicules séminales* : il est difficile de n'en avoir pas
conscience; même dans les cas où l'intolérance exagérée
de ces poches contractiles expulse le sperme sans aucune turgescence des tissus érectiles, sans trace d'érection, il est à peu près impossible que la brusque arrivée
dans l'urètre du flot séminal échappe à l'attention. D'ailleurs les organes ne sont pas toujours tombés dans un
état de défaillance absolue; quelques simulacres d'érec-

tion peuvent précéder ou accompagner l'éjaculation ; une secousse voluptueuse peut encore surprendre les sens. Il est vrai que les cas contraires ne sont pas rares : on voit des malades perdre leur semence sous l'impulsion de plaisirs insignifiants et des plus fugaces excitations. L'irritabilité convulsive, épileptique des vésicules coïncide avec la plus silencieuse immobilité de l'appareil érectile ; rien ne se révèle à la sensibilité ; les malades ne sont avertis des catastrophes que par la sensation d'un liquide chaud qui sort par l'urètre. Tantôt c'est une impression physique, le *simple contact de la chemise,* qui provoque l'explosion ; tantôt c'est une *émotion,* une *impatience,* la vue ou le souvenir d'une femme jadis aimée. On a vu des pollutions diurnes éclater sans aucune provocation physique ou morale : les malades, *assis, sérieusement occupés,* éprouvaient tout à coup des élancements dans la profondeur du périnée, puis des contractions convulsives, répétées, incoercibles, qui aboutissaient fatalement à l'éjaculation.

Dans toutes ces circonstances, le *diagnostic* repose exclusivement sur la forme des explosions, ainsi que sur les caractères physiques et chimiques du liquide. Il faut de nouveau répéter ici que la nature spermatique de ce liquide n'est pas douteuse toutes les fois que l'émission est intermittente, brusque et abondante ; le sperme seul peut s'échapper sous cette forme, qui ne convient ni au mucus urétral ni au fluide prostatique, etc., etc. Quant aux caractères immédiatement appréciables aux sens, la liqueur séminale est encore la seule qui se montre épaisse, visqueuse et gluante, qui s'arrête quelquefois au méat urinaire, sous forme de grumeaux caillebotés, aussi consistants que l'amidon ; qui laisse sur le linge des empreintes semblables à celles de l'empois, qui mousse entre les doigts comme du savon et exhale une odeur spéciale essentiellement caractéristique : cette liqueur est enfin la seule qui puisse contenir des zoospermes. Nous arrivons à l'étude microscopique du sperme, qui va nous fournir des caractères pathognomoniques exclusivement propres à ce liquide.

Extrait du *Traité pratique des maladies des voies urinaires,*

PHYSIOLOGIE DU SPERME,

Le sperme est un liquide complexe, formé des sécrétions réunies du testicule, du canal déférent, des vésicules séminales, de la glande prostate, des glandes de Cowper, et même des lacunes et follicules muqueux de l'urètre.

Au sortir du canal de l'urètre, la semence prolifique se présente sous la forme d'un liquide formé de deux parties bien distinctes : l'une, plus fluide, lactescente ; l'autre, grumeleuse, transparente, plus visqueuse et fort analogue à du blanc d'œuf. Ces deux éléments du sperme sont fort distincts au moment de l'éjaculation ; mais quand ce liquide est abandonné à lui-même au contact de l'air, ils deviennent tous deux plus fluides et se mélangent intimement.

Le sperme répand une *odeur* pénétrante, fade, *sui generis*, analogue à celle de l'*eau de Javelle*, de la *limaille d'os*, ou de la *fleur de marronnier*.

Ce liquide est *alcalin*; son *analyse chimique* nous le montre composé d'eau, de mucus, de matière albumineuse, de soude, de phosphate de chaux, d'un peu de phosphore et d'une matière animale propre, la *spermatine*.

L'*examen microscopique* fait découvrir dans le sperme des particules animées auxquelles on a donné le nom d'*animalcules*, *vers*, *filaments spermatiques*; *zoospermes*; *spermatozoaires*; *spermatozoïdes* et *corpuscules mouvants*. Ces animalcules existent dans la liqueur fécondante de tous les animaux, et ils présentent des caractères tellement tranchés, lorsqu'ils sont arrivés à leur complet développement, qu'ils ne peuvent laisser aucun doute sur la nature du liquide dans lequel on les rencontre.

Les animalcules spermatiques ne naissent pas tout d'une pièce : on voit d'abord se former une ampoule où vésicule qui renferme un nombre plus ou moins considérable de globules, depuis 2 jusqu'à 20. Chacun de ces globules, d'abord très-petit et dans lequel on ne distingue rien, s'accroît et présente un ou plusieurs points isolés qui sont les rudiments des animalcules spermatiques. Plus tard, les spermatozoïdes, plus ou moins roulés sur eux-mêmes, sont encore enveloppés dans l'ampoule primitive, qui se rompt à son tour, et

12.

dont les vestiges disparaissent sans laisser de résidu. Alors les animalcules se redressent, s'arrangent en faisceau très-régulièrement, toutes les têtes tournées du même côté, et c'est ainsi qu'ils sortent du testicule pour gagner la tête de l'épididyme, et de là le canal déférent. A mesure qu'ils s'avancent dans ce conduit pour se rendre dans les vésicules séminales, les faisceaux se dissocient, et il ne reste plus qu'une masse de spermatozoïdes serrés, entrelacés, confondus les uns dans les autres, et n'ayant que des mouvements peu étendus ou insensibles à cause de la viscosité du liquide trop peu abondant qui les baigne.

Au sortir de l'éjaculation, au contraire, quand la liqueur des vésicules séminales a été mêlée au produit des sécrétions de la glande prostate, des glandes de Cowper et des lacunes ou follicules muqueux du canal de l'urètre, les animalcules spermatiques, beaucoup plus isolés, peuvent être examinés facilement.

Leur forme, dans l'espèce humaine, a été comparée à celle du têtard de la grenouille ; ils se composent en effet d'une partie renflée ovoïde, un peu aplatie, c'est la *tête*, et d'un prolongement filiforme, qui va en s'amincissant, et qu'on appelle la *queue*. Leur petitesse est telle, que 50,000 réunis ne peuvent égaler la grosseur d'un grain de sable. En effet, leur longueur totale est de $\frac{1}{20}$ de millimètre, et le grand diamètre de la tête n'excède pas $\frac{1}{300}$ à $\frac{1}{200}$ de millimètre. Ils sont plus grands dans d'autres espèces animales, et leur

forme, bien qu'analogue, offre de notables différences.

Si l'on examine au foyer du microscope, avec un
grossissement de 4 ou 500 fois, une goutte de sperme
au moment de son émission, on voit les animalcules se
mouvoir avec une rapidité extrême ; ils s'agitent en
tous sens, nagent dans le liquide à la manière des an-
guilles, en faisant onduler leur queue, surmontant les
obstacles que leur présente le courant du liquide ; on
distingue un point blanc très-brillant à l'union de la
tête avec la queue. Peu à peu leurs mouvements se ra-
lentissent et la vie les abandonne. La durée de la vie
des zoospermes, après leur sortie des vésicules séminales, dépend de la vigueur de l'individu de qui ils
proviennent et des organes dans lesquels ils sont déposés : s'ils sont exposés à l'air libre, leurs mouvements
se prolongent peu de temps, quatre, six, huit, douze
heures au plus ; mais s'ils ont pénétré dans la matrice,
dans les trompes de Fallope et sur les ovaires, leur vie,
c'est-à-dire leurs mouvements peuvent persister pendant
huit et dix jours. Leur nombre est aussi en rapport avec
le pouvoir fécondant du sperme ; et enfin, comme
nous aurons occasion de l'indiquer tout à l'heure, la
nature du liquide avec lequel ils sont en contact hors
des vésicules peut prolonger ou abréger leur existence.

C'est là la description du sperme normal. Mais quand
les pertes ont épuisé l'organisme, les animalcules sont
moins nombreux, moins développés, moins vivaces ;

leurs mouvements sont moins vifs. Plus tard, les dimensions des zoospermes diminuent quelquefois d'un quart, d'un tiers; la queue devient difficile à voir, même avec un grossissement de quatre cents fois. Enfin, quand les malades épuisés sont tombés dans le marasme, il n'y a plus d'animalcules : ils sont remplacés par des corpuscules brillants, arrondis, qui semblent être des têtes de zoospermes. Parvenu à ce degré, ce liquide ne jouit plus de propriétés fécondantes, et l'individu qui le sécrète est stérile.

Parfois le sperme, outre les changements personnels dont nous venons de parler, contient du *sang* ou du *pus*, liquides parfaitement reconnaissables par les caractères microscopiques spéciaux de leurs globules, et dont la présence indique divers degrés d'altération des réservoirs ou conduits spermatiques.

Symptômes généraux de la spermatorrhée.

La spermatorrhée va se montrer sous sa forme la plus hideuse ; nous allons voir l'horrible mal marquer au front toutes ses victimes et promener sa fureur sur tous les points de l'organisme ; c'est aux sources mêmes de l'intelligence et de la vie, c'est principalement sur les *systèmes nerveux* et *digestif* que nous la verrons exercer des ravages trop souvent irréparables.

La spermatorrhée ruine la santé et dégrade l'intelli-

gencé sans provoquer directement aucune réaction fébrile ; Hippocrate nous l'avait appris : *les malades*,
dit-il, *sont sans fièvre; mais si, plus tard, ils sont
pris de fièvres violentes, ils meurent de lipyrie.* Ce
mot *lipyrie* signifiait, pour Hippocrate, une inflammation des viscères, avec chaleur interne et froid extérieur. Les auteurs modernes ne s'accordent pas tous
sur ce point avec le père de la médecine; ils opposent
à ses paroles des faits nombreux, et soutiennent qu'on
voit tous les jours des tabescents atteints de fièvres
graves, de fièvre lente nerveuse surtout ; que rien, en
un mot, n'est plus commun qu'une réaction fébrile
dans les pertes séminales de toute nature. La remarque
est juste, mais il faut s'entendre. Sans doute, les auteurs ont raison, les tabescents sont très-souvent pris
de fièvres ; mais si les faits qu'ils invoquent ne sont
pas contestables, il n'en est pas ainsi de l'interprétation qu'ils leur donnent. Les fièvres dont ils parlent et
qui sont leur unique argument, Hippocrate les a
vues, il en parle explicitement; mais ces fièvres n'é-
taient pas pour lui des conséquences directes ou immé-
diates de la spermatorrhée; il les considérait comme
des *maladies intercurrentes*, des *complications*. Or
toute la question est là : la spermatorrhée provoque-
t-elle directement la fièvre? est-elle, dans toutes ses manifestations, dans toutes ses formes, essentiellement
apyrétique? les fièvres graves, hectiques, nerveuses, etc.,
qui attaquent si souvent les tabescents, ne sont-elles

pas toujours l'effet direct d'une lésion consécutive, d'une complication inflammatoire ou organique secondaire ?

L'analyse pathologique ne laisse incertaine aucune de ces questions. Toutes les fois que la fièvre se déclare dans le cours de la spermatorrhée, on peut être certain qu'elle a son point de départ et sa raison d'être dans une inflammation viscérale accidentelle ; *les tabescents spermatorrhéiques sont toujours sans fièvre,* nonseulement au début de leur maladie, mais dans toutes ses périodes successives, *tant qu'il ne survient aucune complication.* L'état fébrile n'est donc jamais un effet direct des pertes séminales ; mais il ne faut pas oublier que les tabescents ne sont pas, relativement aux fièvres, affranchis de la condition commune : ils sont, au contraire, incessamment menacés. On sait bien que tout ce qui débilite, tout ce qui altère, tout ce qui pervertit les forces de l'organisme, rend plus impressionnable aux agents extérieurs de destruction : le niveau de la résistance vitale baisse. Or il n'est rien, à titre de cause débilitante, qui se puisse comparer à la déperdition habituelle du liquide séminal. Il faut donc toujours s'attendre à voir éclater, chez les tabescents, soit des inflammations aiguës dans divers organes, pneumonie, phthisie, gastrite, rhumatisme articulaire, etc., soit une fièvre grave, fièvre typhoïde ou phlegmasie de mauvais caractère, etc. Seulement, toutes ces maladies doivent être considérées comme indépendantes de la spermatorrhée et traitées

selon les indications spéciales qu'elles présentent ;
elles ont bien leur point de départ dans les pertes séminales, qui ont miné, ruiné et fatalement prédisposé
l'organisme, mais elles n'en sont ni des conséquences
nécessaires et directes ni des symptômes essentiels.

Toute perte habituelle et immodérée de semence,
volontaire ou non, ne tarde pas à produire des effets
appréciables, d'un caractère grave et complexe. Tout
baisse, tout fléchit, mais tout se trouble et se pervertit
en même temps dans l'organisme. Une double atteinte
est portée à toutes les forces, à toutes les énergies de
la vie ; on peut constater les effets déprimants des pertes dans le jeu de tous les organes comme dans l'exercice de toutes les fonctions. C'est aux systèmes nerveux cérébro-spinal et trisplanchnique qu'on doit
rapporter l'action primitive et directe des pertes séminales. Essentiellement nerveux, ces symptômes se distinguent, par ce caractère qui leur est commun, des
maladies idiopathiques essentielles ou organiques. La
nature nerveuse des accidents nous explique pourquoi
ils ne survivent pas, dans le principe du moins, à la
cause qui les entretenait ; mais il en est de l'organisme
humain comme des machines, dont tous les rouages
s'arrêtent avec le ressort principal qui les fait mouvoir.
C'est dans le système nerveux que la vie puise la séve
qui alimente tous les actes organiques. Les perturbations nerveuses ne se prolongent jamais sans introduire
le désordre dans les fonctions assimilatrices ou nutri-

tives. Une nouvelle série d'accidents se produit alors, qui décèle les progrès du mal et la participation solidaire de tous les appareils organiques aux souffrances et aux troubles du système nerveux.

L'*atteinte portée aux forces digestives* par les pertes exagérées de semence se dissimule d'abord sous l'apparence trompeuse d'une augmentation de l'appétit. Cette illusion du sens nutritif général, stimulé par la déperdition incessante du liquide vivifiant, provoque des besoins factices qui portent les malades à manger avec excès. Les digestions sont d'abord promptes et faciles ; mais bientôt elles se prolongent, deviennent pénibles, laborieuses, et trahissent l'impuissance toujours croissante d'un organe qui fléchit sous le poids des charges que lui impose un instinct égaré. Le *sens gastrique se déprave à son tour*. A la faim factice qui tourmentait les malades succèdent des tiraillements, des crampes, de soudaines angoisses, l'illusion d'une sorte de vide rongeur, qui ne cessent qu'au contact des aliments. Les malades sont forcés de multiplier irrégulièrement leurs repas ; mais ces ingestions alimentaires, incessamment répétées, se digèrent difficilement, et ne sont pas suivies de ce bien-être expansif qui annonce une élaboration réparatrice. Une pesanteur accablante, une inquiétude et une agitation continues, forcent les tabescents à se mouvoir, à changer sans cesse de position, et alternent avec une apathie et une torpeur qui conduisent irrésistiblement au repos et au sommeil. Les malades sont, en outre, tourmentés par des éructations, des rapports acides ou nidoreux, des vomituritions et autres incommodités, qui sont l'effet ordinaire d'une imparfaite assimilation des aliments.

Mais c'est principalement dans le *tube intestinal* que les réactions digestives se continuent dans un désordre ou une impuissance qui donne lieu à de nouveaux accidents, à de nouvelles souffrances. La muqueuse intestinale s'irrite au contact d'une pâte chymeuse imparfaitement élaborée, les sécrétions s'altèrent ; des gaz ballonnent le ventre, ils refoulent le diaphragme et gênent la respiration, ou bien ils distendent l'estomac et les intestins, causent des douleurs, des pincements d'entrailles et souvent de terribles coliques venteuses. Tous les tabescents sont sujets à ces accidents, qui simulent quelquefois l'étranglement interne. Ils éclatent sous l'influence de la contraction convulsive ou spasmodique de l'intestin, qui arrête subitement les ondulations gazeuses ; une vive douleur sur un point circonscrit de l'abdomen annonce ces sortes de crampes. L'inquiétude et l'anxiété des malades sont extrêmes ; on les voit se tordre et se rouler dans tous les sens ; une sueur froide couvre leur visage ; le ventre est énorme ; la respiration est précipitée, anxieuse, asphyxique ; le cœur bondit dans la poitrine ; les malades poussent des cris plaintifs et déchirants : enfin ils sont à bout de courage et de forces, quand

arrivent la détente subite et la fin du spasme. Tout rentre
alors dans l'ordre : les gaz se répandent sur de plus
grands espaces, le météorisme cesse, et l'attaque finit
en général par de bruyantes explosions de gaz.

Tous les tabescents redoutent singulièrement ces attaques, qui les épouvantent et qui les plongent dans un
profond anéantissement ; toujours, d'ailleurs, il en résulte une augmentation plus ou moins notable des pertes séminales et de tous les accidents qui en dépendent. Malheureusement les parois intestinales sont,
comme tous les autres organes, à la fois irritables et
débiles chez les tabescents. Là se trouvent les éléments
des spasmes et la source naturelle des convulsions et
des distensions intestinales qui constituent ces accès
de colique venteuse et les rendent inévitables et fréquents. Ces coliques peuvent avoir leur siége dans
l'estomac comme dans l'intestin. Les signes et toute la
scène varient beaucoup selon le point frappé de contraction spasmodique ; quand ce point se trouve être,
par exemple, l'orifice cardiaque de l'estomac, l'accès
se produit sous la forme d'une disphagie subite qui met
obstacle à la déglutition, à l'ingestion de tout aliment
solide ou liquide.

Mais, quel que soit le siége de ces accès spasmodiques, quelle que soit leur violence, ils tiennent, ainsi
que nous venons de le dire, à l'essence même du mal :
les tabescents ne peuvent s'y soustraire ; ils peuvent
devenir plus fréquents et plus intenses sous l'influence

des excès dans le régime et de tous les écarts qui donnent plus d'excitation que de force réelle ; mais ils ne peuvent disparaître par les soins puérils et les mille pratiques imaginaires que la sollicitude inspire ordinairement aux tabescents. Il est vrai que l'habitude de s'observer leur apprend assez vite ce qui leur est favorable ou nuisible ; mais ils tombent, à cet égard, dans des raffinements et des subtilités qui jettent leur esprit bien loin de la vérité et peuvent les faire prendre pour des malades imaginaires. Il est facile, pour celui qui les entend, de concevoir comment les médecins eux-mêmes peuvent se faire illusion et confondre la spermatorrhée avec l'*hypocondrie*.

Le sens gastrique est prodigieusement irritable et capricieux chez les tabescents ; ils ne tardent pas à s'apercevoir que les aliments toniques et échauffants, que les boissons alcooliques et stimulantes leur font beaucoup de mal : la plupart n'attendent pas les ordres de la science pour les supprimer, pour s'abstenir de café, de liqueurs, etc.; mais le régime le plus sévère ne les affranchit pas de ces redoutables accès spasmodiques dont nous avons parlé, et dont les hypocondres et la région épigastrique sont si souvent le siége, le point de départ et le terme.

D'autres accidents se développent en outre dans les gros intestins, et ramènent alternativement, sous l'influence des moindres écarts de régime, tantôt la *constipation*, tantôt la *diarrhée*. Ces deux états contraires

ont pour effet commun de provoquer ou d'activer les
pertes séminales. Les malades vivent donc dans une
crainte continuelle de tout ce qui peut troubler la digestion dans toutes ses phases. Ils passent leur vie à
s'observer, et cherchent à déterminer, avec la plus minutieuse précision, l'influence des divers aliments, celle
de leur action, de leurs impressions, etc., sur la nature
de leurs garde-robes. Sans cesse occupés de ce qui relâche, de ce qui resserre, ils ne songent qu'à leurs digestions, qui sont pour eux l'objet capital de la vie et
l'intarissable sujet de leur conversation. Ils ne se doutent pas, en général, de la cause réelle de leurs maux ;
ils n'en parlent pas, et ne font aux médecins qu'ils
consultent que des récits propres à servir de type soit
à l'hypocondrie, soit à la gastrite, à la gastralgie ou
à toute autre maladie de l'estomac ou du tube intestinal.

Mais c'est en vain que les tabescents cherchent à maintenir dans leurs fonctions digestives un équilibre qui ne
cesse de se rompre ; ils ne tardent pas à reconnaître
qu'un mal caché les mine et les dévore ; ils se sentent
dépérir et mourir sur pied : leurs joues se creusent,
leurs yeux s'enfoncent, leurs muscles fondent ; ils sont
accablés, énervés : tout s'abîme, tout s'étiole dans l'organisme quand la digestion s'arrête ; la vie s'use sans
se réparer ; toute atteinte portée à l'action réparatrice
des forces digestives conduit fatalement à l'amaigrissement, au marasme et à la mort.

Toutefois on se tromperait énormément si l'on pensait que tous les tabescents doivent marcher d'un pas égal sur cette route déplorable ; on voit, sous ce rapport, d'étranges inégalités entre les individus. Il y a des organismes privilégiés qui supportent la perte incessante du liquide séminal sans cesser de bien digérer et sans tomber dans la *consomption* dorsale. Ils sont malades, languissants, débiles, impuissants ; ils n'ont pas plus de courage que de force ; ils s'abîment dans leur désespoir et songent au suicide, mais ils *conservent leur embonpoint, le coloris naturel de leur teint, et toutes les apparences de la plus belle santé.* Il est vraiment difficile de ne pas les prendre, au premier abord, pour des malades imaginaires. C'est à eux principalement que l'on conseille les distractions, les plaisirs, les voyages aux eaux ; leurs parents et leurs amis veulent les marier. Tous ces conseils, qu'ils ne peuvent pas suivre, toutes ces obsessions les désespèrent sans leur ôter le sentiment trop réel de leurs maux. Ils ont la conscience de leur impuissance et de leur misère ; ils sentent qu'un souffle les renverse, et on leur dit qu'ils ne sont malades que parce qu'ils s'imaginent l'être. Il est important que le médecin ne se laisse pas égarer par de trompeuses apparences ; il sait que la nature a, comme l'imagination, ses bizarreries et ses caprices ; il ne doit pas oublier que la force et la résistance vitales ne sont pas également données à tous les organes ; la digestion et l'assimilation peuvent résister à des pertes séminales

qui n'en occasionnent pas moins à d'autres fonctions
une atteinte funeste et mortelle.

Tous les tabescents portent une *empreinte commune
de faiblesse* et *d'impressionnabilité* qui leur donne un
air de famille. On dirait que tout ce qui les touche les
blesse, et qu'ils vivent dans un milieu qui n'est pas fait
pour eux. Ils sont tous *extrêmement sensibles aux variations de la température,* le froid les anéantit : pour
s'en préserver ils s'enveloppent dans des vêtements
qui les étouffent ; dans cet état, tout exercice un peu
prolongé les couvre de sueur ; c'est pour eux un soin
de tous les instants que la recherche d'un terme moyen
entre ces extrêmes. La force de réaction ou de résistance qu'ils ne trouvent pas dans un organisme imparfaitement nourri et réparé les rend vulnérables et
sensibles à l'action de toutes les influences morbifiques:
ils échappent donc difficilement aux catarrhes, aux
phlegmasies, aux fièvres, etc. ; et leurs *convalescences,*
dans toutes ces complications, sont *interminables.*

La faiblesse est mère de la crainte et de la défiance:
tous les tabescents ont un air inquiet, et semblent redouter tout ce qui les entoure. Ils portent la tête basse
et montrent de *l'hésitation et de la timidité dans
toutes leurs actions;* ils jettent les yeux de côté et n'o-
sent regarder personne en face ; leur impuissance se
trahit dans le volume et le timbre affaiblis de leur
voix ; la parole expire sur leurs lèvres : on dirait qu'elle
se refuse à des aveux humiliants. Les tabescents bal-

butient, parlent avec lenteur; leurs discours entrecoupés, leurs poses incertaines, leurs regards voilés, tout révèle en eux les angoisses de l'âme et le sentiment d'une profonde misère. Nous ne parlons pas ici de ceux qui ont la voix grêle, féminine, tirant sur le fausset ; ceux-ci ont des pollutions diurnes qui se sont manifestées sans cause appréciable, ou sous l'influence des plus légères provocations; la nature les a faits eunuques, le caractère et le timbre de leur voix annoncent des imperfections natives dans les organes de la génération.

Un trait commun qui se remarque chez les tabescents et chez ceux qui abusent de leurs organes génitaux, c'est une *calvitie prématurée,* qui dégarnit de cheveux le front et les tempes. La chûte des cheveux peut être aussi l'effet de beaucoup d'autres maladies, mais alors elle est totale et non partielle; les cheveux qui ne tombent pas sont, comme on le voit chez les phthisiques, luisants et gras, disposés à s'agglutiner, difficiles à séparer; ceux qui restent aux tabescents sont au contraire secs et cassants, ils se fendillent à leur extrémité et perdent leur éclat.

L'imperfection de la nutrition, l'appauvrissement progressif du sang et de tous les organes, la chute des forces, exercent fatalement une action perturbatrice sur les deux grands appareils de l'hématose ; aussi les *troubles de la respiration et de la circulation* sont-ils inévitables chez les tabescents : ils ont tous la courte haleine, le moindre exercice les essouffle; ils ne peuvent ni cou-

rir, ni sauter, ni monter ; ils se sentent oppressés, même
dans l'inaction ; ils soupirent involontairement. Les
rhumes, les catarrhes, les extinctions de voix, leur sont
familiers ; ils ont tantôt une petite toux sèche et habituelle, tantôt des douleurs vagues ou fixes autour de la
poitrine ; dans des cas plus rares, une douleur vive et
subite saisit momentanément le cœur ou le diaphragme,
et cause des angoisses et des tortures inexprimables.
D'autres désordres se montrent encore dans la circulation : à la suite d'un mouvement inaccoutumé, d'un
effort, sous l'influence d'une émotion, d'une impatience,
le sang bondit dans le cœur et dans les artères chez les
tabescents ; ils ont des *palpitations précipitées*, désordonnées, effrayantes.

Ces attaques, perpétuellement renouvelées, qui menacent d'arrêter la vie dans le jeu de ses principaux
rouages, alarment singulièrement les malades, qui se
croient tous atteints de *phthisie pulmonaire*, d'*asthme*,
d'*anévrisme du cœur*, etc. Il n'en est rien cependant ;
*toutes ces affections ont un caractère essentiellement
nerveux*. Les médecins se laissent trop souvent égarer
par les terreurs des tabescents, qui ne se doutent pas
de leurs pertes diurnes, et qui ne parlent même pas de
leurs organes génitaux. Le cœur et les poumons expriment, par les cris de souffrance qui leur sont propres,
leur participation à l'épuisement général, et se révoltent contre l'atteinte directe portée au système nerveux
qui gouverne leurs mouvements et leurs fonctions. Une

double preuve peut être invoquée à l'appui de cette opinion : d'une part, tous ces troubles respiratoires et circulatoires ne reproduisent jamais dans leur ensemble
les signes caractéristiques et pathognomoniques des
maladies du cœur et du poumon. La percussion et l'aus-
cultation des poumons et du cœur fournissent de précieux renseignements dans ces circonstances. De l'autre,
ils s'en distinguent par leur mobilité capricieuse et par
les rapports de connexité qui les lient aux pertes séminales et les empêchent de leur survivre : dès que l'on
parvient à arrêter les pertes séminales, toutes ces affections disparaissent comme par enchantement.

Il n'est pas impossible assurément que des tabescents
soient atteints de maladies organiques du cœur ou du
poumon ; mais quelques rares coïncidences de cette
nature n'impliquent pas un rapport de cause à effet :
on s'est généralement beaucoup trop pressé de supposer
un tel rapport entre les pertes séminales, les abus vénériens et la phthisie pulmonaire ; on peut dire la
même chose de l'asthme nerveux et des maladies du
cœur. L'observation, sévèrement interprétée, ne conduit
pas le raisonnement jusque-là : la spermatorrhée est une
cause puissante de perturbation et d'épuisement ; à ce
double titre, elle peut prédisposer à un grand nombre de
maladies, mais elle n'en produit directement aucune.

Les pertes séminales, l'onanisme, les excès vénériens,
ont pour effet primitif de troubler et d'affaiblir les
fonctions du système nerveux, sans provoquer aucun

13.

désordre organique appréciable. On sait assez que le
système nerveux règne et gouverne dans l'organisme;
on sait qu'il est le principal ressort de la vie, le suprême
régulateur de toutes les forces et de toutes les actions
vitales. Le système cérébro-spinal préside à la vie morale, le système ganglionnaire ou trisplanchnique à la
vie organique. Des rapports multipliés, une influence
réciproque, une action commune, harmonique ou hié-
rarchique, unissent les deux systèmes nerveux, et font
de toutes les divisions scientifiques de la vie, sous les
nom de *vie physique, vie morale, vie organique*, une
fiction qui vient se perdre dans l'incompréhensible et
magique unité de la vie humaine.

Il est aisé de comprendre que toute atteinte portée à
l'intégrité des fonctions du système nerveux doit se reproduire dans tous les appareils ou instruments organiques, et se montrer sous autant d'aspects que la vie
peut prendre de formes ou d'expressions diverses. Il est
donc évident que la spermatorrhée ne peut pas avoir de
signes pathognomoniques généraux; ceux qui la révèlent se confondent nécessairement avec toutes les perturbations morbides qui peuvent atteindre la vie sous sa
double expression physique et morale.

On ne trouve pas, même dans les constitutions d'élite,
des rapports harmoniques toujours identiques entre les
divers appareils de l'organisme; chacun porte, à cet
égard, son cachet congénital : on observe, entre les
divers organes du corps humain, toutes les inégalités

qui distinguent les individus dans toute association humaine. Il en est des perturbations du système nerveux comme des troubles civils ou politiques : les uns comme les autres sont vivement ressentis par les faibles, tandis que les forts savent longtemps s'y soustraire. C'est toujours l'appareil organique, relativement le plus faible, qui accuse, par son expression ou sa souffrance, les pertes exagérées du liquide séminal : un organe faible est une sorte de thermomètre vivant, qui sert de signe et de mesure à toutes les oscillations de la force vitale.

Ces simples considérations nous rendent raison de la variété de forme et d'aspect qui nous frappe tant chez les tabescents dans la succession et les phases diverses de leurs maux. L'atteinte portée au système nerveux trouble d'abord les rouages les plus sensibles et les plus délicats de l'organisme ; tantôt elle se concentre dans les fonctions nerveuses de la vie de relation ; tantôt elle pénètre, à travers les réseaux intermédiaires du nerf trisplanchnique, dans les différents départements de la vie organique. Il ne faut donc pas s'étonner de voir tant de nuances dans les effets, soit primitifs, soit secondaires, de la spermatorrhée : sous l'empreinte commune, qui marque la perturbation et la faiblesse de l'organisme, les tabescents reproduisent, dans les lésions qui leur sont propres, toutes les inégalités congénitales de leurs organes : l'un *est atteint plus spécialement dans ses facultés intellectuelles ou affectives ;* l'autre dans *les sens ex-*

ternes, dans *les mouvements ou la sensibilité générale;*
un troisième dans une *fonction organique*. Les uns
perdent promptement leurs forces et leur embonpoint,
les autres les conservent longtemps; contraste qui tient
à la perturbation prochaine ou tardive des forces digestives, etc. Mais un point commun à tous les tabescents, c'est, comme nous l'avons dit, le caractère essentiellement nerveux des lésions, l'absence de tout désordre
organique directement imputable aux pertes séminales;
toute déviation dans l'équilibre moléculaire et statique
des organes est toujours accidentelle, c'est l'effet des
troubles de la digestion et de l'assimilation.

Nous avons étudié l'influence des pertes séminales
sur les fonctions de la vie organique; passons maintenant aux *lésions qui se concentrent dans la vie morale ou encéphalique*, et suivons-les dans leurs princi-
ales manifestations à cet égard, la locomotricité, la
sensibilité générale, les sensations spéciales, l'intelligence et les sentiments.

Les premiers troubles nerveux provoqués par les
pertes séminales, par les excès vénériens ou les égarements solitaires, portent sur les facultés expressives,
et se réfléchissent sur la *physionomie* et les *principaux
traits du visage :* le teint pâlit et se plombe; l'œil se
creuse, s'entoure d'un large cercle bleuâtre, perd son
expression et son éclat; le regard est incertain, timide,
égaré; la pupille toujours plus ou moins dilatée; les
joues tombent; la bouche est ordinairement entr'ou-

verte ; les lèvres sont pendantes et décolorées ; le visage sérieux et contraint ; le front crispé et couvert de boutons rouges et pointus (papules et pustules) : tout est morne, tout est muet dans la physionomie ; on dirait que l'âme a conscience de la honte et de la misère du corps, et qu'elle n'a plus, pour les tabescents, ni expression ni langage.

L'*habitude extérieure* des tabescents, leurs poses, leurs mouvements, leur démarche, ne trahissent pas moins que leur figure l'atteinte portée aux forces nerveuses par les pertes séminales ; ils montrent de l'hésitation dans tous leurs mouvements ; ils se sentent faibles, maladroits ; tout exercice leur est antipathique, tout effort les décourage ; ils n'aiment que la solitude et l'inaction. Les muscles refusent d'obéir à la volonté et tombent dans l'état paralytique ; mais souvent le désordre l'emporte sur l'atonie dans les forces musculaires : il en résulte alors un état de contraction ou de rétractilité permanente, qui maintient les membres fléchis et rapprochés l'un de l'autre. La paralysie ou la rétractilité paraît toujours plus prononcée dans les membres inférieurs que dans les bras. Cette inégalité peut tenir sans doute à l'influence toute spéciale que les pertes séminales exercent sur la portion lombaire de la moelle épinière, mais elle est plus apparente que réelle : les membres inférieurs semblent plus affectés, parce qu'ils doivent supporter le poids du corps, tâche incessante et difficile, qui exige de la précision et de la force ;

mais les membres supérieurs ne le cèdent pas en faiblesse aux inférieurs, dans un grand nombre de cas du moins ; on les trouve généralement fléchis, rapprochés et croisés sur la poitrine ; les doigts sont roides et contractés. Il y a plus, la même affection n'épargne pas les muscles de la vie organique ; on peut facilement en juger par les crampes, les palpitations, les étouffements et autres accidents spasmodiques, dont se plaignent les malades : tous ces accidents sont du même ordre que ceux des membres, et n'en diffèrent que par les fonctions organiques dévolues aux muscles qui en sont le siége.

L'affaissement et l'atonie musculaires ne sont pas toujours portés chez les tabescents au point de produire des paralysies ou des rétractions ; on rencontre, entre les deux extrêmes, des degrés et des nuances infinis. Mais, dans les cas graves, il est une cause d'erreur qui peut aisément égarer le diagnostic et fausser le traitement ; les praticiens le comprendront et sauront s'en garantir, s'ils se rappellent que l'état de rétraction ou de paralysie des membres peut se montrer sous forme hémiplégique, et que les malades étant, en outre, sujets aux chutes, aux tintements d'oreilles, aux étourdissements, aux palpitations et autres symptômes apoplectiques, il serait facile à ceux qui ne prendraient pas en considération l'ensemble des symptômes, de croire à une congestion sanguine ou à un épanchement dans l'encéphale.

La méprise que nous venons de signaler serait d'autant plus fâcheuse qu'elle conduit à l'emploi des saignées répétées et des autres moyens débilitants, éminemment nuisibles aux tabescents. On ne tombe pas dans une moins funeste déception si l'on prend la rétractilité paralytique des membres pour signe d'une affection de la moelle épinière : on croit toujours les saignées indiquées; on martyrise, en outre, inutilement les malades en les couvrant de vésicatoires, de ventouses, de cautères, de moxas.

La *faiblesse des muscles*, chez les tabescents, *arrivée à un degré extrême de gravité*, peut simuler le tremblement mercuriel des peintres et des doreurs ou le *delirium tremens* des ivrognes. Les malades éprouvent des tremblements involontaires, et montrent de l'hésitation et de l'instabilité dans tous leurs mouvements ; ils n'ont, dans aucun exercice, ni précision ni adresse ; ils ne peuvent saisir fortement aucun objet sans éprouver une agitation qui les force à lâcher prise.

Tous ces accidents peuvent être indifféremment l'effet de la masturbation, des excès vénériens et des pertes séminales; on les observe aussi bien *chez les enfants impubères* et *chez les femmes,* qui ne font aucune déperdition de semence et n'éprouvent que l'ébranlement voluptueux des nerfs, que chez les hommes adultes atteints de pertes séminales. Toutefois le désordre nerveux prédomine sur la faiblesse réelle et rend tous les accidents spasmodiques plus communs dans le premier âge et chez les femmes. Ce n'est guère que chez les enfants impubères que l'état spasmodique des muscles peut prendre, à la suite de la masturbation, la *forme convulsive de la danse de Saint-Guy* et la *forme plus affreuse de l'épilepsie*.

Les lésions de la sensibilité ne sont pas plus rares, dans les pertes séminales, que celles de la motricité, et les unes comme les autres portent invariablement le double caractère de l'atonie jointe au désordre. Ainsi on remarque souvent que *certaines régions de la peau n'ont pas*, chez les tabescents, *leur sensibilité normale:* le tact et le toucher sont obtus; il semble aux malades qu'une gaze invisible est interposée entre les objets et la pulpe de leurs doigts. Cette semi-anesthésie se remarque tantôt aux mains, aux bras, aux membres inférieurs, tantôt sur quelque portion plus ou moins étendue de la peau de la poitrine ou du ventre; on la voit ordinairement aussi changer chaque jour de caractère, de siége ou d'intensité. Chez certains malades, la paralysie est complète, bien que toujours partielle; on peut impunément les pincer, les piquer, les brûler sur les points insensibles.

Dans d'autres cas, la sensibilité ne baisse pas, mais *elle se pervertit :* les malades éprouvent des sensations imaginaires de chaleur ou de froid; il leur semble que les corps extérieurs sont brûlants; ils s'imaginent qu'on les touche, qu'on les chatouille, ou même qu'on vient de les pincer ou de les frapper; il en est qui sentent des frissons leur courir le long du dos ou des membres ; d'autres croient sentir un courant d'air ou des gouttes d'eau glissant sous la peau. Toutes ces *aberrations de la sensibilité* sont mobiles, se modifient, se transforment et changent souvent, d'un jour à l'autre, de mode, de caractère ou de siége. C'est une illusion de ce genre qui avait déjà frappé l'œil pénétrant d'Hippocrate, et qui lui a fait dire que *les tabescents sentent des fourmis descendre de la tête aux lombes, tout le long de la colonne vertébrale.*

Les troubles de la sensibilité prennent souvent, chez les tabescents, le caractère de véritables douleurs ; capricieuses et mobiles comme elles sont toujours, *ces douleurs peuvent simuler le rhumatisme.* On les en distinguera facilement, si l'on remarque qu'elles suivent le trajet des cordons nerveux, et respectent les articulations ; qu'elles ne sont provoquées ni par l'humidité ni par le froid, que la chaleur du lit les augmente et qu'elles s'exaspèrent surtout le matin, avant le lever des malades. *Ces douleurs nerveuses siégent souvent dans la région des reins :* il n'est presque aucun malade atteint de pollutions qui ne s'en plaigne. On connaît les rapports sympathiques qui unissent si étroitement, dans l'état normal, l'appareil génital et la région lombaire ; il n'est pas étonnant de retrouver ces rapports sous une autre forme dans l'état pathologique. Les douleurs de reins des tabescents sont essentiellement nerveuses et ont sans doute leur siége dans les réseaux

nerveux intermédiaires entre la moelle et le plexus spermatique ; elles sont moins vives que les douleurs du
lombago, mais infiniment plus tenaces et plus durables.
Il est, du reste, facile de voir qu'elles ne sont ni rhu-
matismales ni néphrétiques. En effet, d'une part, elles
ne s'opposent ni à la station, ni à l'extension du tronc
sur le bassin, ni à aucun autre mouvement ; de l'autre,
elles ne suivent pas le trajet des uretères, elles ne provoquent pas la rétraction des testicules , les urines n'annoncent pas une altération du tissu propre des reins.

Il est important de ne jamais oublier que les troubles
de la sensibilité et du mouvement que nous venons de
passer en revue n'ont pas, chez les tabescents, la même
signification ni la même portée que dans les cas ordinaires. Essentiellement nerveux à leur début, ils conservent ordinairement ce caractère et ne le perdent que
très-exceptionnellement. Il ne faut donc pas croire légèrement à des lésions organiques du cerveau ou de la
moelle épinière, qui ne sont accusées ni par l'insensibilité, ni par les contractures des membres, ni par les
autres symptômes. Nous répétons cette observation
parce qu'elle est d'une importance capitale, et parce que
les méprises sont aussi faciles que funestes. Il n'est pas
impossible, assurément, il n'est pas même rare que les
tabescents soient atteints d'altérations matérielles de la
substance cérébrale ; ils y sont même plus exposés que
les autres hommes ; mais on peut dire sans hésitation
qu'ils sont, sur ce point, plus souvent victimes des er-

reurs ou des légèretés de la science que de leurs maux eux-mêmes.

Les *sens spéciaux* ressentent très-inégalement l'influence des pertes séminales ; c'est principalement l'*œil* qui se trouble, qui se ternit et qui perd son expression, son assurance, son éclat. Cette vivacité perçante, cette transparence limpide, cette brillante magie du feu magnétique qui allume le regard, tout s'éteint, tout s'évanouit à la fois ; un voile noirâtre, sorte de crêpe funèbre, couvre de ses ombres attristées l'œil flétri et dépouillé ; l'orbite se creuse et va bientôt le cacher au fond d'un sépulcre. Le malheureux tabescent est désormais marqué au front, et porte partout avec lui le signe de sa honte et de sa misère ; son regard muet et hébété n'ose plus en supporter un autre ; il le détourne avec embarras et le jette obliquement. Il sent qu'il a perdu cette puissance de fascination, cette attraction communicative, que savent comprendre les animaux eux-mêmes. Il craint surtout l'intuition instinctive des femmes, tremble sous leurs regards pénétrants et cherche à fuir le dédain de leurs moqueries ; mais ses jambes fléchissent et refusent de servir sa honte. Il invoque la solitude, les ténèbres ; sa voix expire sur ses lèvres, et se perd dans un long soupir d'humiliation et de désespoir.

L'œil ne cessera pas de porter, dans la solitude, un témoignage accusateur contre l'infortuné tabescent ; il va faire d'autres révélations qui vont suivre toutes les oscillations et tous les progrès du mal. *La rétine perdra progressivement sa sensibilité* en même temps que *la pupille se dilatera* de plus en plus. Dans cet état, les objets de petite dimension échapperont aux tabescents ; ils cesseront de percevoir les nuances délicates des choses ; ils feront pour les saisir des efforts prolongés, mais, ils seront bien vite épuisés, pris de vertiges, d'étourdissements, menacés de congestions cérébrales ; s'ils veulent lire, il leur semblera voir les lignes osciller et chevaucher, les mots s'entre-croiser et se confondre. Les uns seront frappés de diplopie, les autres *croiront voir voltiger des mouches, des fils, des taches, des points mobiles.* Il en est qui seront subitement atteints d'une cécité locale partielle ; le champ visuel restera momentanément invisible pour eux dans une partie de son étendue, à droite, à gauche, en haut, en bas. Le professeur Marjolin avait l'habitude de raconter à son cours l'histoire d'un jeune homme qui, à la suite de la première nuit de ses noces, était devenu subitement aveugle. Cette cécité était restée incurable, malgré les soins assidus des oculistes les plus distingués de Londres, de Paris, de Vienne, que le patient avait successivement consultés. Le célèbre chirurgien, consulté lui-même, avait exploré les yeux avec le plus grand soin et avait constaté une amaurose complète, contre laquelle tous les remèdes sont restés impuissants. Il existe deux ou trois faits analogues dans les annales de la science.

A ces troubles nerveux de la vision viennent ordinairement se joindre des *maux de tête*, des *tintements d'oreilles*, des *vertiges*, des *étourdissements*, des *nausées*, des *défaillances*, que suit quelquefois une *vraie syncope*. Tous ces accidents semblent suspects, et jettent autour du malade une inquiétude universelle ; on craint une congestion cérébrale, une apoplexie ; les malades ignorent le plus souvent leurs pertes séminales, les médecins n'y songent pas, et tombent fatalement dans la funeste méprise que nous avons signalée plusieurs fois. Ces fâcheuses erreurs tiennent à ce que l'on s'empresse de faire la médecine du symptôme, sans considérer l'ensemble de l'économie, sans apprécier l'état général des forces.

La rétine ne se borne pas toujours à perdre partiellement sa sensibilité ; l'atonie peut dominer le spasme au point de la rendre complétement insensible. L'amaurose est toujours une affection fort grave ; mais il est étrange que les auteurs la considèrent généralement chez les tabescents comme une des plus fâcheuses et des plus rebelles. Ils se trompent assurément. Ce sont les amauroses dont la cause est inconnue, et celles qui tiennent à des lésions organiques de l'encéphale ou de l'œil, qu'on voit chaque jour résister impunément à toutes nos attaques ; mais il n'en est pas ainsi des amauroses dont les causes sont connues et amovibles. Aussi, bien que nous venions de rapporter un exemple d'incurabilité, rien n'est plus ordinaire que de voir la science triompher de l'amaurose syphilitique et de l'amaurose des tabescents : il suffit, dans un cas comme dans l'autre, de dompter la cause du mal.

Un état tout contraire, inverse de l'amaurose, peut se rencontrer chez les tabescents ; ils deviennent impressionnables au point de ne pouvoir supporter aucune lumière un peu vive naturelle, et surtout artificielle. Quelques-uns ne perçoivent la lumière que pendant le crépuscule ou l'aurore, et sont contraints d'abriter leurs yeux contre le jour, contre l'éclat des lumières ou du feu, derrière des taffetas, des écrans, des verres de couleur ; ils ne peuvent voir que dans les milieux propres aux oiseaux de nuit. Cette *photophobie* semble, au premier abord, accuser un excès de sensibilité dans la rétine et infirmer la règle. Comment concevoir la force vitale exaltée dans un seul organe, quand elle est affaiblie dans tous les autres ? Il y a ici une déception, une cause d'illusion ! Le contraste n'est pas réel, il n'est qu'apparent ; il tient à une simple condition organique, à la dilatation permanente de la pupille. La photophobie n'est pas l'effet d'un excès de sensibilité de la rétine, mais elle tient à ce que la pupille, démesurément dilatée, a perdu de sa faculté contractile, et, ne pouvant plus se resserrer comme il convient, laisse pénétrer dans l'œil un faisceau lumineux dont la rétine, trop affaiblie, ne peut tolérer l'éclat ; pour qu'elle le supporte, il faut que ce faisceau se compose de rayons moins éclatants que ceux du jour ou des lumières artificielles.

L'œil ressent si vivement l'influence des pertes sémi-

nales qu'il s'affecte chez certains tabescents jusque dans
l'appareil palpébral qui l'entoure et le protége : tantôt
c'est la *paupière supérieure* qui éprouve un *tremblement spasmodique*, intermittent, suivant dans ses re-
tours et ses rémissions toutes les oscillations des pertes
séminales ; tantôt c'est le muscle orbiculaire des paupières qui se ferme brusquement et convulsivement et
qui provoque des mouvements synergiques semblables
dans d'autres muscles du visage. D'autres fois, ce sont
les muscles propres de l'œil qui entrent en scène, et qui
déterminent, par leurs contractions anomales, les formes les plus disgracieuses du strabisme. Ces symptômes
ne sont pas rares chez les tabescents nerveux qui vivent sédentaires, et qui fatiguent leur vue par des lectures assidues, des exercices subtils, etc.

Le *sens de l'ouïe* ne reçoit pas, il s'en faut de beaucoup, une aussi forte atteinte des pertes séminales que
celui de la vue ; mais, comme tous les autres organes, il
s'affaiblit et se déprave : il perd progressivement sa
précision, sa finesse, et touche souvent de bien près à
la surdité. Ses variations sont en général très-mobiles,
souvent journalières, et suivent toutes les phases et
toutes les oscillations du mal.

Le désordre est souvent plus sensible que la faiblesse
et se montre sous mille formes importunes, qui causent
autant de surprise que d'impatience aux malades. Les
uns entendent *bourdonner* dans leurs oreilles des bruits
sourds ou des sifflements aigus ; les autres entendent le

bruit d'une chute d'eau, le tic-tac d'un moulin, le cri perçant d'une bête sauvage, le roulement lointain du tambour; il en est qui sont tourmentés par plusieurs bruits simultanés et discordants qui se croisent sans se confondre.

Quant aux malades que le moindre bruit fâche et irrite, et qui semblent avoir l'ouïe d'une finesse, d'une délicatesse exagérées, il n'est pas vrai qu'ils entendent mieux que les autres; ce n'est pas l'audition qui s'est exaltée, c'est le caractère qui a changé chez eux. Les sons les plus harmoniques les impatientent, comme les cris les plus sauvages. Ils ne veulent rien entendre : tout les blesse, tout les révolte; ils ont pris tout en aversion, les hommes, les éléments, la vie et jusqu'à leur propre personne.

Les *sens du goût et de l'odorat* restent à peu près étrangers aux pertes séminales. Quant au *sens du toucher*, nous en avons parlé plus haut. Le sens du goût n'est jamais directement influencé par la spermatorrhée; s'il se déprave, ce n'est qu'au moment où l'action digestive commence à se troubler. Le sens de l'olfaction ne nous fournira qu'une seule remarque, qui a pour objet de signaler l'immense changement qui s'opère dans les goûts des tabescents habitués à priser ou à fumer : quelle qu'ait été leur passion pour ces habitudes, ils les prennent en aversion à mesure que le mal fait des progrès. Non-seulement les fumeurs abandonnent le tabac, mais ils n'en veulent plus même tolérer la simple odeur ; il en est qui éprouvent, en fumant, les mêmes accidents d'intoxication qui avaient marqué leurs débuts.

Nous arrivons aux *fonctions cérébrales ;* mais, avant de voir la vie se dégrader dans ses plus nobles attributs, étudions un instant l'*action des pertes séminales sur le sommeil et sur la veille.*

Les individus épuisés dorment peu ou ne dorment pas pendant la nuit, et passent le jour dans un état de torpeur et de somnolence. Le *peu de sommeil* accordé la nuit aux tabescents *n'est pas réparateur ;* ils sont brisés le matin et peuvent à peine s'arracher de leur lit. Ce sont des cauchemars continuels qui troublent toutes leurs nuits, qui ne leur laissent pas un instant de repos. Les sens internes fatiguent incessamment l'encéphale de leurs plaintes ; c'est un concert de souffrances et de tortures qui arrivent du cœur, du poumon, de l'estomac, de l'intestin, du système musculaire, etc. Le cerveau ne répond à toutes ces voix douloureuses et désespérées que par de terribles et lugubres images : des monstres fantastiques pèsent sur la poitrine, rongent le cœur, fendent l'abdomen, tiraillent les entrailles, paralysent les mouvements, etc. Des menaces plus effrayantes encore viennent terrifier les tabescents : ils se voient précipités du haut d'une tour dans un gouffre rempli d'animaux immondes et féroces ; ils sont la proie d'un délire d'effroi qui rompt brusquement un affreux sommeil ; et , malheureuse-

14

ment, c'est au milieu de ces intolérables catastrophes que se font les pertes séminales involontaires, qui ajoutent à leur accablement et à leurs langueurs.

On croirait à peine qu'une telle situation puisse s'aggraver. Pourtant, quand le *sommeil vient à cesser* à peu près entièrement, les tabescents passent des nuits à s'agiter, à se retourner, à se lever, à se remettre au lit; ils se roulent comme des insensés, appellent à grands cris la mort, ou bien ils s'abîment dans un sombre désespoir; ils se sentent par moment le corps brûlant, la tête en feu; puis, un instant après, ils se trouvent froids et couverts d'une sueur glaciale.

Ce long supplice, cette agonie de chaque nuit, achèvent de briser des corps débiles, et ramènent sans cesse dans l'âme la *pensée du suicide*. Il en est qui se font garder, d'autres renoncent entièrement à se coucher; ils marchent à grands pas dans leur chambre, ou vont errer dans les rues les plus sombres, et ne rentrent que vaincus par la fatigue; ils tombent quelquefois alors dans un lourd sommeil qui ne dure jamais que quelques instants. Le jour vient enfin, mais sans mettre un terme à leurs tortures; ils font tous leurs efforts pour marcher, ils changent de place, ils cherchent à secouer la torpeur qui les engourdit, mais leur faiblesse trahit leur volonté; ils sont sans cesse en mouvement, et la plus légère fatigue les épuise : ils tombent hébétés dans une inerte somnolence.

On conçoit que *l'absence prolongée d'un sommeil*

réparateur fatigue et irrite à son tour le cerveau; des douleurs de tête, obtuses, contusives, vagues et mobiles viennent se joindre à toutes les tortures des tabescents. A mesure que le mal fait des progrès on voit paraître des vertiges, des tintements d'oreilles, de l'assoupissement, des bouffées alternatives de rougeur et de chaleur au visage, du trouble dans les idées, de l'embarras dans la parole, une faiblesse croissante des membres : voilà certes des symptômes bien propres à faire soupçonner ou craindre une congestion sanguine, une fièvre cérébrale, une apoplexie, une maladie organique de l'encéphale ou de ses dépendances.

Il ne faut point, malgré cela, se lasser de répéter que ces maladies sont rares, sans être cependant impossibles chez les tabescents; qu'elles ne sont jamais l'effet direct des pertes séminales, et qu'elles ne coexistent avec la spermatorrhée qu'à titre de complications. On voit toujours disparaître, avec les pertes séminales et sans aucun traitement spécial, tous ces symptômes suspects qui semblent accuser des maladies du cerveau ou de ses annexes. D'un autre côté, toutes les fois que les tabescents succombent, on ne trouve aucune altération organique notable, ni dans le cerveau, ni dans les autres centres principaux de la vie, tandis qu'on trouve dans les organes génitaux des désordres graves auxquels on n'avait pas songé. Il est donc éminemment nécessaire d'être sans cesse sur ses gardes, et de ne pas se laisser séduire par ce mirage trompeur qui a égaré tant de praticiens et leur a fait prendre des symptômes sympathiques pour des maladies essentielles.

Mais il est cependant bon d'être prévenu que les tabescents sont très-sujets, principalement dans les périodes avancées de leur maladie, à une forme de congestion cérébrale qu'il est aisé de confondre avec le *coup de sang* pléthorique, avec l'apoplexie sanguine. La face est rouge, turgescente; il y a des éblouissements, des vertiges, des tintements d'oreilles, des battements intérieurs; les jambes fléchissent, les idées se troublent, le malade ne reconnaît plus personne: il perd connaissance et tombe dans un état de résolution générale. Il y a une congestion sanguine véritable. Le médecin qui la signale ne se trompe ni sur la nature, ni sur le nom de la maladie; mais s'il ne sait démêler sa cause ni prévoir ses suites, il s'empressera de faire saigner le malade, et un accident qui eût été éphémère et léger pourra devenir grave et mortel. Ces congestions, si alarmantes qu'elles soient, ne se prolongent pas, et elles ne se terminent jamais par un épanchement; elles sont donc purement nerveuses et dues à l'extrême mobilité des phénomènes circulatoires, plutôt qu'à l'impulsion trop énergique du sang. Aussi le pouls est précipité, désordonné, mais jamais il n'est plein, tendu, résistant; la plus légère pression aplatit l'artère et fait mourir le battement; on ne le sent renaître que si on effleure à peine la peau. Ce signe, qui d'ailleurs concorde avec tous les autres, avec les antécédents du malade, etc., est si tranché qu'il suffirait, fût-il isolé, pour rassurer contre les chances d'une hémorragie capillaire. L'indication, dans ce cas, consiste, non à tirer du sang, *qui est bien loin d'être en excès,* mais à rétablir son cours régulier.

Ces attaques de congestion se rapprochent à mesure que la faiblesse fait des progrès : *la moindre évacuation sanguine peut donc en précipiter le retour et même les rendre mortelles.* Quand un malheur arrive, ce n'est jamais pendant l'attaque; la congestion se dissipe, mais le malade, épuisé, s'éteint lentement dans une espèce de syncope. Il ne succombe pas à l'épanchement; à l'autopsie, on ne trouve pas une goutte de sang épanchée dans le cerveau.

Quant à ceux qui s'étonneraient de voir des congestions qui semblent ne pouvoir être que l'attribut exclusif de la pléthore, provoquées par un état de faiblesse, on peut leur faire deux réponses péremptoires. D'une part, il existe entre les deux ordres de congestions des différences radicales; de l'autre, il n'est assurément pas rare, dans l'étude de la nature, de voir un effet commun sortir de causes tout à fait opposées. Ainsi nous avons vu les pertes séminales provoquées par la continence comme par les excès vénériens; et ne voit-on pas tous les jours des palpitations, des convulsions causées par une saignée excessive comme par un état pléthorique? On pourrait, sans autre embarras que celui de choisir, citer mille faits semblables.

14.

Il est très-facile d'expliquer physiologiquement ces accidents : à l'état normal, le sang richement constitué a une action régulatrice sur les fonctions du système nerveux, « *sanguis moderator nervorum;* » quand, par suite des pertes séminales ou des excès vénériens, les fonctions réparatrices du sang, *nourriture, sommeil*, sont altérées, le liquide nourricier est appauvri dans sa constitution moléculaire, et ne remplit plus qu'imparfaitement son emploi tonique sur le cerveau. A son tour, le cerveau affaibli ne donne plus une impulsion énergique au jeu des organes. De là des irrégularités dans l'exercice des fonctions : *étouffements, spasmes, palpitations, faim désordonnée, besoin factice et incessant de locomotion,* etc.

L'atteinte portée au cerveau par les pertes séminales, par l'onanisme et les excès vénériens, dépouille l'homme de ses plus nobles attributs, *abrutit son esprit, flétrit son cœur et pervertit son caractère.* L'affaiblissement des fonctions encéphaliques précède et accompagne toujours leur perversion ; cette lésion complexe est invariable dans tous les organes. Le trouble et l'affaiblissement des facultés élémentaires de l'intelligence, de l'attention, de la mémoire, du jugement, suivent tous les progrès du mal et descendent successivement tous les degrés d'une déchéance qui a pour terme fatal l'idiotisme ou la démence. La même atteinte, portée aux forces morales de l'encéphale, conduit à l'hypocondrie, à la monomanie et souvent au suicide. Ainsi

l'homme qui fléchit sous le vice dans le premier âge
de la vie, qui ne sait pas briser les folles et perfides
idoles qu'adorent ses passions homicides, se condamne,
invalide de la vie sans frein, à traîner dans un abaissement continu ses jours désolés; à perdre, l'un après
l'autre, les attributs divins qui honoraient sa nature, et
à porter dans un asile d'aliénés son humiliante misère
et sa dernière honte.

Il est permis de croire que la dégradation des facultés intellectuelles et morales de l'homme, connue sous
le nom d'hypocondrie, de monomanie, lypémanie, etc.,
est beaucoup plus souvent qu'on ne le pense l'effet des
pertes séminales involontaires. Tous les auteurs s'accordent à donner pour signes ou caractères de cet état:
« un penchant invincible à la tristesse; une mélanco-
« lie, une prostration morale habituelles; une ombra-
« geuse timidité de caractère; l'amour du silence et de
« la solitude; une défiance universelle, poussée jusqu'à
« la misanthropie la plus sauvage; des idées sombres;
« de sinistres prévisions; une crainte continuelle d'ac-
« cidents, de malheurs de toute espèce; la conviction
« intime d'une ruine ou d'une catastrophe prochaine;
« des hallucinations répétées et relatives à des trames,
« des complots, des persécutions imaginaires; un im-
« mense ennui, un dégoût profond de la vie, *tædium*
« *vitæ,* et principalement une impulsion instinctive et
« incessante au suicide. »

Il est impossible de ne pas reconnaître dans ce ta-

bleau le portrait des tabescents qui ont été longtemps
minés, sans le savoir, par des pertes séminales diurnes.
Si, sous l'influence d'un tel rapport, on consulte la statistique des établissements d'aliénés, on est frappé de
voir que le nombre des hommes atteints de monomanie ou de mélancolie l'emporte énormément sur celui
des femmes; là où figurent trois ou quatre femmes, on
trouve invariablement quarante ou cinquante hommes.
Quelles que soient la réserve et la dissimulation que les
femmes apportent dans leurs aveux, quelles que soient
les autres influences qui puissent produire une si grande
inégalité, la différence reste inexpliquée; mais il n'en
est plus ainsi si l'on fait intervenir dans la question les
pertes séminales diurnes, auxquelles les hommes seuls
sont sujets. Un autre fait, qui concorde avec le précédent, c'est la rareté relative des guérisons qu'on obtient
chez l'homme. D'où viendrait une inégalité si grande
au préjudice de l'homme, si la guérison n'était pas en-
travée chez lui par une cause ignorée, à laquelle la
femme n'est pas exposée? Les médecins qui sont à la
tête des maisons d'aliénés n'ont pas assez, jusqu'à ce
jour, dirigé leurs investigations étiologiques sur la perturbation provoquée dans les centres nerveux par l'o-
nanisme, les excès vénériens et les pertes séminales
diurnes : cependant quelques-uns sont dans la bonne
voie; et dans un Mémoire auquel l'Académie de médecine a accordé la faveur de son approbation, le médecin directeur d'un asile d'aliénés a publié récemment

une statistique d'où il résulte que, sur *vingt* cas d'aliénation mentale soumis à son examen et analysés par lui, *douze* reconnaissaient pour cause des pertes séminales rebelles, inaperçues jusque-là. Par la guérison de ces spermatorrhées, il fut assez heureux pour rétablir les fonctions intellectuelles chez *huit* de ces infortunés. Il est certain que beaucoup d'autres cas de dérangement des facultés cérébrales ne reconnaissent pas primitivement d'autres causes.

Le mélange de désordre et de faiblesse qui caractérise tous les effets de la spermatorrhée expose les tabescents à l'aliénation mentale, sous toutes ses formes La manie et la monomanie sont le dernier terme du désordre, comme l'idiotisme et la démence sont le dernier terme de la faiblesse. La démence est ordinairement la transformation dernière des vésanies qui ne guérissent pas ; mais souvent aussi elle est primitive. Or il est remarquable que tout ce que les auteurs nous disent de la démence peut s'appliquer, avec une parfaite concordance de caractères, aux dernières périodes de la consomption dorsale. On trouve également, dans les deux cas, la perte progressive de la mémoire, l'oubli des noms, des faits, l'affaissement croissant de l'intelligence, de l'imagination, de la volonté, la déchéance de toutes les forces morales, etc. Il est donc probable que la démence n'est pas moins souvent que la monomanie la déplorable conséquence des pertes séminales diurnes ou nocturnes.

Il faut encore dire la même chose de la paralysie générale incomplète des aliénés, qui accompagne ordinairement la démence, et qui la suit dans tous ses progrès. On la regarde comme à peu près incurable, et l'on n'hésite pas à porter, sur les premiers indices qui l'annoncent, un pronostic fatal : un léger embarras dans la langue, un tremblement imperceptible, une certaine hésitation dans les mouvements, suffisent pour faire prononcer un arrêt d'incurabilité que l'événement ne tarde pas à confirmer. Il n'en serait peut-être pas toujours ainsi si les médecins dirigeaient leurs recherches sur les pertes séminales diurnes, qui n'ont pas encore obtenu la faveur d'une sérieuse attention. Ils savent très-bien pourtant, ils disent, ils écrivent que la manie, la mélancolie, etc., sont souvent un effet de l'onanisme et des excès vénériens ; pourquoi ne parlent-ils pas des pertes séminales continues et insensibles, qui agissent dans le même sens, mais avec une bien autre énergie que ces deux causes? Il est très-probable que cette omission tient à ce qu'ils ne se sont pas encore avisés de songer à la plus ordinaire et à la plus énergique des causes qui peuvent produire toutes ces formes affreuses de la dégradation de l'intelligence, que l'on nomme aliénation mentale. Ajoutons que cette cause, qui leur échappe, n'est pas moins propre à entretenir ces maladies et à les rendre incurables qu'à les produire.

Les spermatorrhéiques deviennent, en général, làches, mous, efféminés et d'une extrême pusillanimité; l'énergie morale est toujours fortement atteinte, quel qu'ait été son degré avant la maladie. Leur volonté est très-mobile, hésitante; ils sont défiants, d'une susceptibilité extrême, enclins à l'emportement; leurs sentiments affectueux sont considérablement affaiblis, et ils deviennent très-égoïstes. Outre l'impuissance, il y a souvent de l'aversion pour la personne qui était l'objet des désirs les plus ardents, et de la froideur et du dédain pour toutes les femmes.

Comme nous venons de le dire, les personnes affectées de pertes séminales sont constamment tristes, portées à la langueur, au découragement, à la mélancolie; elles fuient la société, recherchent la solitude, et se complaisent dans les idées sombres, les pressentiments sinistres. Tout les fatigue et les ennuie, et cependant ces malades sont constamment préoccupés de leur santé : toutes leurs pensées sont concentrées sur ce sujet; ils ne s'occupent que de l'état de leur digestion, de leur garde-robe; ils sont indifférents à tout le reste, et présentent souvent une incurie remarquable pour leur personne, leurs affaires, leurs intérêts les plus graves. Du reste, on les voit passer par des alternatives fréquentes d'abattement, de désespoir et de joie, suivant qu'ils sont pris de rechutes de pollutions ou qu'ils se croient guéris; et ces alternatives d'expansion ou de taciturnité sont, pour les personnes qui les entourent, et quelquefois pour eux-mêmes, un

sujet d'étonnement et de tristesse, quand ils ignorent
la cause de leur mal et qu'ils comparent leur état
présent avec la régularité de leur caractère antérieur.
Chez les personnes dont les facultés intellectuelles sont
élevées et qui en font un exercice continuel, on observe une diminution progressive dans la mémoire,
dans la clarté et dans l'enchaînement des idées ; l'imagination devient moins vive, le jugement moins sûr,
et c'est le plus souvent à cette cause que l'on doit attribuer, chez une foule d'hommes distingués, cet affaissement de l'intelligence remarqué dès leur jeunesse ou bien à un âge où les facultés conservent ordinairement toute leur activité.

Tel est l'ensemble des principaux symptômes des
pertes séminales. Il ne faut pas que les tabescents spermatorrhéiques croient qu'il est nécessaire d'être affligé
de la série de perturbations physiques et morales que
nous venons d'énumérer pour être convaincu d'épuisement séminal. Nous avons indiqué le résumé de ce que
nous observons le plus fréquemment ; mais fort heureusement il est rare de voir toutes ces tortures si variées
affliger un même individu. Seulement, selon l'idiosyn-
crasie, la prédisposition originelle, tel homme ressen-
tira plutôt les effets des pertes sur le système nerveux,
l'appareil de la vie organique continuant à fonctionner admirablement : il sera frais, gras, rose, aura
toutes les apparences extérieures d'une excellente santé,
et cependant son moral tourmenté le rendra, selon son

dire, l'homme le plus malheureux de la terre. Tel autre, avec l'appareil extérieur de la décrépitude physique, jouira pleinement des plus hautes facultés intellectuelles, et en donnera des preuves éclatantes par des productions qui honoreront son pays, soit dans les sciences, l'industrie, les arts ou les belles-lettres. Enfin, dans la perturbation d'un même organe sous l'influence de pertes séminales, il y a des nuances infinies, depuis la modification la plus bénigne jusqu'à la dégradation la plus abjecte. C'est au praticien exercé à démêler la vérité dans ce dédale, et à savoir choisir et proportionner le remède selon la nature et l'intensité du désordre.

MARCHE DE LA SPERMATORRHÉE.

Il n'est point possible d'assigner à la spermatorrhée une marche uniforme et déterminée ; le nombre, la nature et la diversité de ses causes, l'intermittence ou la continuité de leur action, les inégalités congénitales de l'organisme, les complications diverses, tant de circonstances accidentelles ou individuelles influent sur la marche et la succession des périodes du mal, que les cas particuliers sont toujours marqués d'un caractère spécial et infidèlement reproduits dans toute histoire générale. Il n'y a ni genres ni espèces ; il n'y a que des individus chez les tabescents, et encore les individus sont-ils tellement dissemblables, qu'il est rare de retrouver chez l'un ce que l'on voit chez l'autre. Il n'y a donc rien de plus irrégulier, de plus mobile, de plus capricieux que la marche de la spermatorrhée, qui peut être congénitale ou accidentelle, qui se rapporte à un excès de force ou à la faiblesse des organes ; qui tient à des causes locales ou éloignées, inhérentes ou étrangères à l'organisme ; qui provient d'une continence prolongée, mais plus sou-

vent de l'usage excessif ou abusif des organes génitaux; qui dure quelques mois, quelques années, un
quart de siècle, un demi-siècle. Nous donnons actuelle-
lement des soins à un malade âgé de soixante-douze ans
qui, depuis l'âge de vingt ans, souffre de pertes séminales ; aussi, dans l'opinion des personnes qui ont vécu
dans son intimité, a-t-il constamment passé pour un
hypocondriaque.

La plupart des maladies ont une période initiale,
une période d'état, une période de déclin, et une terminaison, naturelle ou artificielle, heureuse ou funeste.
Ces divisions ne semblent pas applicables à la spermatorrhée : bien loin de marcher dans un tel ordre,
on la voit, dans son cours saccadé, s'accroître, diminuer, s'interrompre ou reparaître avec les causes
qui la produisent ou l'entretiennent. Tous les symptômes, tous les accidents qui la révèlent, s'alimentent
à leurs propres sources, se multiplient par une action
réciproque, et tendent fatalement, si l'art n'intervient,
à amener la folie, le marasme et la mort. Les progrès
de l'âge, qui ralentit naturellement la sécrétion du
liquide séminal, pourraient seuls agir en sens contraire des causes ordinaires de la spermatorrhée ; mais
ce secours tardif et incertain ne peut guère arriver
aux tabescents qu'au moment où ils touchent à l'extrême vieillesse.

Dans l'énumération des causes et des symptômes
de la spermatorrhée, *nous avons dû supposer la mar-*

che de la maladie continue, régulière et progressive;
autrement nous nous serions perdu dans une foule
d'exceptions, dans des réserves et des distinctions interminables. Mais on conçoit aisément qu'il n'y a
rien de commun, sous le rapport de la marche, de
la gravité, de la durée, etc., entre des pertes séminales qui tiennent à la présence des ascarides dans
le rectum, à la constipation ou à toute autre cause
accidentelle, temporaire et amovible, et celles qu'ont
provoquées et qu'entretiennent des causes congénitales, comme la prédominance exagérée du sens génésique ou de l'appareil instrumental de la génération.

Dans le premier cas, le mal peut sembler menaçant
et marcher avec violence; mais il est facile de l'arrêter et de le couper pour ainsi dire brusquement : un
vermifuge, un purgatif ou tout autre moyen rationnel
en font prompte et bonne justice.

Dans le second cas, au contraire, le même mal est
rebelle, intense; il a pour complice la nature elle-
même; il lutte avec une incessante énergie contre
toute action thérapeutique, et, s'il cède, c'est pour renaître sous l'influence des abus ou des excès qu'il ne
manque pas de provoquer. Combien ne doivent pas
différer la marche et tous les caractères de la spermatorrhée, selon qu'elle est provoquée par la pratique
temporaire de l'onanisme résolûment interrompue,
ou par une aveugle et indomptable fureur qui sub-

jugue la volonté, qui renouvelle sans cesse et éternise les égarements solitaires!

Quelles que soient, toutefois, les différences ou les distinctions que l'on puisse établir entre les tabescents, on verra, pour peu que l'on se rappelle ce que nous avons dit dans les pages qui précèdent, et surtout dans le chapitre des symptômes, qu'ils ont entre eux comme un air de famille, qu'ils se ressemblent et se touchent par beaucoup de points. Nous avons fait remarquer l'extrême susceptibilité du sens gastrique chez eux, ainsi que la sollicitude de tous les instants qui les porte à observer l'état de leurs digestions et de leurs selles. Ils savent qu'ils payeront cher le plus léger excès dans l'alimentation; aussi sont-ils sans cesse occupés de ce qu'ils doivent manger ou boire ; ils tremblent de céder à la tentation, d'approcher leurs lèvres d'un verre de vin ou de liqueur, d'une tasse de café, de toute boisson excitante; les troubles de l'âme, les émotions, les travaux d'esprit, ne sont pas pour eux moins redoutables. On ne saurait trop signaler aux praticiens toutes ces terreurs, tous ces soins minutieux, toutes ces ombrageuses puérilités, qui sont bien faits pour tromper leur vigilance et leur faire prendre les tabescents pour des hypocondriaques ou des malades imaginaires.

Tout ce que nous venons de dire de l'alimentation, nous pourrions le répéter en l'appliquant aux *variations hygrométriques, thermométriques, électri-*

ques, etc., *de l'atmosphère*. Il n'est point de tabescent, quel que soit le caractère ou la cause de son
mal, qui ne soit éminemment sensible à ces diverses
influences; mais il est à remarquer qu'elles n'exercent
pas sur tous ces malades une action uniforme et identique : les uns se trouvent constamment mieux les
jours où d'autres se trouvent plus mal. Ainsi, les jours
pluvieux, humides, couverts, sont très-favorables à la
plupart d'entre eux: ils se sentent plus de force, plus
de courage, plus d'activité; ils sont moins tristes,
moins accablés; ils sortent un peu de leur engourdissement, de leur torpeur ; ils s'aventurent sans trop de
répugnance dans quelque affaire, dans quelque travail;
en un mot, ils sont mieux. Les jours secs et sereins
leur sont, au contraire, très-nuisibles : tous leurs maux
augmentent; ils souffrent de la tête; ils sont plus impressionnables, plus irascibles et semblent répondre
par l'accablement et la sombre tristesse de leur âme
à la beauté, à la pureté du ciel. Pour un petit nombre
de leurs compagnons d'infortune, c'est tout le contraire : le beau temps les relève et les ranime, tandis
que la pluie, l'humidité, le brouillard, les désespèrent
et les plongent dans l'anéantissement.

Cette remarque n'a point échappé à la pénétration
de l'homme qui a le plus savamment écrit sur ces matières, le professeur Lallemand, de Montpellier; il en a,
de plus, tiré des conséquences pratiques et étiologiques
qui ne l'ont jamais trompé. Constamment il a reconnu

que, chez les premiers malades, les pertes séminales
étaient entretenues par une irritation prononcée des
organes génitaux, quelquefois même par une véritable
inflammation chronique de la portion prostatique de la
membrane urétrale; tandis que, chez les seconds, ces
pertes tenaient au relâchement et à la faiblesse, à un état
congénital caractérisé par un tempérament lymphatique,
cacochyme, avec imperfection des organes génitaux,
des arrêts de développement, des varices, etc. Il a vu
encore que la maladie avait été provoquée, chez les premiers, par la masturbation, par les excès vénériens,
par des blennorrhagies; tandis qu'elle s'était, au contraire, manifestée presque spontanément à la puberté
chez les seconds, qui, en outre, avaient été atteints antérieurement d'incontinence d'urine ou d'autres indices
de faiblesse des organes génito-urinaires.

Les mêmes indications, composant la même signification étiologique, sont fournies sur ces malades par
tous les exercices propres à exciter les organes génitaux, comme l'équitation, la voiture, etc.; favorables
aux premiers, ils ne manquent jamais d'accroître les
maux des autres.

Quant à l'état électrique de l'atmosphère, il est des
tabescents qui en ressentent si vivement les variations,
qu'ils tombent, à l'approche des orages, dans un inex-
primable accablement : ils éprouvent des commotions
sur le trajet des principaux nerfs, des élancements douloureux et des secousses involontaires dans les mem-

bres, avec redoublement de céphalalgie et d'angoisses. Ces tabescents sont ceux dont les pertes séminales ont fait explosion sous l'influence d'une susceptibilité nerveuse exagérée; ceux qui ressentent dans le périnée, dans le petit bassin, dans les vésicules séminales, des contractions convulsives suivies d'éjaculation.

L'*influence des saisons* sur la marche de la spermatorrhée, analogue à celle de la température et du temps, donne les mêmes indications étiologiques et varie selon la nature et le caractère du mal. Une saison qui améliore l'état des uns aggrave inévitablement celui des autres. Ainsi, *les froids rigoureux et secs de l'hiver, la chaleur et la sécheresse de l'été,* augmentent tous les accidents dans la spermatorrhée inflammatoire, et les atténuent dans la spermatorrhée par débilité originelle. L'*automne*, dans les deux cas, agit ordinairement en sens inverse; mais on a remarqué que le *printemps était défavorable à presque tous les tabescents.* On attribue généralement cette fâcheuse influence à l'accroissement des pertes séminales par l'effet de l'excitation naturelle, qui stimule alors l'appareil génital, chez l'homme comme chez les animaux.

Le *régime alimentaire* exerce une action prépondérante sur tous les tabescents et influe singulièrement sur le caractère, l'intensité, la marche de tous les accidents. A une certaine période de la maladie, les aliments de haut goût, les substances toniques, excitantes, azotées, le vin et toutes les liqueurs fermentées, le café,

l'eau-de-vie, la bière, etc., augmentent à la fois et
leurs pertes séminales et leurs souffrances. C'est alors
que la diète lactée, les aliments farineux, albumineux,
les fruits, les boissons aqueuses, acidulées, etc., leur
sont, au contraire, éminemment favorables. On ne retrouve plus ici l'opposition que nous avons signalée
entre la spermatorrhée inflammatoire et la spermatorrhée asthénique et congénitale. C'est *l'altération et la
susceptibilité des fonctions digestives*, communes à
tous les tabescents, qui les rendent également sensibles
aux effets de l'alimentation. Nul doute que le vin, que
les aliments toniques, stimulants, ne soient favorables
aux tabescents dont les voies digestives sont en bon
état et chez lesquels les pertes sont dues à un état de
relâchement congénital ; mais cette nourriture est nuisible à ceux dont l'estomac est irrité : cet organe
s'insurge contre tout ce qui serait propre à relever la
force et le ton de la fibre. Nous dirons la même chose
des tabescents dont les pertes séminales tiennent à la
présence des ascarides dans le rectum : la diète lactée,
tous les aliments relâchants, leur sont contraires et favorisent singulièrement la multiplication des parasites :
une alimentation forte, épicée, stimulante, leur serait
bonne, mais l'estomac ne la supporte guère qu'au moment où il reprend un peu de force.

La spermatorrhée dont les causes sont accidentelles
et plus ou moins amovibles peut se modifier dans sa
marche, dans ses symptômes, dans ses effets, ou même

15.

disparaître, par le retrait temporaire, partiel ou définitif de ces causes. C'est ce que l'on voit chez les tabescents dont les pertes tiennent à la constipation, à
des ascarides, à des hémorroïdes, à des dartres, etc.
Plusieurs de ces causes affectent un certain caractère
de périodicité et peuvent, par les *alternatives de leur
disparition et de leur retour*, imprimer à la marche
de la spermatorrhée une *intermittence* plus ou moins
régulière. C'est le plus souvent à l'insu des malades que
diminuent, cessent et se reproduisent leurs pertes séminales, dont ils ne soupçonnent pas l'existence. Ils
n'en connaissent que les causes apparentes, les dartres,
la constipation, etc.; et quand ils parviennent à les
éliminer, ils s'étonnent toujours de ne pas recouvrer
entièrement la santé. Ils s'imaginent alors qu'ils sont
atteints d'un mal interne et inconnu; ils le cherchent
sans le trouver, mais ne manquent pas, toutefois, de se
gorger provisoirement de médicaments et principalement de purgatifs, de dépuratifs ou d'antisyphilitiques;
mais ces médications intempestives et irrationnelles ne
manquent pas, à leur tour, de rendre aux pertes séminales une activité funeste et de plonger les malades dans
un nouveau désespoir.

Les plus malheureux sont ceux qui, pour combattre
un mal inconnu, *se font appliquer des vésicatoires*;
cette pensée leur tombe d'autant plus naturellement
dans l'esprit qu'il s'agit d'un mal interne et caché,
qu'ils espèrent attirer au dehors par une dérivation

énergique ; les médecins, qui souvent ne soupçonnent
pas non plus les pertes séminales, ne font pas obstacle
à un moyen qui semble indiqué par le bon sens, qui
plaît aux malades et qui met, pendant un certain
temps, un terme à leur désespoir ainsi qu'à leurs importunes et fatigantes exigences. Des vésicatoires sont
donc appliqués ; mais *l'absorption des cantharides
exerce sur l'appareil génito-urinaire son action irritante ordinaire, et les pollutions redoublent.* Toutes
les souffrances se raniment, et le malade, qui croit avoir
perdu sa dernière planche de salut, s'abîme dans
l'anéantissement et la stupeur.

Il serait facile d'agrandir le champ des considérations que nous venons de présenter, de multiplier les
exemples et de montrer, dans les conditions journalières et fortuites de la vie, une foule de *causes d'oscillations* qui influent sur l'état des tabescents. Nous ver-
rions qu'il n'y a jamais rien d'uniforme, rien de régulier
dans la marche de la spermatorrhée ; des organismes
irritables et débiles subissent nécessairement l'influence
de tout ce qui les touche ou les entoure. Il ne faut donc
pas s'étonner de voir des tabescents éprouver des améliorations éphémères et vivre même pendant des semaines et des mois dans un état de santé tolérable, qui
leur rend l'espérance et leur donne l'illusion d'un prochain rétablissement. On voit tous ces changements
chez ceux qui connaissent la nature de leurs maux
comme chez ceux qui l'ignorent. Mais le sort jaloux

qui leur envoie capricieusement ses faveurs, semble aussi leur réserver ses colères : les rémissions ne sont ni complètes ni franches ; l'amélioration conserve toujours comme une sorte de levain ou de ferment du mal, qui ne manque jamais de le faire renaître et d'amener des rechutes désolantes.

C'est principalement dans les cas qui tiennent à des causes accidentelles et amovibles que l'on observe toutes ces oscillations, toutes ces alternatives de rémission et d'exacerbation. Les cas les plus graves, entretenus par des causes permanentes, ont bien aussi une marche irrégulière, à peu près continuellement progressive. Ces redoutables spermatorrhées, comparées aux autres, peuvent être considérées comme aiguës. Leurs progrès sont incessants ; l'organisme, lancé sur une pente sans arrêt, jonche chaque jour de ses débris une route dont les étapes sont comptées. Les spermatorrhées qu'on peut appeler chroniques peuvent durer 20, 30, 40, 50 ans. Leurs intermissions simulent souvent le retour à la santé ; les plus légères ne sont plus que des indispositions, qui peuvent néanmoins toujours s'exaspérer, et que la science ne doit pas cesser de couvrir de sa sollicitude et de sa vigilance.

Combien de gens s'aveuglent sur ce point! Le monde est rempli de chétives existences, d'hommes délicats et valétudinaires, qui ne se doutent pas que c'est à des pertes séminales insensibles, intermittentes, que sont dues leur susceptibilité morbide et leurs souffrances.

Jamais ils ne se portent tout à fait bien, jamais ils ne sont tout à fait malades. Sortes de machines vivantes et sensibles, ils ne se sentent vivre que parce qu'ils se sentent souffrir; tout les blesse, tout les offense; un souffle, un regard les renverse. Nous l'avons déjà dit dans les précédents chapitres et nous ne pouvons nous empêcher de le répéter encore : ils sont incapables d'attention, d'occupation, d'affection ; ils sont mécontents de tout le monde comme d'eux-mêmes ; ils ont les hommes et les choses en aversion. Quant aux femmes, ils les honorent à la fois de leur haine et de leur dégoût. Enfin ces malheureux n'ont qu'une seule pensée, une seule occupation : le soin de leur santé. Ils ne parlent que de leur digestion, de leurs selles, de leurs souffrances, du chaud, du froid, du sec et de l'humide. Personne, disent-ils, ne les comprend ; on les prend pour des hypocondriaques, des malades imaginaires. On leur dit qu'ils s'observent avec trop d'attention ; on met sur le compte de l'oisiveté ou de l'ennui leur penchant à la tristesse, à la mélancolie ; on leur conseille de s'occuper, de se distraire. Les médecins se lassent de les entendre et leur disent de voyager, d'aller aux eaux, de changer d'air ; c'est alors qu'ils vont trouver les charlatans, qui, flattant leur côté faible, leur font prendre des remèdes et les dépouillent, en se moquant d'eux, de leurs dernières ressources.

Lorsque la spermatorrhée n'est pas encore invétérée et n'a pas porté de trop profondes altérations dans l'organisme, *il n'est pas rare de la voir guérir* et d'en voir successivement disparaître tous les symptômes *sous l'influence bienfaisante du mariage*. En effet, les conditions ordinaires du mariage, la lune de miel passée, sont éminemment favorables à la cessation des pertes séminales : l'exercice régulier, modéré du coït, l'absence d'excitations érotiques non suivies de cet acte, font rentrer dans l'ordre l'appareil génital, qui remplit alors normalement le vœu de la nature. Combien n'avons-nous pas vu guérir, par ce moyen si simple, aidé de quelques recommandations hygiéniques, de pauvres malades qui avaient inutilement suivi une foule de médications ! Dans le chapitre relatif au traitement, nous aurons occasion d'insister sur cette importante question.

Complications de la spermatorrhée.

Nous venons de voir la spermatorrhée échapper sous sa forme la plus légère aux médecins comme aux malades, et ceux-ci, cherchant partout où il n'est pas le mal inconnu qui les mine, traîner leurs jours attristés dans une longue et plaintive misère. Nous allons voir maintenant des égarements moins chimériques, dont l'objet sera réel et qui consisteront à prendre pour la cause primitive du mal des affections secondaires, qui en seront l'effet symptomatique ou la complication. Il est évident que, dans une situation pareille, le champ de l'erreur est sans limites.

L'influence que l'appareil génital exerce sur l'organisme, dans l'ordre physiologique, est générale et se retrouve tout entière dans l'ordre pathologique. Il n'est aucun organe, dans l'économie, qui ne puisse ressentir et reproduire les souffrances de cet appareil. Ces souffrances peuvent donc retentir par les symptômes généraux propres à toutes les autres maladies ; d'où découle cette conséquence évidente que l'on ne peut assigner à la spermatorrhée aucun symptôme général pathognomonique, et qu'il est facile de la confondre avec les nombreuses affections qui lui servent d'expression symptomatique.

C'est principalement dans l'*appareil de la miction* que vont aisément s'égarer ou se perdre l'étiologie et le diagnostic des pertes séminales. Nous avons déjà signalé les connexions anatomiques et les relations fonctionnelles qui impliquent la solidarité la plus étroite entre les organes génitaux et les voies urinaires. Toutes ces liaisons se retrouvent dans les troubles pathologiques des deux ordres d'organes qui les expriment par des signes communs aux uns et aux autres. Les signes obscurs de la spermatorrhée s'effacent facilement sous les manifestations sensibles de l'*urétrite,* de la *prostatite,* du *catarrhe vésical,* de la *néphrite,* etc.; aussi rencontre-t-on beaucoup de tabescents qui, n'ayant jamais songé aux pertes de semence, ne parlent même pas aux médecins de leurs organes génitaux, et se croient simplement atteints d'une affection des voies urinaires. Il en est d'autres qui ne parlent, dans les consultations, que de leurs *fréquents besoins d'uriner*. Il faut ajouter à cela que les pertes séminales ont bien souvent leur point de départ dans l'appareil urinaire, et que le transport de l'irritation sur l'appareil voisin n'est pas toujours facile à saisir et à suivre. Les praticiens ne sauraient donc trop se mettre sur leurs gardes pour ne pas passer, dans leur diagnostic, à côté des pertes séminales diurnes, qui sont si insidieuses et qui se masquent si facilement sous l'apparence d'une affection des voies urinaires.

Nous savons que la spermatorrhée exerce directement une action perturbatrice et débilitante sur les systèmes nerveux cérébro-spinal et trisplanchnique; nous savons, en outre, qu'aux troubles nerveux, qui en sont l'effet immédiat, viennent s'ajouter ultérieurement des altérations matérielles du système digestif qui portent, à leur tour, le désordre dans tout l'organisme. Toutes ces perturbations ne sont pas, à proprement parler, des complications; ce sont des groupes de symptômes qui caractérisent la spermatorrhée et qui la suivent comme effets généraux d'une cause locale. Le nom de *complications* n'appartient rigoureusement qu'aux maladies intercurrentes, qui peuvent bien reconnaître la spermatorrhée comme cause éloignée, mais qui n'en sont pas des conséquences nécessaires.

Il importe que le praticien ne confonde pas les groupes de symptômes qui sont l'effet direct de la spermatorrhée avec les affections intercurrentes qui peuvent la compliquer. Les premiers, en effet, toujours essentiellement nerveux, cessent avec leur cause et ne réclament aucun traitement ; les secondes, au contraire, la spermatorrhée étant pour un moment mise de côté, doivent être vivement attaquées par des moyens conformes aux indications spéciales qu'elles présentent. Nous avons insisté sur ce point dans les considérations diagnostiques et étiologiques qui précèdent ; mais les troubles nerveux sont quelquefois si intenses, et s'entourent d'un si terrible cortége d'accidents et de symptômes, qu'il est bien difficile de ne pas se laisser tromper par les apparences, et de ne pas croire à des lésions idiopathiques ou organiques. Quand on voit successivement se pervertir, fléchir et tomber les sens externes, la volonté, la mémoire, les mouvements, etc. ; quand la vie semble directement menacée par le désordre des grandes fonctions nutritives, comment se persuader, en effet, que l'on n'est pas en présence de quelque maladie essentielle des centres nerveux ou des organes principaux de la vie organique ? La cause du tumulte et du désordre est insensible, cachée ; le plus souvent les malades ne la soupçonnent pas ; ses effets sont, au contraire, visibles, émouvants, terrifiants : tout tend donc à donner le change, à faire oublier le principal pour l'accessoire, la cause pour l'effet. C'est en vain que l'on voit tous les jours les plus formidables symptômes résister à tous les moyens spéciaux qu'on leur oppose et disparaître rapidement avec leur cause, c'est-à-dire avec les pertes séminales ou l'onanisme : l'expérience ne profite pas et n'apprend à personne à faire, dans l'avenir, appel à son esprit contre l'illusion des sens.

S'il fallait produire des preuves ou citer des faits, pour mettre dans une entière évidence le caractère essentiellement nerveux des lésions directement provoquées par l'onanisme, les excès vénériens ou les pertes séminales, nous n'aurions que l'embarras de choisir ; nous nous bornerons à rappeler ici l'histoire fameuse d'une jeune fille de Berlin, qui montre que les désordres provoqués dans l'économie par l'onanisme peuvent, sans cesser d'être nerveux, aller jusqu'à l'abolition complète de toutes les facultés encéphaliques, jusqu'à l'idiotisme absolu. Cette jeune nymphomane s'abandonna, dès la plus tendre enfance, à toutes les fureurs de la masturbation, et parvint à l'âge de quatorze ans sans avoir jamais donné le moindre signe d'intelligence. L'idiotie était complète, absolue, et pouvait être considérée comme congénitale. Quel que fût le peu d'espoir d'améliorer l'état d'une aussi dégoûtante brute, le docteur Grœffe, après d'inutiles tentatives qu'ne parvinrent pas à vaincre l'instinct égaré de cett malheureuse, et convaincu que cette atrophie intellec tuelle était due à l'onanisme, n'hésita pas à pratique l'excision du clitoris. A partir de ce moment, « l'in

« telligence, retenue en quelque sorte captive, prit
« son essor, et l'éducation de la malade put être
« commencée. Au bout de trois ans, elle put par-
« ler, lire, compter, exécuter plusieurs travaux ma-
« nuels, et même jouer quelques morceaux faciles de
« piano. »

N'est-ce pas ici le cas de dire que ce qui prouve le
plus, prouve le moins? Ne devait-on pas supposer,
chez cette malade, un arrêt de développement de l'encéphale, des désordres organiques, des torts irréparables faits à la nutrition? Il n'en était rien pourtant : le
cerveau n'avait été atteint que dans ses fonctions; il
avait continué de croître, de se nourrir, de se développer; il conservait virtuellement toutes ses forces,
toutes ses énergies; la malade, comme le fait observer
le docteur Grœffe, « put franchir, dans l'épanouisse-
« ment insensible de ses facultés, la période de l'en-
« fance, pour entrer immédiatement dans l'âge de
« l'adolescence, sous le triple rapport de ses goûts, de
« ses manières, de ses aptitudes. »

L'observation du docteur Grœffe prouve qu'il ne faut
jamais désespérer de rien chez les masturbateurs, si
l'on parvient à dompter leur funeste passion. La nature
fléchit et s'affaisse dans le désordre, sous les brutales
violences qui lui sont faites; mais elle se conserve et
se retrouve avec toutes ses forces aux jours de la con-
version et du repentir.

Il en est, sous ce rapport, des pertes séminales,

comme de l'onanisme : les atteintes directement portées à l'organisme ne provoquent jamais primitivement
que des accidents purement nerveux ; ces accidents ne
réclament aucun traitement spécial, tandis que les maladies qui viennent les compliquer doivent être considérées et traitées selon les indications spéciales qu'elles
présentent. Il faut également traiter par des moyens
spéciaux les désordres organiques qui tiennent à l'altération consécutive des fonctions digestives; ces dé-
sordres, bien que provoqués par les pertes séminales, ne disparaissent pas immédiatement avec elles ;
l'organisme, appauvri et émacié par une assimilation
imparfaite, ne se répare qu'à l'aide du temps, sous
l'influence d'une alimentation tonique et analeptique.

Le professeur Lallemand a rassemblé, dans son savant ouvrage sur les pertes séminales, un nombre considérable de faits qui donnent à ces allégations toutes les
formes de démonstration imaginables, et qui les élèvent
à la hauteur de vérités fondamentales ou de principes.
Nous ne saurions trop recommander l'étude attentive
et patiente de tous ces faits à ceux qui voudront approfondir la matière, se mettre en garde contre les déceptions ou les mirages, et acquérir, sur la nature, la symptomatologie et la marche de la spermatorrhée, des notions nettes, précises et pratiques. Nous regrettons que
la forme et l'étendue de ce travail ne nous permettent
pas de puiser abondamment dans cette mine féconde, et

d'en offrir à tous ceux qui nous liront les précieuses richesses; mais nous ne saurions toutefois passer sous silence l'observation qui ouvre, sous le n° 1, l'ouvrage du célèbre praticien ; cette observation, que nous allons reproduire sous une forme succincte, offre un triple intérêt et jette le jour le plus lumineux sur trois ordres de questions qui impliquent, pour ainsi dire, l'histoire de la spermatorrhée tout entière.

Il s'agit d'un homme qui fut, pendant vingt ans, hypocondriaque, torturé par toutes sortes de souffrances, et fréquemment atteint de congestions cérébrales. Il avait hérité, de parents sains, d'une constitution robuste et d'une imagination ardente. Il reçut une éducation brillante et se livra de bonne heure à l'étude des plus délicates questions de la philosophie, de la métaphysique, de la politique et de la morale.

Aucun des nombreux médecins qu'il consulta ne put ni le guérir ni le soulager; aucun ne pénétra la cause réelle de ses longues tortures. On le supposait atteint d'une maladie des centres nerveux. Cette hypothèse s'accordait avec les symptômes observés, et semblait prendre quelque vraisemblance dans la généalogie du malade, qui comptait un de ses ascendants mort d'affection cérébrale.

Les tourments du corps et de l'esprit marquèrent ses premiers pas dans la vie active; il comptait déjà plusieurs années de tristesse et de souffrances quand il atteignit l'âge nubile. Le docteur Butini (de Genève),

son médecin et son ami, écrivait dans une consultation :
« Le mariage avec une femme de son choix sembla
« former une époque plus heureuse de sa vie. Mais
« bientôt les germes de la maladie que tant de causes
« avaient contribué à faire naître se développèrent ra-
« pidement. On s'aperçut que M. de S... écrivait avec
« lenteur et difficulté ; son style portait l'empreinte de
« la décadence de ses facultés. Il balbutiait et n'expri-
« mait plus qu'imparfaitement ses idées. Il éprouvait
« par moments des vertiges assez violents pour le faire
« tomber, sans que jamais, cependant, il s'y fût joint
« des défaillances ou des convulsions. »

Un jour qu'il écrivait une lettre fort simple, il fut
pris d'un de ces étourdissements, et ne put achever. Le
même accident se renouvela et devint habituel, alter-
nant avec des troubles d'esprit, des langueurs, de l'accablement, de l'irascibilité et autres marques de la perversion ou de la dépression des sentiments et des
instincts. A toutes ces lésions mentales vinrent bientôt
se joindre divers égarements du sens gastrique et l'altération des fonctions digestives et assimilatrices.

Les médecins ne purent franchir dans leurs consultations le cercle où ils voyaient tracés, chacun selon
son point de vue, les mots hypocondrie, gastrite, gas-
tro-entérite, hépatite chronique, encéphalite, ménin-
gite, etc. Les divers modes de traitement qui furent
essayés, saignées, sangsues, purgatifs, antispasmodiques, etc., furent nuisibles ou sans effet.

Les congestions cérébrales, précédées et annoncées par un redoublement de misanthropie, par des chutes fréquentes, par des nuits agitées, un sommeil léger interrompu par des crampes, des tremblements nerveux, le renversement de la tête en arrière, etc., augmentèrent et firent recourir à de nouvelles saignées, aux sangsues à l'anus, aux frictions avec la pommade stibiée, aux vésicatoires, aux pédiluves sinapisés, aux applications de glace sur la tête.

Tous ces moyens multipliés et énergiquement employés n'aboutirent qu'à une nouvelle et violente congestion qui fit réclamer les conseils et les soins du professeur Lallemand. Voici ce qu'il remarqua :

« Le malade était inquiet, agité, incapable de rester « deux minutes à la même place ; sa figure était rouge, « ses yeux saillants, injectés, fixes et égarés ; sa phy- « sionomie portait l'empreinte d'un profond effroi ; sa « démarche était chancelante, ses jambes fléchissaient « sous le poids de son corps ; sa peau était *froide,* son « pouls *petit et serré.* »

Le professeur Lallemand était encore au début de ses études sur la spermatorrhée ; il se préoccupa davantage du danger d'une apoplexie que de l'état du pouls et de la peau, et conseilla des sangsues à l'anus. Au mot sangsues, le malade entra dans une violente colère, et affirma que les saignées l'avaient toujours affaibli sans jamais le soulager. Lallemand insista, et obtint que six sangsues seraient appliquées au cou.

Le lendemain, le malade, prodigieusement pâle et affaibli, se désespérait d'être condamné au repos ; les larmes aux yeux, il dit au médecin qu'il allait être constipé et privé d'appétit. Une telle explosion de chagrin pour un motif relativement futile éveilla dans l'esprit du professeur des soupçons qu'il voulut éclaircir. Il apprit que le malade, malgré ses chutes, était tourmenté du besoin de marcher, de changer sans cesse de place, qu'il prenait continuellement des purgatifs et des lavements, que ses promenades et ses selles étaient l'unique objet de ses pensées et l'éternel sujet de ses conversations.

Un nouveau cours d'idées vint, comme un trait de lumière, éclairer l'esprit du médecin. Il avait déjà vu les mêmes symptômes chez presque tous les tabescents qu'il avait observés; il se rappela que les maux de M. de S... avaient fait depuis son mariage des progrès rapides. Il commença dès lors à soupçonner leur véritable nature, et à croire qu'on l'avait méconnue pendant sept à huit ans. Il recommanda donc que l'on gardât les urines du malade pour le lendemain.

« Les urines étaient troubles, épaisses, d'une odeur
« fétide et nauséabonde, semblables à de l'eau dans
« laquelle des pièces anatomiques seraient restées long-
« temps en macération. En les transvasant lentement,
« je vis s'écouler un nuage floconneux, comme une
« décoction d'orge très-épaisse ; une matière glaireuse

« filante et verdâtre resta fortement adhérente au fond
« du vase. Enfin, des globules épais, d'un blanc jau-
« nâtre, non adhérents, étaient mêlés à ce dépôt, comme
« des gouttes de pus. »

Le professeur Lallemand déclara alors que le malade
était atteint de pertes séminales, avec complication de
prostatite chronique et de suppuration des reins. Ce nouveau diagnostic, communiqué à madame de S..., la
surprit beaucoup. Elle dit qu'elle avait toujours pensé
que son mari était naturellement très-froid; qu'il n'avait
jamais fait d'excès avec elle; que l'acte du coït avait toujours été si rapide et qu'elle y avait pris si peu de part,
qu'elle ne concevait pas comment elle avait pu devenir
mère. Peu à peu les rapports étaient devenus très-rares
et avaient entièrement cessé depuis trois ans.

De son côté, M. de S... ne fut pas moins surpris que
sa femme de la nouvelle maladie qu'on lui annonçait
et n'y voulut pas croire. Interrogé dans un moment de
calme, il avoua qu'à l'âge de seize ans il avait fait rencontre, dans une excursion botanique, d'une jeune ber-
gère qui lui communiqua une blennorrhagie. Il résolut
de cacher soigneusement son mal, et parvint à le guérir
par le seul usage des boissons rafraîchissantes. L'année
suivante l'écoulement reparut et fut arrêté par des astringents. Deux ans après, il le vit reparaître, après
avoir bu beaucoup de bière pendant les chaleurs de
l'été. Enfin il revint une quatrième fois pendant un long
voyage qu'il fit à cheval. Depuis lors, M. de S... s'était

16

. toujours senti peu de penchant pour les femmes et s'en était privé sans peine.

Informé de la nature de sa maladie, M. de S... promit, malgré son incrédulité, de s'observer attentivement. Il ne tarda pas à reconnaître que les dernières gouttes d'urine qu'il rendait étaient visqueuses, et dès le lendemain il put, en allant à la selle, recueillir dans le creux de sa main quelques gouttes d'une liqueur visqueuse analogue.

Huit jours après, il se fit une nouvelle congestion cérébrale, à la suite de laquelle la respiration devint stertoreuse, la peau glacée, le pouls insaisissable; le malade tomba dans une espèce de syncope qui l'emporta.

L'autopsie du corps confirma, sur tous les points, le diagnostic porté pendant la vie. Rien de notable ne fut trouvé ni dans l'encéphale ni dans ses membranes. Dans la poitrine, le cœur et les poumons étaient sains; des adhérences entre la plèvre pulmonaire et la plèvre costale étaient sans signification actuelle et sans portée.

Dans l'abdomen, « le rein droit était d'un tiers plus
« gros que le gauche, adhérent par un tissu cellulaire
« serré, fibreux, très-résistant; il contenait dans son
« parenchyme une quarantaine de petits abcès, varia-
« bles depuis le volume d'un pois jusqu'à celui d'une
« noix, les uns récents et sans enveloppes, les autres an-
« ciens, enkystés, tous remplis d'un pus épais et cré-
« meux; le tissu du rein était transformé, dans les $\frac{4}{5}$ de
« son étendue, en une membrane dense, coriace, rem-

« plie de cloisons épaisses, fibreuses ou violacées; la
« membrane interne du bassinet était rouge, villeuse;
« l'uretère mince, distendu, brunâtre, très-injecté à sa
« surface intérieure.

« La vessie, remontant presque à l'ombilic, conte-
» nait deux pintes d'urine assez transparente. Ses pa-
« rois étaient minces ; les fibres musculaires, faibles et
« écartées; la membrane muqueuse était d'une couleur
« rosée, un peu injectée, mais mince et à peine altérée.

« La prostate est saillante de trois ou quatre lignes
« en arrière du col de la vessie, dans une étendue d'un
« pouce et demi en surface. Dans l'angle rentrant que
« forme le péritoine, en s'étendant de la vessie sur le
« rectum, il y a un épanchement d'une matière albu-
« mineuse d'un blanc jaunâtre, d'une demi-ligne d'é-
« paisseur et d'environ deux pouces d'étendue, unissant
« les vésicules séminales à la paroi antérieure du rec-
« tum.

« La vésicule séminale gauche est petite, brune,
« mais dans sa situation naturelle ; la droite est écartée
« du canal déférent correspondant, repliée sur le bord
« postérieur de la prostate et comme atrophiée, en-
« tourée d'un tissu dense, fibreux, difficile à dissé-
« quer.

« La prostate est doublée de volume, saillante dans
« le rectum, dure sur les parties latérales du col de
« la vessie, molle dans sa partie moyenne. Un coup de
« bistouri ayant divisé son enveloppe fibreuse, il s'en

« écoula une matière purulente, épaisse, opaque,
« filante, glutineuse, semblable à du pus pour la cou-
« leur, et au mucus nasal pour la consistance. Une
« cavité, occupant toute la partie antérieure et moyenne
« de la prostate, a quinze lignes de dimension dans
« tous les sens. Lorsqu'on en tire le mucus purulent
« qu'elle contient, on voit la masse gélatineuse se di-
« viser en une infinité de filaments qui vont s'engager
« dans autant de petits trous. Le canal de l'urètre étant
« fendu, on voit ces filaments sortir par l'ouverture des
« follicules muqueux de la prostate; quand la cavité
« est vidée, on reconnaît que les $\frac{2}{3}$ inférieurs de la por-
« tion prostatique de la membrane muqueuse urétrale
« ont été comme disséqués et recouvrent la cavité de
« la prostate de la même manière que la lame criblée
« de l'ethmoïde recouvre les fosses nasales sur une tête
« sèche.

« L'ouverture des canaux éjaculateurs, au lieu d'être
« circulaire et mamelonnée, forme une fente allongée,
« éraillée, surtout du côté de la vessie. Deux stylets,
« introduits par les canaux déférents, quoique assez
« gros, sortent facilement par ces ouvertures. Les ca-
« naux éjaculateurs, grêles et minces, sont comme
« disséqués et font partie de la paroi supérieure de la
« cavité creusée dans la prostate. Le bord postérieur de
« la prostate n'est pas encore détruit, mais il est pâle,
« mollasse, facile à déchirer, ainsi que les parties qui
« avoisinent le foyer principal; on en fait sortir, comme

« par de longs tuyaux, une matière onctueuse et puri-
« forme.

« Rien de particulier dans le canal urétral.

« Les testicules sont petits, flasques et pâles. »

Le deuxième fait rapporté dans l'ouvrage du professeur Lallemand ressemble singulièrement au premier,
dont il reproduit, sous une forme à peu près identique,
tous les enseignements et toutes les données principales.

M. Curling mentionne aussi, dans son savant ouvrage
sur les maladies des testicules, un cas qui nous remet
en présence des mêmes symptômes et des mêmes lésions organiques; et l'on peut dire que ces trois exemples résument, sous une forme sensible, les principales
questions que nous avons agitées dans l'étude de la
spermatorrhée, et qu'ils peuvent servir de sanction
aux principes que nous avons cherché à faire prévaloir. En effet, dans l'un comme dans l'autre, la spermatorrhée était inflammatoire et avait eu primitivement
son point de départ dans la membrane urétrale. L'inflammation avait suivi, dans toutes ses phases, les routes que nous avons itérativement signalées : c'est ici
qu'on retrouve toutes les conséquences possibles d'une
simple blennorrhagie ! On néglige cette maladie, on la
traite avec insouciance et légèreté; on voit pourtant que
ce n'est pas toujours impunément qu'elle atteint la région prostatique de l'urètre et qu'*elle s'y localise sous
forme de suintement chronique habituel ;* on voit com-

16.

ment, de ce point de convergence des muqueuses génitale et urinaire, l'inflammation peut se propager insidieusement dans une double direction et exercer sur les appareils de la miction et de la génération des ravages irréparables.

On voit, en outre, que les reins, la prostate, les vésicules séminales, peuvent s'enflammer, devenir le siége d'un nombre considérable d'abcès multiloculaires, et se transformer en coques fibreuses remplies de pus, sans que les malades en soient informés par aucun signe local appréciable ; l'œuvre de destruction peut marcher ténébreusement pendant une longue suite d'années, porter alternativement le désordre dans toutes les fonctions de l'organisme, et amener, à la suite d'une série successive de rémissions et d'exacerbations imprévues, la mort prématurée ou tardive des malades.

On trouve encore, dans les faits que nous interprétons, l'exemple et la preuve de l'influence prodigieuse exercée par l'appareil génital sur les organes prépondérants de l'économie. C'est dans le cerveau, c'est dans l'estomac, dans le cœur, les poumons, c'est partout que se montrent les effets sympathiques généraux de la spermatorrhée ; est-il donc étonnant que les malades se trompent et prennent le change, quand ils sont sans cesse menacés et frappés du côté de la tête, de la poitrine, de l'abdomen, sans jamais apercevoir aucun trouble qui puisse éveiller leurs soupçons et reporter leur attention sur les organes génitaux ? On craint l'en-

nemi qui se montre, on cherche à lui résister ; on ne
songe pas à celui qui se couvre et se dissimule dans sa
retraite.

C'est ce dernier cependant qu'il faut savoir démasquer,
qu'il faut combattre ! C'est dans son perfide et silencieux
réduit qu'il mine sourdement l'organisme et menace sérieusement la vie. Tous les symptômes apparents qu'é-
talent les grands appareils sont toujours le résultat d'une
illusion, et non le mal réel. Ils ressemblent aux ruses
de guerre : il ne faut pas se laisser imposer par de vaines démonstrations ; il faut, pour conjurer le danger,
marcher droit à l'ennemi et s'en prendre aux pertes
séminales.

Le malheureux M. de S..., qui a été pris, pendant
sept à huit ans, pour un hypocondriaque, ou que l'on a
cru atteint d'une affection cérébrale héréditaire, n'aurait pas été victime de ces redoutables méprises si le mal
secret qui le rongeait eût été, à temps, attaqué vigoureusement dans la portion prostatique du canal de l'urètre ;
c'est de là qu'il est parti pour ravager les deux appareils
de la miction et de la génération à l'insu du malade et
des médecins auxquels il s'était confié d'abord. Les
congestions cérébrales qui éclataient avec tant de fracas
n'étaient qu'un effet sympathique du mal local ; toutes,
jusqu'à la dernière qui a emporté le malade, ont conservé le caractère d'affections nerveuses. La vie s'est
éteinte dans une espèce de syncope ; nul désordre organique n'a été aperçu, ni dans l'encéphale, ni dans ses

dépendances ; le système nerveux tout entier était, sans doute, profondément troublé ; mais il ne l'était que dans ses fonctions. L'hypocondrie eût disparu comme l'impuissance, comme tous les autres symptômes, si une main intelligente eût attaqué avec succès la maladie locale dans l'appareil génital.

La méprise qui a fait prendre, chez M. de S..., la spermatorrhée pour une affection cérébrale héréditaire, se reproduit chaque jour sous d'autres formes ; *on confond cette maladie locale avec l'asthme nerveux, la phthisie pulmonaire, la gastrite, les maladies du cœur,* etc. Nous avons signalé, dans le chapitre précédent, tous ces égarements du diagnostic, qui tiennent à l'influence que l'appareil génital exerce sur tous les organes et aux sympathies solidaires qui l'unissent à eux. Nous avons vu, selon les individus, les organes les plus faibles et les plus irritables répondre les premiers, par les souffrances qui leur sont propres, au trouble local de l'appareil génital, et donner ainsi à la spermatorrhée des formes multiples et une expression spéciale. Il ne faut donc pas s'étonner de la voir, sous tant de déguisements, simuler tant de maladies idiopathiques ! Toutes ces formes morbides ne sont point, nous le répétons, des complications, mais de véritables symptômes qui varient selon les inégalités congénitales de l'organisation des malades.

Tous ces simulacres de maladies, qui servent à la fois d'expression symptomatique et de masque à la spermatorrhée, n'ont rien de fixe, rien de constant, rien d'essentiel ; ils peuvent être ou ne pas être ; ils peuvent se manifester, disparaître, se reproduire ou alterner dans toutes les périodes de la maladie : de là les incertitudes et les contradictions du diagnostic, qui font le désespoir des malades et le discrédit de la science ; de là tant d'arrêts chimériques que l'événement ne justifie pas ! Il n'est point de maladie qui ne puisse avoir son tour : dans le cours de leurs longues souffrances, les tabescents sont successivement phthisiques, asthmatiques ; on les juge atteints d'encéphalite, de gastrite, d'anévrisme du cœur, etc. Toutes ces condamnations ne prouvent que l'inégalité de résistance des principaux organes : le cœur, le poumon, l'estomac, etc., ont été frappés du même coup, mais ils n'ont pas, si l'on peut ainsi s'exprimer, crié le même jour.

On ne voit qu'une seule maladie suivre la spermatorrhée dans toutes ses phases et dans toutes ses oscillations, débuter, croître et cesser en même temps qu'elle : c'est l'*hypocondrie*. Les tabescents sont incessamment assiégés de pressentiments sinistres et de visions : ils croient voir partout des ennemis ; tout les ennuie, tout les fatigue ; ils ont dans le cœur un vide que rien ne peut combler. Leur esprit s'empare des plus chimériques appréhensions : les millionnaires tremblent de mourir de faim ; les pauvres se croient persécutés, poursuivis par la fatalité, atteints de tous les maux dont ils ont entendu parler : tous fléchissent sous le poids de la vie qui accable leur faiblesse; presque tous songent au suicide, mais quelques-uns se sentent instinctivement portés au meurtre.

Il peut sembler difficile de concilier l'abandon de soi-même et le penchant au suicide avec les soins minutieux et l'incessante sollicitude qui porte les tabescents à veiller sur leurs aliments, leurs boissons, leurs vêtements, à s'occuper de leurs digestions, de leurs selles, etc. Cette contradiction tient à la nature même de l'hypocondrie; la *raison* et la *volonté* abdiquent dans le trouble nerveux provoqué par les pertes séminales : c'est l'*instinct* qui gouverne les tabescents et qui leur commande aveuglément des actions si opposées.

La constance de l'hypocondrie, chez les tabescents, est l'effet nécessaire de l'atteinte immédiate et directe portée au système nerveux par les pertes séminales ; l'affaissement, la perversion et la chute des facultés intellectuelles et affectives servent, dans la spermatorrhée, de signe et de mesure aux troubles encéphaliques, et confirment l'opinion séculaire des médecins sur l'importance du liquide séminal. Les premières pertes jettent sur les tabescents le sombre voile d'une tristesse inaccoutumée ; mais à mesure que l'affection marche, à mesure que le sperme s'appauvrit, l'esprit et le cœur se dégradent; les inégalités de l'humeur, les incertitudes et la mobilité du caractère, les puérilités capricieuses et les défaillances de la volonté, tout accuse la souffrance et le marasme de l'encéphale.

A ces lésions encéphaliques ou mentales viennent s'ajouter les cris douloureux des instruments principaux de la vie nutritive : les digestions accablantes, les spasmes, les vapeurs, les coliques venteuses, les borborygmes, les anxiétés précordiales, les palpitations, les étouffements, et mille nuances insolites de désordre et de souffrance qui révèlent l'aberration et le délire des forces vitales.

Tous ces troubles, toutes ces douleurs, toutes ces misères, ne sont pas des complications de la spermatorrhée, mais de véritables symptômes qui forment, dans toutes les nosographies, le tableau de l'hypocondrie. On dirait que les auteurs ont fait poser des tabescents pour peindre des hypocondriaques. Comment se fait-il qu'ils se soient si rarement avisés d'attribuer l'hypocondrie aux pertes séminales? Comment le célèbre Tissot a-t-il pu, renversant tout ordre logique et marchant en sens contraire de la vérité, faire d'impuissants efforts pour expliquer comment les pertes séminales sont provoquées par l'hypocondrie?

Les médecins ont disputé pendant des siècles et disputent encore sur la nature et le siége de l'hypocondrie : les uns la placent dans l'encéphale; les autres dans les viscères de la poitrine et de l'abdomen, faisant ainsi sentir, penser, vouloir, aimer et haïr le cœur, l'estomac, le foie, etc.; d'autres enfin la considèrent comme un mal imaginaire dont les effets sont

partout et la cause nulle part; mais tous semblent
fermer les yeux pour ne pas voir l'appareil génital,
qui a été fait le créateur et le dépositaire du mystérieux fluide qui alimente toutes les forces nerveuses, et
qui gouverne indirectement la vie morale comme la
vie physique. Sydenham seul s'est approché de la vérité quand il a comparé l'hypocondrie à l'hystérie; il
a parfaitement vu que, dans un sexe comme dans
l'autre, les organes génitaux exerçaient sur l'organisme une influence universelle et faisaient partout
le calme ou la tempête. S'il eût fait un pas de plus,
il eût reconnu que les pertes séminales involontaires
sont, nous ne dirons pas la cause unique, mais la
cause la plus fréquente de l'hypocondrie.

PERTE DE LA VIRILITÉ, IMPUISSANCE,

CONSÉQUENCES DE LA SPERMATORRHÉE.

Le sentiment de la virilité inspire à l'homme un noble orgueil, qui se réfléchit dans ses traits, dans son regard, dans ses allures, dans toute sa personne. Le pouvoir de donner la vie, de créer un être semblable à lui, de revivre dans sa postérité, semble diviniser sa destinée et lui révéler la conscience anticipée de son immortalité! La fierté de son maintien, la dignité de ses attitudes, le feu magnétique de ses yeux, annoncent à la fois la force et la confiance. Il exerce sur tous les êtres vivants une fascination dominatrice, qui impose une soumission affectueuse et des sympathies universelles. L'homme, aux jours de sa virilité, n'est pas seulement le maître adoré d'un autre sexe; il commande à toute la nature : il est le roi de la création.

Tout est miracle dans l'organisme humain! Partout, entre les principes et leurs conséquences, se montre un intervalle que la logique humaine ne saurait franchir ; partout les effets sortent de causes qui, au premier abord, ne semblent pas les contenir. On dirait qu'une puissance féerique préside à la vie physique comme à la vie morale et multiplie les prodiges. Ici, c'est une membrane en vibration qui perçoit l'harmonie et tout un ordre de sensations nouvelles et délicieuses ; là, c'est un rayon de lumière qui tombe sur une membrane sensible et va peindre dans le cerveau les splendides tableaux de la nature ; ailleurs, un mouvement inconnu de l'encéphale crée, sous une forme invisible et intangible, l'émotion ou la pensée qui, dans un élan de reconnaissance, nous précipite aux pieds du Créateur. Aux jours de l'âge viril, quelques gouttes de liquide séminal suffisent pour transformer la nature humaine, faire de l'homme l'image vivante de Dieu, et combler ainsi, en quelque sorte, l'intervalle qui sépare la terre du ciel.

Il ne faut donc pas s'étonner si la perte accidentelle de la virilité cause à l'homme de si violents chagrins. L'être déchu, qui se sent impuissant, tombe dans une tristesse et un découragement accablants ; le cœur lui manque pour supporter sa honte et sa misère ; la vie n'a plus pour lui ni charme ni saveur : il a perdu sa dignité, son caractère essentiel, son importance relativement à l'espèce ; il est mort, ou plutôt il est enseveli tout vivant dans sa dépouille mortelle.

Le malheureux fuit le monde, recherche les ténèbres et le silence ; un regard humain l'offense, le ter-

rifie, l'anéantit; il s'imagine qu'on devine son humiliation, qu'on la soupçonne du moins; il se méfie de
tous ceux qui le regardent : une innocente plaisante-
rie, une allusion vague et sans portée, une simple
parole suffisent pour bouleverser son esprit; il se ven-
gerait sans pitié, si son courage égalait son désespoir
et sa colère. On a vu, dans cet état, des hommes naturellement doux, aimants et bons, nourrir en secret
des fureurs insensées et des rancunes homicides dont
le souvenir épouvantait leur conscience. Après la guérison, ils racontaient, les larmes aux yeux et la rougeur au front, les obsessions involontaires qui les portaient au crime, quelquefois même au parricide. Un
tabescent impuissant naviguait sur un fleuve paisible,
il fut vingt fois sur le point de jeter à l'eau un voisin
dont la figure lui semblait ironique; un autre, dans le
sein de sa famille, quitta brusquement la place qu'il
occupait à table : il sentit qu'il allait ensanglanter le
foyer domestique et plonger un couteau dans le sein
de sa propre mère.

Ces exemples terribles, si humiliants pour la raison
humaine, montrent que l'homme n'est pas moins
obligé envers son espèce qu'envers lui-même; la nature se révolte contre l'impuissance et poursuit de ses
implacables vengeances ceux qui, dans l'âge adulte,
ne sont plus propres qu'à vivre pour eux-mêmes :
Væ solis!

De là ces châtiments exemplaires, qui brisent tous

les ressorts de la vie morale et qui pervertissent tous
les instincts; de là, les tortures et l'abjection des malheureux qui ne peuvent plus reproduire la vie qu'ils
ont reçue, et qui perdent leur rang dans la création !
Invalides par suite d'excès trop précoces, ils ne sont·
plus aptes qu'à ressentir les émotions d'une imagination bourrelée de remords et à regretter le gaspillage
des années de folie.

A mesure que l'impuissance fait des progrès, les
malades s'abîment dans un désespoir qui n'est inter-·
rompu que par des impatiences puériles et des colères
insensées. C'est principalement après des pollutions
abondantes, qui augmentent la faiblesse, que leurs emportements et leur susceptibilité tournent à l'extrava-
gance. Tout assombrit leurs souvenirs, tout aigrit
leur misère. La plus insignifiante contrariété, un simple bruit, un retard, un oubli, suffisent pour les jeter
dans un état de fureur incompréhensible; ils repoussent avec une brutalité grossière leurs meilleurs amis,
leurs parents; la plupart ne peuvent supporter qu'une
seule personne, dont ils font le désespoir et qui leur
sert de souffre-douleur. On en voit qui tombent dans
des accès de rage imbécile, qui se roulent à terre et
demandent à grands cris des choses insensées que
personne ne peut leur donner.

A ces crises délirantes on voit inévitablement succéder une torpeur accablante ou un sombre découragement qui fait craindre des résolutions désespérées.

Mais les malades se relèvent de leurs défaillances dans les intervalles qui séparent les pertes séminales. C'est surtout quand ils espèrent cacher la cause de leur misère, qu'ils savent recueillir leurs forces et qu'ils semblent alors se rattacher sincèrement à la vie. Les artifices et les ruses que l'amour-propre épouvanté leur suggère peuvent aisément faire illusion et masquer leur faiblesse. Ils savent que leur triste état inspire plus de mépris encore que de pitié; aussi sont-ils incessamment sur leurs gardes! Ils essayent de prendre des airs fanfarons; ils composent leur maintien et leur langage; ils parlent sans cesse de femmes, de plaisirs, d'intrigues : pour mieux détourner les soupçons, ils se font, au besoin, héros de roman et ne tarissent pas sur le chapitre de leurs bonnes fortunes. A chaque question indiscrète qu'on peut leur adresser sur leur tristesse, sur leur régime, sur leurs pratiques hygiéniques, ils ont des réponses adroitement préparées. Il faut à tout prix que personne ne pénètre leur secret. A la honte de leur état ils préfèrent toute autre honte : s'ils sont tristes, c'est parce qu'ils ont fait des excès avec une maîtresse; s'ils sont pâles, c'est qu'ils ont eu le malheur d'être blessés dans les luttes de l'amour; ils se désespèrent d'être condamnés au régime et au repos par ce malencontreux accident.

Le sentiment de l'impuissance pèse si cruellement sur le cœur de l'homme, qu'il cherche à se le dissi-

muler à lui-même comme aux autres. Il interprète
de mille manières ses défaites : il les impute à des évé-
nements fortuits, à une émotion soudaine, à un mouvement intempestif, à un commencement d'ivresse, etc.;
mais tous ces vains efforts pour se donner le change
n'empêchent pas l'affreuse vérité de lui brûler les
yeux. Il faut enfin se rendre et courber, sous le poids
d'une honteuse déchéance, un front qu'on veut encore
faire superbe ! Il faut s'adresser à un médecin ! C'est
d'abord par écrit qu'on le consulte; on met, sous le
couvert d'un anonyme ou d'un pseudonyme, une consultation prolixe et détaillée : le paquet est cacheté
comme un secret d'État.

Quand la crainte l'emporte sur la honte, on va trouver directement le médecin; mais, en présence d'un
étranger, l'amour-propre reprend immédiatement toutes
les positions qu'il avait consenti à perdre : on ne parle
pas d'impuissance, on ne prononce pas ce mot terrible; on met tout sur le compte du hasard, de la fatalité;
on cherche par mille artifices à séduire la science, à
éviter l'arrêt fatal.

Il faut enfin s'avouer vaincu ! La science le prononce
impitoyablement, cet arrêt qu'on ne voulait pas entendre; il faut reconnaître que l'on est impuissant. Au
moment où ce redoutable mot tombe des lèvres de
l'homme de l'art, les yeux du patient se baissent, se
jettent obliquement sur les murs; il regarde si les portes
sont bien fermées, si personne n'a pu voir ou entendre.

La nature, jalouse de la perpétuité de la race humaine, a placé sous la protection de toutes les forces vives de l'âme l'instinct génésique et le sentiment de la virilité. Telle est la raison qui fait de l'impuissance la plus cruelle des tortures morales. Dans tous ses malheurs, l'homme est ingénieux à se consoler : il finit par regarder d'un œil tranquille la perte des biens, des honneurs; il se familiarise avec l'idée de sa propre mort; le temps lui apporte l'oubli bienfaisant des êtres chéris qu'un sort jaloux lui a prématurément enlevés; dans toutes ces calamités, la nature vient à son aide, tandis que, dans l'impuissance, la nature et les hommes l'abandonnent comme son propre cœur.

La répulsion que cet état inspire n'a rien de conventionnel, et se retrouve identique dans toutes les conditions, chez tous les peuples : la même loi gouverne ici les hommes lettrés, les hommes incultes, les riches et les pauvres; tous sont sans courage contre le malheur de l'impuissance, comme ils sont sans pitié pour ceux qui en sont atteints.

C'est la *stérilité* qui, chez la femme, correspond à l'impuissance chez l'homme. La femme a pour mission de fournir, de développer le germe humain; elle devait donc, quand elle se montre impropre à remplir le rôle que la nature lui assigne, éprouver les mêmes douleurs que l'homme dans les mêmes circonstances. Mais la stérilité n'est pas toujours imputable à la femme; on peut en rendre l'homme responsable; la question peut au moins rester douteuse entre lui et la femme; tandis que l'impuissance de l'homme est évidente par elle-même, et ne laisse aucune place ni à l'interprétation ni au doute. Ainsi l'homme, sous ce rapport, ne peut se faire aucune illusion; son malheur est accablant et démontré; il ne peut invoquer, en faveur de son amour-propre, ni équivoques ni incertitudes.

L'impuissance ne cause pourtant pas les mêmes angoisses à tous les hommes. Il est évident que le malheur ne peut être aussi grand pour l'homme qui touche à la vieillesse que pour celui qui n'a pas encore dépassé les belles années de sa vie. Nous connaissons les innombrables différences qui distinguent les hommes, considérés sous le rapport des besoins génitaux : l'instinct génésique sommeille et souvent s'endort chez les uns, tandis que chez les autres il est toujours en éveil, toujours actif. L'impuissance ne peut donc être une égale torture dans des cas aussi opposés. Les célibataires, qui peuvent espérer qu'on ne pénétrera pas leur secret, sont généralement moins vivement affectés, moins inconsolables que les hommes mariés. Ces derniers présentent d'ailleurs une double surface à la souffrance : ils ne ressentent pas moins vivement les regrets qu'ils causent que ceux qui les dévorent eux-mêmes. Il est vrai que leur malheur peut tenir à l'imprudente répétition de leurs rapports conjugaux; il est, dans ce cas, excusable et compensé par la reconnaissance, par un dévouement affectueux et par le charme des souvenirs :

on partage les souffrances comme on a partagé le bonheur, et on attend des jours meilleurs.

Mais s'il est dans le monde une position lamentable, c'est celle d'un jeune mari qui, s'approchant pour la première fois du lit conjugal, compte sur le bonheur et l'enivrement de la victoire, et n'y trouve que l'humiliation d'une désespérante défaite. Ce malheur, on le sait, s'explique et se répare quelquefois; mais, s'il se renouvelle sans espoir de le voir cesser, il faut, à coup sûr, plaindre la victime; jamais angoisses, jamais hontes ne furent comparables aux siennes. L'histoire nous a appris, depuis longtemps, qu'une telle situation était au-dessus des forces et de la résignation humaines. On a vu, dans tous les temps, des jeunes maris impuissants se jeter aux pieds des charlatans de tout étage, étonner le monde par l'abjection de leur crédulité; d'autres, sous l'inspiration du désespoir, imaginer des pratiques et des artifices déhontés, pour tromper d'innocentes épouses; d'autres enfin tomber dans la démence, ou mettre fin à leurs tortures par le suicide.

L'impuissance et l'infécondité, bien que liées ensemble par d'intimes relations, ne sont pas, chez l'homme, une même chose; mais quelques auteurs les ont confondues, et si nous-même nous les avons réunies sous le même titre, c'est pour nous conformer à l'usage général. Cependant chacun sent qu'il y a une différence entre ces deux expressions, bien que le résultat

17.

final, c'est-à-dire la *non-reproduction*, en soit toujours la conséquence.

Dans la *stérilité*, le rapprochement a lieu avec toutes les conditions apparentes d'un coït normal ; mais il est *inefficace*, c'est-à-dire qu'il n'est jamais suivi de la *fécondation*.

Dans l'*impuissance*, le coït est incomplet ou tout à fait impossible. Il y a *inaptitude au rapprochement*.

Dans l'un et dans l'autre cas, il y a *incapacité de reproduction*.

Bien que l'une et l'autre de ces deux infirmités s'observent dans les deux sexes, la *stérilité* cependant se rencontre plus fréquemment *chez la femme*, et l'*impuissance* s'adresse plus particulièrement *à l'homme*.

Comme l'impuissance, la stérilité peut être *naturelle*, c'est-à-dire *congénitale*, ou *accidentelle* et *acquise*.

Elle est *temporaire* ou *définitive*. Dans le premier cas, la science en triomphe, en appliquant un traitement convenable, après en avoir recherché la cause ; elle est *curable*. Dans le second cas, rien ne peut y remédier : elle est *incurable* ou *absolue*.

Les *causes* de la stérilité et de l'impuissance sont *générales, locales* ou *relatives*.

1° Nous appelons *causes générales* celles qui affectent toute l'organisation. Elles peuvent être *communes à l'homme et à la femme*.

2° En étudiant les *causes locales*, nous énumérerons séparément celles qui concernent *chaque sexe*.

3° Sous le nom de *causes relatives*, nous réunissons une catégorie de faits dans lesquels il n'y a pas *stérilité* à proprement parler, mais seulement *infécondité actuelle*, puisque l'homme et la femme qui, par leurs rapports, ne peuvent se reproduire, peuvent donner des signes non équivoques de fécondité dès qu'ils sont, l'un et l'autre, placés dans d'autres conditions.

1.° *Causes générales.* Les anciens ne reconnaissaient guère que des causes générales à la stérilité ou à l'impuissance. Aussi, la plupart du temps, les raisons qu'ils alléguaient pour expliquer cette infirmité étaient-elles fort contestables. C'est le propre des recherches modernes d'avoir spécialisé de plus en plus cette maladie, en rattachant à une altération locale positive ce que, par ignorance, on attribuait à une cause générale. Par suite de ces investigations, on conçoit que le traitement a dû recevoir une heureuse impulsion, et il est très-rare, sauf les cas que nous spécifierons, que nous ne puissions remédier à la plupart des stérilités ou impuissances pour lesquelles nous sommes si fréquemment consulté.

Il existe cependant des causes générales que nous devons mentionner. Les maladies qui, à la longue, débilitent, appauvrissent le sang ou l'empoisonnent, sont des causes de l'infirmité qui nous occupe.

Ainsi la *chlorose* ou les *pâles couleurs* sont une cause d'infécondité. Il en est de même des *hydropisies*, des *paralysies*, et du *virus dartreux* ou *syphilitique passé dans le sang*. Cette dernière cause n'est pas absolue, puisque, dans notre *Traité pratique des maladies uri-naires,* nous avons cité des faits de conception dans cette circonstance. Mais alors le produit de la fécondation n'est pas viable : c'est ce qui explique les nombreux avortements de certaines unions conjugales.

Pendant le cours des maladies graves, sans aucune altération appréciable des testicules, il se produit dans la sécrétion du sperme une perturbation telle que les zoospermes ne sont plus formés. Cet état se prolonge plus ou moins avant dans la convalescence.

Chez les femmes, une *taille élevée,* des *formes rudes et carrées,* la *voix forte et grave,* un *faible développe-ment des seins,* la *peau brune et recouverte de poils aux parties qui en sont habituellement dépourvues,* telles que le *menton* et la *lèvre supérieure,* sont des *signes* qu'on voit très-souvent coïncider avec la stérilité.

Un *embonpoint considérable* est aussi regardé comme défavorable à la fécondité.

Le *tempérament voluptueux* de certaines femmes est encore un obstacle à la reproduction. Ce tempérament dans quelques cas, parfois l'infection syphilitique cons-titutionnelle, et dans tous la *fréquente répétition du coït,* servent à expliquer la stérilité si remarquable des *filles publiques.*

Les femmes qui sont mariées *prématurément* ou à un âge *trop avancé,* bien qu'encore éloigné de l'épo-que critique, n'obtiennent presque jamais non plus le bonheur de la maternité.

L'affaiblissement, le délabrement du système nerveux, entraînant le *défaut d'érectilité* de la verge, reconnaît plusieurs causes, telles que l'abus de la masturbation, les jouissances excessives, surtout quand elles sont excitées avant le complet développement des organes; l'exaltation fébrile; les transports érotiques que fait naître, chez beaucoup de personnes, l'orgueil de la victoire, la possession de l'objet de désirs ardents; une grande timidité, la crainte de mal s'acquitter du devoir conjugal et d'être l'objet de railleries, ou enfin le souvenir toujours présent d'une personne aimée, qui seule quelquefois a le pouvoir d'amener l'érection.

L'*anaphrodisie* ou *absence de désirs vénériens*, bien que se rencontrant moins fréquemment chez l'homme que chez la femme, a cependant beaucoup moins de gravité chez celle-ci. En effet, dans l'acte de la reproduction, le rôle de la femme peut être tout à fait passif sans que la fécondation en soit compromise. Il est même généralement reconnu que les personnes du sexe chez lesquelles l'appétit vénérien est peu développé *conçoivent* très-facilement, tandis que celles qui sont trop ardentes aux plaisirs de l'amour sont pour la plupart infécondes. Mais, chez l'homme, l'absence de désirs vénériens rend tout rapprochement impossible.

On observe surtout cette anaphrodisie chez les personnes qui se livrent à des *méditations profondes*, qui *vivent dans la solitude* ou *s'astreignent à un régime austère*. Une *continence absolue*, trop longtemps prolongée, peut aussi amener le même résultat.

  — Lorsque, dans ce dernier cas, le sujet n'est pas très-avancé en âge, la cohabitation de quelques jours avec une femme réveille le sens génésique engourdi et l'impuissance disparaît ; mais si le sujet a observé la continence à partir de quarante-cinq à cinquante ans et que son aptitude à la virilité ne soit pas très-prononcée, cette faculté reste le plus souvent abolie, et il est bien difficile de la faire recouvrer.

  Les *maladies du cerveau*, de la *moelle épinière*, les *plaies* ou les *contusions à la tête*, surtout à la nuque, dans la région correspondante au *cervelet*, rendent impuissant et souvent d'une façon incurable. Gall dit avoir été consulté à Vienne par deux officiers devenus impuissants à la suite de coups de feu qui leur avaient effleuré la nuque. Fabrice de Hilden rapporte également le cas d'un homme dont la femme plaidait en séparation pour cause d'impuissance, et chez lequel on n'observait rien d'anomal à l'extérieur ; seulement cet homme disait avoir reçu, huit ans auparavant, un coup de bâton sur la tête, et, depuis cette époque, l'érection de la verge avait complétement cessé. Souvent aussi une attaque d'apoplexie éteint pour jamais tout désir comme tout pouvoir sexuel.

  Une impuissance de plus ou moins longue durée peut être causée par des émotions violentes, telles qu'une affliction profonde, l'inquiétude, une vive colère. Toute

préoccupation capable d'éloigner de l'esprit les idées
érotiques éteint le désir et supprime ou au moins diminue beaucoup la sécrétion des testicules ; mais quand
le chagrin a cessé, l'instinct générateur se réveille. Le
dégoût est souvent une cause d'impuissance. Ainsi des
hommes fort aptes au coït se voient impuissants près de
certaines femmes, par suite de l'aversion qu'ils éprouvent
pour elles ou de l'indifférence qu'elles apportent à l'acte
conjugal. Nous avons reçu à cet égard des confidences qui
dénotent une véritable perversité du sens viril : ainsi,
certains individus sont impuissants près de femmes qui
réunissent tout ce qui peut charmer un homme, tandis
qu'ils n'ont de faculté virile que près des filles publiques :
et nous ne voulons pas ici faire allusion à ces faits dans
lesquels le défaut d'érectilité provient d'une trop grande
surexcitation de la passion ou de la crainte de ne pas
réussir ; ce sont des particularités individuelles que nous
tenons à signaler.

Le célèbre Hunter, consulté par un individu timide,
dont l'impuissance imaginaire n'était due qu'à la
crainte d'être incapable de bien remplir les fonctions
sexuelles, imagina un moyen de guérison qui mérite
d'être cité. Le malade avait bien des érections accompagnées de désirs ; mais, soit doute, soit crainte, soit
honte d'un premier insuccès, il ne pouvait parvenir à
cohabiter avec la femme qu'il avait choisie. Hunter lui
assura qu'il pourrait être guéri, s'il se sentait assez maître
de lui pour réprimer ses désirs ; il lui conseilla en con-

séquence de coucher avec cette femme, mais en se promettant préalablement de n'avoir aucun rapport avec elle pendant six nuits, quels que pussent être d'ailleurs ses désirs et ses facultés. Le malade s'y engagea ; mais cette résolution produisit une telle révolution dans l'état de son esprit que la puissance virile reparut de suite, et qu'au lieu de se mettre au lit avec la crainte d'être impuissant, il s'y mit bientôt avec la préoccupation des désirs effrénés qu'il allait éprouver. Aussi regrettait-il de s'être engagé pour un temps aussi long. Quand une fois le charme eut été rompu, l'imagination et les facultés viriles se trouvèrent en harmonie et jamais les craintes passées ne revinrent.

L'usage immodéré du tabac est très propre à déprimer les forces nerveuses, et cette action débilitante se traduit par un affaiblissement des facultés viriles. Nous avons insisté sur cette cause dans le chapitre qui a trait au *problème de la population.*

Les cas de paralysie et d'aliénation mentale augmentent en France en raison directe de la production de l'impôt sur le tabac. De 1812 à 1832, les ressources apportées au budget par l'impôt sur le tabac s'élevaient à 28 millions et les hospices d'aliénés comptaient 8,000 aliénés. Aujourd'hui le chiffre de l'impôt atteint 180 millions et on compte 44,000 aliénés ou paralytiques dans les hôpitaux spéciaux. Ces rapprochements, fournis récemment (février 1865) par M. Jolly à l'Académie des sciences, doivent donner à réfléchir aux amateurs des vapeurs nicotinisées. M. Jolly a terminé son étude par cette phrase menaçante pour la génération actuelle : « L'emploi immodéré du tabac, de la pipe surtout, oc « casionne une débilité dans le cerveau et la moelle épi- « nière, d'où résulte la folie. »

On comprend donc facilement qu'avant d'en arriver à la folie confirmée, l'usage du tabac amène des troubles nerveux qui débilitent le système nerveux, et par suite l'appareil génital qui ont ensemble de si intimes connexités.

Une *mauvaise digestion* rend momentanément impuissant : les *maladies chroniques du tube digestif* sont une cause très-grave d'impuissance.

Journellement je suis consulté par des malades dont les pollutions nocturnes se rattachent à une digestion incomplète. Aussi, recommandai-je à ceux qui sont dans ce cas, de manger peu au repas du soir, de ne se coucher que lorsque la digestion est complétement terminée, sans quoi la fréquente répétition des pollutions par cette cause affaiblit les organes génitaux, annihile leurs fonctions et est ainsi un motif d'impuissance.

Dans des travaux antérieurs nous avons insisté sur une altération spéciale de l'estomac qui a pour résultat la *sécrétion d'oxalate de chaux* dans l'urine. Cette substance n'est qu'une conséquence du trouble de la nutrition et de l'affaiblissement général ; mais sa présence dans l'urine s'accompagne toujours d'une impuissance plus ou moins prononcée qui ne cesse que lorsque l'*oxa lurie* elle-même a disparu. Nous avons indiqué le meilleur traitement de la *dyspepsie oxalique;* il consiste dans l'emploi convenablement fait d'une limonade préparée avec l'*eau régale.*

Dans le *diabète* et l'*albuminurie*, qui mettent la fonction sécrétante des reins à une si rude épreuve, les organes de la génération sont fortement débilités et souvent tout à fait inactifs.

Un *sommeil profond,* le *narcotisme,* l'*ivresse,* la *léthargie,* sont des causes d'infécondité, bien qu'il existe dans la science des faits avérés de conception survenue dans ces circonstances.

L'usage du *nénuphar,* des *semences froides,* du *sel de nitre,* des boissons diurétiques, du *café noir à haute dose,* finit par amener l'impuissance. Dès l'antiquité la plus reculée, on avait aussi constaté l'*influence stérilisante du camphre,* ainsi que le prouve ce vers latin :

> Camphora per nares castrat odore mares.
> *Le camphre aspiré par les narines rend impuissant.*

Il y a quelques années, on avait fait un regrettable abus de cette substance dans le traitement d'un grand nombre de maladies, et l'invasion du choléra en 1849 et 1854 n'avait pas fait cesser cet engouement, bien au contraire. Aussi nombre de personnes ont pu constater sur elles-mêmes l'*influence sédative* du camphre sur les fonctions génitales, et bien des dames, dont les seins se sont affaissés et flétris, ont vivement regretté d'en avoir fait usage.

Tout le monde sait que Gall localisait dans le cerveau toutes les facultés humaines. Il assignait le siége des forces génératrices à la nuque ou occiput, qui correspond au cervelet, et il prétendait que le *développement plus ou moins considérable de cette partie de la tête* indiquait l'activité génitale des individus.

Bien qu'on doive tenir compte des influences que nous venons d'énumérer, on aurait tort toutefois de s'y fier d'une manière trop absolue, car l'observation des faits permet de constater bon nombre d'exceptions.

2° *Causes locales.* Les causes locales de stérilité ou d'impuissance se divisent en :

A. Causes physiologiques,

B. Causes ou obstacles mécaniques.

A. *Causes locales physiologiques.* — *a. Altération morbide du sperme ou fluide prolifique.* Nous avons dit avec détail, en traitant de la fonction de la génération, (voir aussi *Traité pratique des maladies des voies urinaires, Physiologie,* que le sperme était la matière la plus importante que l'homme apportait, pour sa part, dans la fécondation. Nous avons indiqué et les qualités qu'il devait avoir, relativement surtout à la présence des animalcules spermatiques, et les expériences par lesquelles on était arrivé à mettre hors de doute leurs propriétés fécondantes. Il faut donc que le sperme, pour être apte à la reproduction, contienne des zoospermes ; et si, par une cause quelconque , il n'en renferme pas, ou que ceux-ci soient en petit nombre, qu'ils n'aient pas encore acquis tout leur développement, ou qu'ils soient mal portants, *son action sera inefficace*.

Toutes les causes donc qui enlèvent ou diminuent les animalcules à ce liquide sont des causes de stérilité ; ainsi l'épuisement qui est la suite des maladies graves, une nourriture insuffisante ou peu réparatrice, des excès de toute sorte, des déperditions abondantes par des saignées ou des purgations, sont autant de motifs qui font disparaître ou du moins qui affaiblissent la puissance de fécondation du fluide prolifique.

Les *excès vénériens*, la masturbation surtout, trop fréquemment renouvelés, outre leur action débilitante générale, amènent une cause spéciale de stérilité : *c'est que le sperme n'a pas le temps, pour ainsi dire, d'arriver à maturité.* Nous nous expliquons.

Le sperme ne se forme pas tout d'une pièce dans les testicules. (Voir; ouvrage cité, l'art. *Physiologie.*) Il reçoit dans ces organes, il est vrai, un commencement d'élaboration indispensable; mais il subit, en traversant l'épididyme, le canal déférent, et pendant son séjour dans les vésicules séminales, des modifications qui sont très-nécessaires aussi à sa bonne constitution. Il y a des personnes chez lesquelles cette maturité du sperme s'opère avec une grande promptitude, et d'autres chez qui elle est très-lente à s'effectuer. Mais, quelque active que soit cette formation, il est facile de comprendre que, si l'évacuation se répète trop fréquemment, la circulation dans les conduits sera trop accélérée, et que les éjaculations ne fourniront plus qu'un *liquide imparfaitement élaboré.* C'est, en effet, ce que nous a bien des fois démontré la rigoureuse observation des faits. Ainsi, que l'acte vénérien soit fréquemment renouvelé, ou que, par suite du relâchement des conduits éjaculateurs, le sperme s'écoule incessamment, au moindre désir ou au plus léger effort, ce fluide, au lieu d'être *épais, grumeleux, d'une odeur forte,* et d'*empeser fortement le linge, en y laissant une tache grise plus foncée sur les bords,* ne sera plus qu'un liquide *clair, presque sans grumeaux, d'une odeur peu prononcée, laissant à peine des traces sur le linge et ne l'empesant que très-faiblement.* Ce sperme, *examiné au microscope,* au lieu de faire apercevoir des *milliers d'animalcules* bien vigoureux, pourra *n'en pas contenir,* ou bien ceux qu'il renferme seront *rares, presque privés de mouvement,* ayant la *queue à peine formée.* On pourra constater dans ce liquide des *globules de différentes grosseurs, présentant un point brillant au centre :* ce sont des *rudiments de zoospermes,* qui auraient eu besoin, pour arriver à parfaite maturité, de séjourner plus longtemps dans les cavités que nous venons d'indiquer tout à l'heure.

b. Absence de testicules. Chacun comprend que la privation de testicules entraîne la stérilité, et l'on se rappelle involontairement l'histoire du malheureux Abeilard. C'est aussi la condition des eunuques. Mais la perte des testicules n'est pas toujours le résultat d'un crime ; souvent on se voit dans la dure nécessité d'en faire l'ablation pour cause de maladie. S'il reste encore un testicule, la virilité, comme on en a de nombreux exemples, bien que diminuée, persiste encore, et la fécondation peut avoir lieu.

Bien plus, il n'y aurait pas d'impossibilité à ce qu'un homme *viril*, sur lequel on aurait opéré la castration totale, pût encore féconder un certain nombre de femmes. En effet, au moment de l'opération, il existe du sperme dans les vésicules séminales, et comme la privation des testicules n'empêche pas la verge d'entrer en érection, l'homme, dans les conditions que nous venons d'indiquer, pourra encore exercer un ou plusieurs coïts fécondants ; mais cette faculté s'éteindra quand le réservoir du sperme sera tout à fait privé d'animalcules. Toutefois, pour que, dans ce cas, la *virilité* puisse persister, il faut que la castration ait été pratiquée sur un individu chez lequel la sécrétion du sperme est déjà établie : chez les eunuques qui, en Orient, sont destinés à la garde des harems, la castration se pratique dès l'enfance, à un âge où n'existe pas encore la sécrétion spermatique ; et, bien qu'ils puissent avoir quelques érections, fait rare cependant, ce que nous venons de dire ne peut évidemment pas s'appliquer à eux.

Jusqu'ici, en traitant de l'absence des testicules

comme cause de stérilité, nous n'avons parlé que des cas où ces organes avaient été extirpés, soit par une opération, soit par un crime. C'est qu'en effet nous ne reconnaissons pas comme réellement privées de ces organes les personnes chez lesquelles on n'en peut pas constater la présence dans les bourses, leur siége habituel.

Dans le fœtus, les testicules sont primitivement contenus dans le ventre, et ce n'est qu'à une époque assez avancée de la vie intra-utérine qu'ils descendent dans le scrotum ; il peut même arriver que cette descente ne s'effectue qu'après la naissance, quelquefois même seulement à l'époque de la puberté. Or il n'est pas rare de voir des circonstances qui s'opposent tout à fait à la sortie des testicules, de façon que ceux-ci restent dans le ventre ou dans un point quelconque de leur trajet vers les bourses.

Quand ils ne sont pas tout à fait à demeure dans l'abdomen, *inclusion pelvienne*, c'est presque toujours dans le pli de l'aine, *inclusion inguinale*, qu'ils séjournent. Dans des cas semblables, la tumeur, qui est saillante, a été quelquefois prise pour une hernie, et des chirurgiens ignorants ou inattentifs ont recommandé l'emploi d'un bandage ; ce qui est précisément l'opposé de l'indication à remplir, puisque le bandage interposé entre la bourse vide et le testicule l'empêche de descendre dans le scrotum. A cette méprise il y a encore deux autres inconvénients graves : le premier, c'est qu'un bandage intempestivement appliqué, en irritant sans cesse le testicule, finit, à la longue, par provoquer son atrophie ou sa dégénérescence cancéreuse; le deuxième, c'est qu'il est arrivé que l'irritation, suite de la compression, peut s'exaspérer et causer de violentes douleurs qui, s'irradiant dans le ventre, simulent l'étranglement d'une hernie et entraînent le chirurgien à faire l'opération. Il ne reconnaît son erreur que lorsqu'il a mis à nu le testicule. Il est donc fort important d'avoir un *criterium* qui empêche de commettre une aussi grossière bévue. Les deux signes suivants guident sûrement le chirurgien dans son diagnostic différentiel : 1° dans le côté correspondant à la tumeur de l'aine, *le scrotum est vide* et privé de testicule; 2° la tumeur de l'aine est le siége d'une *sensibilité toute spéciale à la pression*. c'est la douleur, douleur si accablante du testicule lorsqu'il est comprimé.

On désigne sous le nom de *cryptorchides* (testicules cachés) les personnes qui offrent l'anomalie dont je m'occupe. Dans le cas où les deux testicules sont encore, à l'âge de la puberté, retenus dans le ventre, on a constaté que le pouvoir fécondant était beaucoup diminué, bien que la faculté d'érection ait conservé toute son énergie; mais le liquide séminal ne contient que peu ou pas de spermatozoïdes. Les mêmes remarques ont été faites chez les animaux dont la sortie des testicules n'avait pas eu lieu dans le *scrotum*. Quelquefois un seul testicule, et dans ce cas c'est presque toujours le gauche, descend dans les bourses : ce sont les *monorchides* (un seul testicule); mais, comme nous venons de le dire, cette disposition ne s'oppose en rien à la copulation : on prétend même que les hommes ainsi conformés sont plus enclins que d'autres aux plaisirs de l'amour ; et, pour ne citer qu'un exemple à l'appui de cette assertion, le nommé Bixnaër, condamné à mort pour crime de viol suivi d'assassinat, et exécuté le 31 janvier 1851, n'avait qu'un testicule apparent.

Appelé à donner notre opinion dans une pareille occurrence, nous n'admettrions la probabilité de l'absence des testicules (fait, du reste, extrêmement rare) que dans le cas où la personne ne pourrait pas émettre de sperme, liquide que nous reconnaîtrions aux caractères énumérés plus haut, et nous n'attacherions qu'une importance tout à fait secondaire aux caractères extérieurs qu'on dit coïncider avec l'absence des testicules.

c. Maladies des testicules. Ces organes sont souvent affectés de maladies qui altèrent les qualités du sperme et le rendent inapte à la fécondation.

Au premier rang se placent le *cancer*, le *squirrhe* ; mais il y a certains *engorgements* ou *gonflements syphilitiques* qu'il faut bien se garder de confondre avec le squirrhe ; ces indurations n'attaquent pas la glande elle-même, mais seulement le tissu cellulaire, et laissent tout à fait intact le pouvoir sécrétant.

L'*atrophie* de l'un ou des deux testicules est le plus souvent le résultat des accidents tertiaires de la syphilis ; et quand elle est portée au point de ne plus

18

présenter qu'un cordon ligamenteux sans aucune trace de substance tubuleuse, elle est incurable.

Les *tubercules* du testicule altèrent la partie qu'ils ont envahie ; mais la portion qui n'est pas atteinte continue ses fonctions. Dans ce cas, le pouvoir fécondant n'est qu'affaibli et non aboli. On se gardera bien de confondre les *tumeurs du testicule* avec celles de l'*épididyme*, celles-ci ayant évidemment beaucoup moins de gravité.

L'*hydrocèle* et le *varicocèle* finissent, à la longue, par atrophier le testicule et annihiler ses fonctions.

d. L'âge. Il y a des hommes chez lesquels les *facultés viriles* se conservent intactes jusqu'à un âge assez avancé. Ce sont, en général, ceux qui n'ont pas abusé des plaisirs de l'amour, et dont la vie a toujours été calme et régulière. Mais les personnes qui se sont adonnées à la masturbation, qui ont usé prématurément des jouissances conjugales, qui s'y sont livrées avec excès, ou dont la vie a été très-agitée, voient leurs forces génitales s'éteindre de bonne heure. Alors elles n'émettent plus qu'un sperme imparfaitement élaboré, et, au lieu d'être dardé avec force dans les organes internes de la femme, ce liquide s'écoule pour ainsi dire *en bavant*, pendant une érection incomplète.

Sans remonter aux légendes bibliques, qui nous ont transmis des exemples de longévité et de persistance de virilité inconnus de nos jours, on voit de temps à autre des vieillards de soixante-dix et quatre-vingts ans qui peuvent effectuer un coït fécondant. Cependant, bien que certaines exceptions ne puissent être niées, le plus fréquemment ces narrations sont apocryphes. Quelques vieillards bien conservés possèdent, il est vrai, la puissance virile, mais ils sont inaptes à la reproduction. Cela n'a rien d'étonnant, et l'analyse microscopique rend très-bien compte de cette particularité. Ces rares prodiges de persistance de la virilité sécrètent bien du sperme, mais ce liquide est imparfaitement élaboré et ne contient pas d'animalcules spermatiques, ou ceux qu'on y voit sont incomplétement développés : ce ne sont que des rudiments de zoospermes. Il n'y a qu'une preuve réelle pour nous de la persistance du pouvoir fécondant, c'est la constatation, au foyer du microscope, de spermatozoaires nombreux, complets dans leur organisation et jouissant de mouvements bien caractérisés.

e. L'onanisme et l'abus des jouissances vénériennes. Nous avons eu, à plusieurs reprises, occasion de signaler ces causes et leur mode d'action, qui amènent une débilité générale ou ne permettent pas au fluide prolifique d'arriver à parfaite maturité.

f. Maladies de la glande prostate et des vésicules séminales; relâchement des canaux éjaculateurs. Ces maladies s'opposent à l'élaboration du sperme, le vicient dans sa composition, ou le laissent s'échapper avant son complet développement. (Voir *Pertes sémi-*

nales, observation de M. de S., de Genève, page 267.)

g. La *constipation opiniâtre et habituelle,* qui est une cause de pertes séminales, peut ainsi produire la stérilité.

h. Enfin, la *paralysie des muscles du périnée,* qui concourent à l'émission du sperme, tels que les muscles ischio et bulbo-caverneux de Wilson et transverse, est aussi une cause d'infécondité.

B. *Causes et obstacles mécaniques.* — *a. Impossibilité d'érection, ou turgescence insuffisante de la verge.* Toutes les causes générales débilitantes, *onanisme, abus des plaisirs de l'amour, convalescence des maladies graves,* usage de certains médicaments, tels que le *camphre,* etc., exerçant leur influence sur la verge et l'empêchant de se développer convenablement pendant le rapprochement sexuel, s'opposent à ce que le sperme soit lancé profondément dans les organes de la femme.

Il existe aussi une sorte de *paralysie des corps caverneux,* résultat d'attouchements trop fréquents et trop longtemps prolongés qui émoussent leur sensibilité et les rendent incapables de percevoir l'aiguillon du plaisir. Il n'y a plus alors d'érection que sous l'influence des stimulants les plus énergiques, et, dès que la verge n'est plus soumise à ces violents moyens d'excitation, l'érection cesse.

b. L'état opposé, c'est-à-dire une *érection trop violente,* en gonflant la membrane muqueuse, oblitère ou

au moins diminue beaucoup la cavité du canal de
l'urètre, et s'oppose à la libre sortie du sperme au
moment, du spasme convulsif de l'éjaculation. A mesure que l'érection se dissipe, le conduit se trouve
désobstrué, et le fluide prolifique sort, mais trop tard.

   c. Absence ou diminution de la verge. Par suite
d'un *vice de conformation,* la verge peut manquer
entièrement, et être remplacée par une sorte de tubercule incapable de remplir la fonction du coït.

   Cette absence de l'organe excitateur mâle peut être
la conséquence d'un crime ou d'une opération chirurgicale. Certains auteurs prétendent que, même dans
ce cas, la fécondation est possible. Ils se basent sur
ce que des femmes ont pu être fécondées sans que la
verge ait pénétré dans les organes intérieurs, et par
le seul fait de l'éjaculation de la semence sur les parties externes de la génération. Bien que très-rare, le
fait est vrai, et nous-même nous avons été appelé à
donner des soins à une jeune femme en couches, à laquelle nous avons été obligé d'inciser la *membrane hymen, signe de la virginité,* pour permettre la sortie de
l'enfant hors du sein de la mère. Évidemment, dans ce
cas, il n'y avait pas eu intromission, rapprochement,
dans le sens habituel du mot, et il avait suffi de la
projection de la liqueur prolifique sur la vulve de cette
femme pour la rendre mère. Mais, habituellement,
les personnes qui sont privées d'une partie de la verge
en conservent encore une portion suffisante pour pé-

nétrer dans les organes de la femme. Dans ce cas, les conditions de la fécondation sont très-défavorables, mais néanmoins elle peut encore avoir lieu.

Quand à l'atrophie de la verge se joint, comme dans le fait suivant, l'atrophie congénitale des deux testicules, on comprend que l'impuissance est absolue mécaniquement et physiologiquement.

Atrophie congénitale des deux testicules et de la verge; par le docteur Félix Rizet, médecin-major du 2ᵉ régiment du génie. — « Le nommé G....., sapeur-conducteur au 2ᵉ régiment du génie, le 10 mai 1862, se présente à notre visite, avec beaucoup d'autres militaires formant le contingent d'un détachement désigné pour l'Afrique.

« Voici ce qu'un examen attentif nous permit de constater chez ce soldat âgé de 23 ans, d'une taille très-élevée (1ᵐ,82), d'un tempérament lymphatique, à chairs flasques et assez molles, sans barbe ni moustache :

« Verge petite, flasque, de quatre centimètres de long, ur huit millimètres de diamètre, en tout semblable à celle d'un petit garçon d'une année. Le gland à pein accusé se distingue difficilement du reste de l'organe La peau des bourses, d'un blanc mat, se trouve comm[e] le pubis dépourvue de poils; cette peau dépourvue de consistance présente un raphé médian très-peu accentué par une traînée blanchâtre.

« Les deux testicules assez bas placés sont de même

volume et situés à la même hauteur, sans grande résistance; ils mesurent douze millimètres de long, sur une hauteur de neuf millimètres. Les canaux déférents, très-sensibles à la plus légère pression, sont relativemen plus développés qu'à l'état normal. La chevelure de cet homme est bien fournie ; les seins n'offrent aucune particularité dans leur développement, ni le reste de l'économie. La voix chez ce militaire est forte et vibrante et se rapproche de celle du ténor.

« Ce soldat, d'un caractère assez gai, très doux et fort calme, vit en bonne intelligence avec tous ses camarades; dans ses moments de loisir, il se livre de préférence à des ouvrages à l'aiguille. Ainsi il se plaît à raccommoder le linge et les gants des sapeurs de sa compagnie. Il est très-casanier et évite toutes les occasions de débauche auxquelles ne manquent jamais de le convier ses amis de chambrée.

« Ces habitudes sont-elles innées, ou sont-elles le résultat de l'éducation, qu'en vue de son infirmité, lui auront donnée ses parents? c'est ce dont nous n'avons pu nous assurer.

« G....., pour écarter tout soupçon sur son état, racontait des histoires de bonnes fortunes. Je n'y crois pas.

« Cet homme nous affirme que toujours il avait eu les organes de la génération dans le même état, et qu'il était certain que ses testicules dans la première enfance n'avaient pas été retenus derrière les anneaux.

« Il faut bien le reconnaître, et tout ici semble le démontrer, l'atrophie des testicules et de la verge est dans ce cas congénitale. Et si les idées émises par M. Bail-larger à l'Académie de Médecine, « que l'appareil géné- « rateur, incomplétement développé, est la cause de « l'arrêt de développement du reste de l'économie », n'a-vaient été victorieusement réfutées, ce cas seul suffirait pour ruiner, ou au moins fortement ébranler sa doctrine.

« L'atrophie des testicules résulte parfois d'inflamma-tions diverses, comme A. Cooper en cite des exemples; ici cette lésion ne reconnaît pas pareille source : point d'abcès ou de cicatrices anciennes. Dans quelques cir-constances, l'atrophie des testicules provient de coups ou de blessures faites avec le sabre à la nuque ou à l'occiput. Ce n'est pas le lieu d'invoquer cette cause.

« Dans quelques cas l'atrophie des testicules est due à l'oblitération du canal déférent. Nous avons vu que chez cet homme ce canal, loin d'avoir perdu son volume, était hypertrophié. Dans un cas d'atrophie congénitale des deux testicules cité par MM. Bastien et Legendre, la verge avait conservé ses dimensions normales.

« Enfin, dans une observation de M. le professeur Cru-veilhier, où les testicules étaient complétement atrophiés la verge et le larynx se faisaient remarquer par leur dé-veloppement.

« On ne peut rapporter cette atrophie ni à la gêne de. vêtements, ni à l'équitation longtemps prolongée, expli-cation que donnait de cette affection Hippocrate, lorsqu'il parlait des riches Scythes. G..... depuis six mois à peine se livre à cet exercice, et à supposer que l'équitation amène parfois la lésion dont nous parlons, cet exercice, que nous sachions, n'a jamais entraîné l'atrophie de la verge.

« Pour compléter cette observation, nous ajouteron qu'à son arrivée au régiment, où (soit dit en passant) ce militaire n'aurait jamais dû être admis, il portait sur son livret, comme note du médecin qui l'avait examiné : « faible, de constitution très-peu développée. »

« Lors de son incorporation, G..... nous assure qu'il était très-maigre; sa taille n'était que de 1 mètre 67 centimètres. En grandissant, sa poitrine, alors très-rétrécie, s'est singulièrement élargie, et en avançant en âge, il a pris de la force et assez de vigueur.

« Au point de vue du recrutement militaire, cette observation soulève deux questions : la première relative à taille, et la seconde à l'admission sous les drapeaux de de ce soldat.

« En voyant la différence énorme que quelques années ont apportée dans la taille de ce militaire (15 cent. de différence en trois ans), nous nous rangeons de l'avis de ceux qui ont proposé de reculer de quatre années l'incorporation des jeunes soldats, basant cette proposition sur un fait très-connu de ceux qui ont assisté comme médecins des conseils de révision, à savoir que beaucoup de jeunes soldats qui, à 20 ou 21 ans, sont renvoyés comme impropres au service militaire pour défaut de taille ou faiblesse de constitution, à 25 ans sont forts et d'assez haute stature. Nous pourrions citer beaucoup de conscrits réformés pour ces deux motifs, qui ont été, à quelques années de distance, acceptés comme remplaçants. Nous avons reçu pour les cuirassiers, à Napoléon-Vendée, un jeune homme de 24 ans qui, à 20 ans, avait été réformé par le conseil de révision de la Loire-Inférieure pour défaut de taille et faiblesse de constitution. Ces faits, assez fréquents, devraient puissamment contribuer à faire adopter la proposition qui tend à reculer l'âge auquel sont appelés nos conscrits.

« Avec cette infirmité, cet homme pouvait-il être appelé sous les drapeaux? Nous répondrons formellement non, sans incriminer la conduite de ceux qui ont pu l'accepter, puisqu'il est spécifié par l'ordonnance de 1842 et de 1862 sur la législation sanitaire de l'armée, que l'atrophie complète des testicules est un cas d'exemption.

« Pouvions-nous faire renvoyer ce militaire? Rien dans la législation de l'armée ne nous y autorisait; car si la latitude est grande pour refuser le conscrit, la loi est très-réservée lorsqu'il s'agit de renvoyer un soldat des rangs de l'armée, et, dans le cas présent, il nous eût fallu prouver devant la Commission départementale que cet homme, en raison de son infirmité, était en butte aux mauvais traitements de ses camarades et en proie à leurs tracasseries.

« Les Romains, non-seulement refusaient ces hommes pour le service militaire, mais les renvoyaient quand, par une cause quelconque, ils étaient devenus inaptes à la procréation. Si l'État demande à nos guerriers autant de vertus militaires, il n'exige pas, une fois incorporés, un acte authentique de leur aptitude à la génération. »

d. Bifurcation de la verge. Une autre *anomoli naturelle*, c'est [la division de la verge en deux, ce qui fait une verge double, ou plutôt deux demi-verges. Cette difformité rend le coït, et par suite la reproduction, à peu près impossibles.

e. Direction vicieuse de la verge pendant l'érection. Nous avons eu plusieurs fois l'occasion de donner des conseils à des personnes dont la verge, pendant l'érection, se dirigeait, soit en haut ou en bas, soit à droite ou à gauche. Ce défaut de rectitude du pénis avait pour résultat, au moment de l'éjaculation, d'empêcher le sperme de pénétrer dans la cavité du col de la matrice. Le liquide prolifique se perdait alors inutilement dans le *cul-de-sac du vagin.* (Voir ouvrage cité, *Anatomie.*) La cause de cette déformation tient à la rétraction, à la trop grande *brièveté du ligament suspenseur,* ou à l'*excès de longueur du frein,* ou à l'*affaiblissement d'un corps caverneux.* Dans ce dernier cas, comme le côté sain se gonflait seul pendant l'érection, la verge décrivait une courbe dont la concavité regardait le côté malade. Quand le frein est trop long et vient s'insérer jusque près du méat urinaire, la verge ne peut se redresser, et décrit une courbe à concavité inférieure. Quant le ligament suspenseur est trop court, rétracté, ou par suite d'adhérences vicieuses de la peau, on peut voir la verge appliquée contre les parois du ventre.

f. Une *tumeur des parties voisines,* en déformant la verge, peut rendre le coït impossible, en empêchant le développement de la verge ou son introduction dans les organes. Ainsi, une hernie ou une hydrocèle volumineuses, dans certains cas, accaparent tellement, par leur ampliation, la peau voisine, que c'est à peine si l'on aperçoit le pénis à l'inspection de ces tumeurs. D'autres fois, c'est un gonflement qui se développe sur la verge, et qui augmente son volume au point qu'elle ne peut être introduite dans le vagin.

g. Un *rétrécissement du canal de l'urètre.* Nous sommes entré, à l'article *Rétrécissement* (voir ouvrage cité), dans les plus grands détails pour expliquer le dyspermatisme résultant de la coarctation. En résumé, une *bride*, un *gonflement des parois* ou une *tumeur comprimant le canal,* empêchent la libre sortie de la liqueur prolifique et rendent le coït infécond. Aussi la guérison de cette affection redonne-t-elle la virilité à des personnes qui croyaient cette faculté pour toujours abolie chez elles.

h. Épispadias, hypospadias. On désigne sous ce nom deux infirmités dans lesquelles le canal de l'urètre, au lieu d'aboutir à l'extrémité de la verge, s'ouvre sur un point de sa longueur, soit à la partie supérieure (*épispadias*), soit, bien plus fréquemment, à la partie inférieure (*hypospadias*). L'érection et la copulation s'effectuent comme à l'état normal; mais le sperme s'écoule, soit au dehors, soit seulement à l'entrée du vagin, selon le point du pénis où aboutit l'ouverture du canal.

Ce vice de conformation a plus de gravité chez les épispades que chez les hypospades; et, dans ce dernier cas, quand l'orifice du canal n'est pas trop éloigné du lieu habituel de son ouverture, les conditions de la fécondation ne sont presque pas altérées. Nous avons eu maintes fois occasion de voir des individus affectés d'hypospadias auxquels des médecins avaient conseillé de ne pas se marier, parce qu'ils seraient inféconds, et qui, passant outre à cet avis, avaient, à leur grande satisfaction, obtenu de beaux enfants, bien constitués. Il ne faudrait donner un avis défavorable, que si l'ouverture du canal avait lieu au niveau des bourses.

i. Calcul de la glande prostate, oblitération ou changement de direction des canaux éjaculateurs. Pour peu qu'on se reporte, par la pensée, aux dispositions anatomiques qui ont été signalées, il est facile de comprendre comment le calcul de la glande prostate s'oppose à la libre émission du sperme dans l'éjaculation, et devient une cause mécanique de stérilité. Quand on est en présence d'un calcul de cette nature, on peut l'attaquer à son principe, et guérir le malade.

Dans le cas d'oblitération ou de changement de direction des conduits éjaculateurs, la stérilité est le plus souvent incurable. Ces sortes d'accidents résultent assez fréquemment des scarifications, de la cautérisation de l'urètre pour des rétrécissements, ou de la maladresse du chirurgien dans l'opération de la taille.

j. Obliteration de l'épididyme ou du canal déférent. Dans ces cas la fonction du testicule est intacte, la sécrétion ne présente aucune altération; mais l'excrétion du sperme est impossible, parce que, par suite d'une inflammation, les parois du canal déférent ou de l'épididyme se sont soudées, et la cavité du conduit reste pour toujours oblitérée. Si cette oblitération n'a lieu que d'un côté, elle n'apporte aucun trouble dans les rapports sexuels, et la fécondation a lieu comme d'habitude, puisque l'autre testicule continue à fonctionner normalement; mais, si elle a lieu des deux côtés, le pouvoir fécondant est à jamais aboli, bien que la faculté érectile persiste dans toute son énergie : ici, le liquide émis pendant l'éjaculation ne contient pas de traces d'animalcules spermatiques; tandis que le liquide qu'on prendrait dans la substance du testicule ou dans l'épididyme avant le point oblitéré contient des spermatozoïdes. La liqueur séminale, quoique toujours sécrétée dans les cas dont il s'agit, mais n'ayant aucune issue, est résorbée, comme le serait du sang dans un vaisseau fermé.

Les individus affectés d'une semblable oblitération

sont donc *inféconds*, mais non *impuissants*. Il y a une ~~.....~~ différence entre ces deux situations, eu égard à la santé ~~.....~~ à l'apparence extérieure de ces catégories de malades. Il ~~.....~~ toute communication des testicules avec les vésicules séminales étant interrompue, l'homme doit être un castrat et en avoir tous les attributs, c'est-à-dire que la barbe doit tomber ainsi que les poils des membres ; que la voix doit prendre le caractère sibilant d'une vieille femme ; que les chairs vont devenir molles et les formes arrondies. Il n'en est rien : par cela seul que les testicules, *bien qu'inutiles*, existent chez un homme, cet homme conservera tous les signes extérieurs qui servent à marquer la virilité, c'est-à-dire la barbe, la voix grave, la forme anguleuse des membres, la fermeté des chairs. Une expérience, plusieurs fois répétée en Allemagne, est venue confirmer ce fait.

En arrachant les deux testicules d'un jeune coq et en les replaçant immédiatement dans la cavité abdominale, ils se greffent sur le péritoine, et, bien qu'ils soient séparés des organes de la génération, le jeune animal continue à croître avec les attributs du mâle. Ses ergots s'allongent, sa crête se développe, sa voix prend de l'éclat, et il reste le sultan de la basse-cour ; il en exerce tous les droits avec la même fierté et la même énergie ; seulement il n'a pas de postérité ; tandis que ses jeunes frères, dont les testicules ont été ar-

rachés sans être remis dans le ventre, ont les formes,
la voix, le caractère que nous connaissons ... ...apons,
et engraissent paisibl.. ... ...sirs ni passions.
... par conséquent que c'est toujours à l'analyse
microscopique du liquide séminal qu'il faut en arriver
pour pouvoir se prononcer en parfaite connaissance de
cause sur la qualité fécondante ou non du sperme.

*k. Phimosis, paraphimosis. Longueur trop consi-
dérable du prépuce.*

Ces deux cas, en empêchant la libre sortie du sperme,
sont des causes de stérilité. Certains hommes ont le *prépuce* tellement développé, que, dans le coït, il gêne l'émission du sperme. C'est pour obvier à cet inconvénient et à
quelques autres que les Arabes et les Israélites pratiquent
la *circoncision* sur les enfants. (Voir l'article *Phimosis :
Traité pratique des maladies des voies urinaires.*)

L'impuissance est, dans l'immense majorité des cas,
l'effet des pertes séminales involontaires ; nous savons
que ces pertes peuvent tenir à des causes très-variées, les
unes congénitales, les autres accidentelles, celles-ci de
beaucoup les plus nombreuses. Ainsi c'est aux abus de
on enfance et aux excès de sa jeunesse, que l'homme doit
e plus souvent le redoutable fléau de l'impuissance réservé à son âge mur. Nous n'avons point à revenir ici
sur les effets de l'onanisme, sur ceux des excès vénériens,
ni sur les causes des pertes séminales ; il nous semble seulement nécessaire d'appeler l'attention sur une
cause trop peu connue, qui conduit à l'impuissance

par le chemin même qui semblerait devoir en éloigner, et qui provoque des pertes séminales opiniâtres, presque toujours ignorées des malades et des médecins : nous voulons parler de la *continence absolue.*

On sait que les individus vigoureusement organisés, chez lesquels le sens génésique et les organes génitaux sont prédominants et précoces, ne supportent jamais impunément une longue continence. Ce n'est même qu'aux dépens de leur santé, de leur raison et quelquefois de leur vie, qu'ils échappent à la loi commune et à l'obsession tyrannique de leurs organes génitaux. Mais il est des hommes d'une vertu dite exemplaire, qui restent facilement chastes dans leurs actions comme dans leurs pensées; c'est à leurs principes, à leurs sentiments religieux, à la force de leur volonté, qu'ils attribuent leur sagesse; ils se font le plus souvent illusion : leur volonté n'a remporté sans lutte que des victoires à peine disputées.

La plupart de ces hommes ont un penchant prononcé pour l'étude; ils aiment les sciences, ils aiment passionnément les luttes de l'intelligence, et se livrent avec ardeur aux travaux abstraits de la pensée. On suit avec un vif intérêt l'enfance et la jeunesse de ces intelligences d'élite, qui semblent nées pour honorer leur pays; mais, chose étrange! la plupart de ces hommes qui avaient donné tant d'espérances s'éclipsent avant l'âge, et quelques-uns seulement fournissent honorablement leur carrière.

Que s'est-il donc passé ? comment se rendre compte
de tant de chutes inattendues et prématurées ? Nous le
savons, nous qui avons fait une étude spéciale de la
spermatorrhée ; nous savons que des pertes séminales
diurnes ont succédé à des pollutions nocturnes, provoquées par une sécrétion spermatique incessante, bien
que peu énergique. Comment ces hommes soupçonne-
raient-ils la nature de leur maladie ? Ils ne se sont pas
livrés, dans leur enfance, aux égarements solitaires ;
dans leur jeunesse, ils ont vécu comme des anachorètes, sans jamais s'approcher d'une femme ; ils n'ont
sacrifié qu'aux muses ; la passion de l'étude et l'enthousiasme de la vérité ont éteint chez eux toutes les convoitises de la chair et les ont soutenus dans les hautes
et pures régions de l'idéal et de l'abstraction. Mais si
le démon terrestre de la chair n'a pu s'élever à cette
hauteur pour tenter ces nobles esprits, il n'a pourtant
renoncé à aucun de ses artifices, à aucun de ses droits.
L'homme a reçu le sublime privilége de s'élever par la
pensée jusqu'au ciel, mais jamais ses pieds ne cessent
un instant de toucher la terre.

L'encéphale peut rompre à son profit, dans l'organisme, l'équilibre des forces et des harmonies vitales ;
il gouverne souverainement la vie morale ; il intervient
dans le gouvernement de la vie physique ou organique
par les agents placés sous ses ordres ; mais il n'a, si
l'on peut ainsi s'exprimer, droit de vie et de mort sur
aucun des autres appareils de la vie. Ainsi, les hom-

mes d'étude et de cabinet peuvent bien faire de l'encéphale un centre de fluxion insolite , d'activité prépondérante , mais il ne leur est pas donné d'imposer entièrement silence à l'appareil génital et d'arrêter le cours permanent du liquide séminal. C'est cette lente et incessante circulation spermatique qui amène inévitablement, fatalement, la distension plus ou moins tardive des vésicules séminales , et finalement des pollutions nocturnes, qui sont plus tard remplacées par des pertes séminales diurnes ; de là l'impuissance que ces intelligences supérieures constatent lorsque, quittant les sublimes régions de la pensée, ils veulent sacrifier aux grossiers instincts de la nature.

Nous avons soulevé tous les voiles qui couvraient cet enchaînement fatal de phénomènes, auxquels il n'est accordé à personne de se soustraire ; nous avons réduit les vœux de chasteté les plus sincères à une lutte téméraire ou impossible contre la nature des choses. L'homme vigoureusement organisé viole son serment ; l'homme faible devient victime du sien ; *personne ici ne peut tromper la nature : il faut être parjure ou malade.* C'est à cette implacable loi physiologique que sont contraints d'obéir tôt ou tard les esprits privilégiés ; c'est par suite de son inobservance qu'on voit avec étonnement des jeunes gens d'un grand avenir s'éclipser tout à coup dans l'éclat de leurs triomphes, parce que l'abolition graduelle et spontanée de la faculté virile par suite des pertes séminales insensibles, réagit sur les centres nerveux et paralyse les facultés intellectuelles. Ces chutes étonnantes, inattendues, que personne ne comprend, peuvent être aussi facilement expliquées que prévues ; mais on ne pourra les prévenir que si l'on parvient enfin à comprendre les trois mots qui composaient, il y a trente siècles, la fameuse épigraphe du temple de Delphes : *Nosce te ipsum.*

Il est naturel d'attribuer la déchéance imprévue des hommes d'élite dont nous parlons à l'excès du travail et de l'étude. Ils ont eux-mêmes cette conviction, que vient fortifier encore l'amélioration sensible qu'ils trouvent d'abord dans le repos et les distractions. Ils ne s'avisent pas de songer à leurs organes génitaux, qui n'ont joué qu'un rôle secondaire dans leur existence. Tout concourt à leur donner le change et à égarer leur logique : ils n'ont à se reprocher ni abus génitaux ni excès vénériens ; l'instinct de la virilité, longtemps silencieux, a bien fini par jeter quelque trouble dans le paisible sanctuaire de la pensée ; des images lascives ont traversé, dans des rêves érotiques, les régions de l'abstraction pour réveiller le sens génésique ; les vésicules séminales se sont contractées convulsivement ; des pollutions nocturnes ont troublé, pendant quelque temps, le sommeil et la santé ; puis elles ont cessé, mais sans aucune amélioration dans l'état des malades.

Les fonctions cérébrales prépondérantes ont résisté

aux premières atteintes et ont paru d'abord dominer toutes les autres souffrances organiques; celles du cœur, du poumon, des organes digestifs, etc.; mais elles ont baissé à leur tour. Les malades seuls s'en sont aperçus dans le principe; ils ont été surpris et affligés de voir que la mémoire leur manquait, que leurs idées se troublaient, qu'ils n'avaient plus la même netteté, la même précision dans leurs jugements, qu'ils ne trouvaient plus l'expression propre et choisie, etc. Tous ces signes de décadence ont été mis d'abord sur le compte de la fatigue, mais le repos ne les a pas atténués. On les a attribués au dérangement de la santé; mais le mal a fait des progrès sur toute la ligne; il est devenu visible pour tout le monde; alors il n'a plus été possible de se faire illusion; il a fallu renoncer à ses travaux, à ses études, à sa profession, à ses affaires; il a fallu invoquer les secours de la science.

Quand le mal a eu de tels effets, il ne peut plus céder au repos, aux distractions, aux voyages, etc.; les pertes diurnes font chaque jour des progrès inaperçus et ravagent sourdement tout l'organisme. On voit avec étonnement tomber par degrés dans un état d'enfance ou d'idiotisme des hommes qui faisaient l'orgueil de leur famille, qui s'étaient élevés aux premiers rangs par le talent et par le savoir. Ils deviennent incapables de nouer deux idées, de suivre un raisonnement, d'écrire un simple billet; le jugement, la volonté, la mémoire, tombent tour à tour; des manies puériles, des

19.

colères sans motifs, des paroles inintelligibles, des caprices extravagants, voilà tout ce qui reste de ces nobles esprits naguère admirés et devenus maintenant un objet de pitié. Il faut soustraire à tous les regards et cacher dans le sanctuaire secret de la famille des malheureux qui ne peuvent plus ni penser, ni parler, ni se conduire ; il faut veiller sur eux comme sur des enfants ou des insensés.

Bien que le plus souvent la dégradation soit loin d'être aussi complète que nous venons de l'indiquer, on se tromperait énormément si l'on supposait ces catastrophes exceptionnelles ou rares ; les exemples se presseraient sous notre plume si nous jetions un regard rétrospectif sur nos cahiers d'observation ou dans nos souvenirs. Que serait-ce si, consultant les auteurs, nous portions une main indiscrète sur les voiles qui protégent les plus saintes douleurs dans les plus respectables familles ? Nous montrerions toutes les professions savantes, toutes les carrières ouvertes à l'intelligence et au génie, décimées par un mal inconnu qui humilie les superbes ; nous ferions voir sur toutes les routes de la science et de la gloire, des chutes inattendues, stupéfiantes, imméritées. Les phénomènes sont toujours les mêmes ; leur marche est lente et progressive : les facultés encéphaliques s'affaiblissent et se troublent ; la mémoire baisse, le jugement s'égare, l'imagination s'assombrit ; les instincts du cœur se pervertissent ; l'intelligence se dépouille chaque jour des attributs qui faisaient sa force ou sa parure, et s'abîme enfin dans l'idiotisme ou la démence.

Un magistrat éminent faisait, depuis dix ans, l'honneur d'une cour judiciaire ; ses collègues enviaient la vigueur et la netteté de sa dialectique ; sa parole était puissante et respectée ; on admirait la promptitude et la clarté de sa rédaction ; dans tous les cas épineux et incertains, chacun se conformait à son sentiment. Le premier, il s'aperçut que sa langue s'embarrassait ; les idées et les mots ne venaient pas ; il se sentait de l'aversion pour le travail. Ce changement ne tarda pas à être remarqué à l'audience ; on fut étonné de ne plus trouver le même charme dans sa parole, la même lucidité dans ses raisonnements ; un Mémoire, qu'il fut chargé de rédiger, ne put être achevé. Il fallut renoncer à l'audience, à la vie publique, au travail ; il fallut se renfermer dans la famille ; on fut contraint de placer sous la tutelle de la science un esprit qui avait exercé un si éclatant prestige.

Un jeune médecin s'était fait remarquer, dans le cours de ses études, par de puissantes facultés et une mémoire prodigieuse ; son front était couvert de lauriers académiques ; de bonne heure il s'était placé au rang des maîtres, et semblait appelé à fournir une brillante carrière dans la science militante et dans l'exercice de sa profession. On avait admiré, dans un ouvrage philosophique qu'il venait de publier, la profondeur du savoir, la fécondité des aperçus, l'éclat d'une belle diction. Il voulut donner une suite à ce travail, qui l'avait déjà placé bien haut dans l'opinion publique et dans l'estime des hommes compétents, dont il ambitionnait surtout le suffrage. Sa surprise fut grande quand il vit sa plume courir en vain après les phrases qui naguère le troublaient par leur abondance ; quand il remarqua que les idées lui faisaient défaut comme les mots. Accablé par l'importune confusion de ses souvenirs, trahi par le jugement, par l'imagination, par toutes ses facultés à la fois, il se vit avec douleur contraint de renoncer à son entreprise.

Que s'était-il donc passé chez ce jeune homme ? quelle était la cause de l'éclipse soudaine de son esprit ? Son enfance n'avait reçu aucune souillure, sa jeunesse avait été pure de tous excès ; il s'était rarement approché des femmes ; fier et superbe dans les luttes de la science, il s'était toujours montré faible et timide jouteur dans les luttes de l'amour. Il n'échappa pas néanmoins aux pollutions nocturnes, qui vinrent troubler ses nuits, et dont il ne put vaincre pendant longtemps l'incoercible opiniâtreté. Elles cessèrent enfin : le malade se crut délivré ; il crut pouvoir reprendre impunément ses travaux de prédilection sans être troublé par la divinité jalouse des amours qui lui semblait lasse de ses vengeances. Il se trompait ; ce fut précisément après la cessation des pollutions nocturnes que tous ses maux firent d'incessants et rapides progrès. Tout suivit la marche que nous avons signalée : aux pollutions nocturnes succédèrent des pertes diurnes inaperçues qui entraînèrent dans une ruine commune toutes les fonctions organiques et toutes les facultés encéphaliques.

A ces exemples nous pourrions en joindre beaucoup d'autres, qui viendraient étonner nos lecteurs, et qui feraient successivement passer sous notre plume des savants, des littérateurs, des artistes, des fonctionnaires publics, des hommes d'élite enfin de tous les rangs élevés de la hiérarchie sociale.

Il ne faut pas oublier que nous ne parlons en ce moment que des hommes étrangers aux orages des passions, qui n'ont pas connu l'onanisme dans leur enfance, et qui n'ont fait plus tard que de faibles et rares sacrifices à l'amour des femmes. Ces sages du temps, qui sont inexorables et sans pitié pour les faiblesses ou les folies de leurs contemporains, se font une perpétuelle illusion sur la cause de leur sagesse, et ne se doutent pas qu'elle ne tient qu'à une déviation de la fonction qui les menace d'un avenir cruel. Le vice et les excès mériteront toujours une juste réprobation : la nature ne pardonne ni les outrages ni les violences ; mais il ne faut pas se croire sage quand on n'est que malade. Or ceux-là sont malades ou condamnés à le devenir, qui sont nés avec des organes génitaux qui ne troublent jamais leur tranquille et facile vertu. Les mêmes lois gouvernent tous les appareils de l'organisme : il faut fortifier et exercer avec prudence ceux qui sont lan-

guissants et faibles. Ces lois sont applicables, dans
toute leur rigueur, à l'appareil génital comme à tous
les autres. Nous savons bien que, sur ce point, l'abus
touche de bien près à l'usage; nous n'ignorons pas non
plus toutes les difficultés étrangères à la science, que
soulève la question de l'exercice normal et physiologique
des organes génitaux : c'est pourquoi nous nous bornons
à formuler et à livrer à la conscience individuelle un
principe qui implique, dans ses applications, l'intervention du médecin, du magistrat et du prêtre.

Nous avons précédemment mis à découvert la hideuse
plaie de l'onanisme : nous avons surpris ce vice odieux
dans le berceau des jeunes enfants; nous avons montré
comment il peut flétrir, à l'aube de la vie, les plus heureux dons de la nature, et amener, outre l'impuissance,
une caducité précoce, et un abrutissement moral qui
peut aller jusqu'à l'idiotisme. Nous avons vu les adolescents et les adultes, emportés par des passions fou-
gueuses et homicides, se livrer avec intempérance aux
excès vénériens, et arriver, par la voie des pertes séminales, nocturnes et diurnes, à une complète impuissance.
Nous venons aussi de voir les hommes sages et continents, ceux que la nature avait parés des plus nobles
et des plus éclatantes facultés encéphaliques, tomber
dans le même abîme. Tant de ruines, tant de désastres,
de si terribles exemples, qui n'épargnent ni les forts ni
les faibles, ni les sages ni les fous, finiront-ils par inspirer une terreur salutaire? Des dégradations morales

qui vont insensiblement de la diminution de la mémoire et du jugement à la folie, à l'idiotisme, à la démence, désarmeront-elles la fureur homicide des hommes? Des organes que la nature nous a donnés pour nous reproduire ne serviront-ils enfin qu'à l'abrutissement et à la destruction de la race humaine?

L'instinct génésique, qui provoque le rapprochement des sexes, ne conduirait jamais aux excès vénériens s'il ne s'éveillait que sous l'impulsion de l'appareil génital : les désirs se calmeraient dès que les besoins seraient satisfaits, et ne renaîtraient qu'au moment où seraient réparées les pertes. Désirs, actes et besoins réels, tout suivrait un ordre déterminé sans excès et sans écarts. *C'est la portion du système nerveux central donnant l'impulsion au sens génésique qui introduit l'imagination dans l'amour, et qui inspire des convoitises dévorantes et insensées, sans proportion avec la puissance virile et les besoins réels.* C'est l'imagination, folle reine des illusions et des chimères, qui nous séduit par le mirage trompeur de ses prestiges, et nous fait courir vers des horizons sans cesse fuyants et sans cesse renaissants. L'image décevante de la volupté, parée d'attraits fantastiques, soutient l'amour dans ses défaillances, et provoque incessamment les sens épuisés; les désirs ne meurent que pour trop tôt renaître; mais la réalité ne répond jamais entièrement au bonheur ineffable que l'on avait rêvé. L'imagination s'irrite, multiplie ses séductions et ses enchantements; des aspirations immen-

ses, une soif dévorante de plaisir et de jouissances, ty-
rannisent l'âme; on se précipite dans les excès et trop
souvent dans les égarements solitaires, qui permettent
de jouir à son gré des idoles séduisantes que l'imagination a créées. Mais bientôt ces fureurs érotiques,
mal secondées par les organes d'exécution, s'éva-
nouissent comme des ombres; des pertes séminales,
nocturnes et diurnes, s'établissent et dépouillent impitoyablement de leurs attraits imaginaires toutes les
chimères du cœur.

C'est le plus souvent à ces folles ardeurs de l'imagination que sont dus les soucis et les chagrins qui viennent ordinairement troubler les jeunes ménages quand
le mariage n'a été contracté que sous l'inspiration d'une
violente passion ou d'un amour longtemps contrarié.
Les jours accordés aux délices de l'hymen sont comptés; le temps dit de la lune de miel n'est jamais long;
et bien souvent nous sommes consulté pour réparer des
désordres qui ont pris naissance dans ces circonstances.
Dans des cas, rares à la vérité, nous avons vu l'impuissance persister toute la vie; mais le plus fréquemment
des toniques et un usage plus modéré du coït suffisent
pour assurer le retour de la virilité.

Mais quelle est la cause de la brièveté proverbiale de
la lune de miel chez les jeunes époux qui se sont unis
sous l'influence d'un amour délirant, et qui se promet-
taient un bonheur aussi long que la vie? Faut-il l'imputer à l'inconstance humaine? faut-il accuser l'âme de

caprice et de mobilité? Jamais une cause morale n'expliquera l'immense et brusque changement qui trouble le bonheur ineffable des premiers jours et précipite du ciel sur la terre. L'amour et ses délices seraient éternels, s'ils dépendaient exclusivement de la volonté humaine; mais l'imprévoyance du jeune âge oublie toujours que les charmes de l'objet aimé n'ont été vus qu'à travers le prisme de l'imagination. C'est ici surtout que se montre, dans toute sa mystérieuse profondeur, l'influence du physique sur le moral. La prodigalité irréfléchie du liquide séminal dissipe les illusions, les prestiges, les mirages de l'amour, et laisse entrevoir pour la première fois des vérités et des imperfections complétement ignorées. Vainement alors l'imagination cherche à soutenir l'amour, à faire renaître les désirs; tous ses artifices, tous les efforts de sa magie, restent sans effet: les organes d'exécution cessent de comprendre ses séductions. A partir de ce moment, tout change irrésistiblement dans les rapports conjugaux : les distractions et les impatiences viennent remplacer les soins délicats et tendres; les reproches et les emportements commencent à se montrer; on boude, on se fâche, on garde rancune, pour se soustraire à des relations importunes.

Les premières querelles peuvent se calmer; on se fâche même quelquefois pour faire naître l'occasion d'un raccommodement dont on connaît le prix et les délices; mais quand des pertes séminales sont établies, le caractère s'aigrit, on se fâche sérieusement, parce qu'on se sent impuissant. Dès lors tout devient terne, tout s'assombrit; et, sous l'influence d'un mal ignoré, la plus ardente passion se transforme souvent en haine et en dégoût.

La santé ne tarde pas à s'altérer; les digestions se troublent, il survient de la toux, des palpitations, etc. Alors l'amour-propre est sauvé : la femme ne s'offense plus; elle entoure son mari d'attentions, de prévenances et de soins; mais le charme est rompu pour lui; la sollicitude et le dévouement l'importunent; il est injuste et ingrat; la femme a perdu son prestige et ses attraits; la paix du ménage est compromise. C'est vainement que l'impuissant fait appel à sa conscience et à ses souvenirs contre la sécheresse et la dureté de son cœur; c'est plus vainement encore qu'il cherche à rentrer dans l'Éden de ses amours; il est frappé de déchéance et condamné aux douleurs et aux tristesses de l'égoïsme et de la solitude.

La masturbation est aujourd'hui la cause la plus ordinaire de la spermatorrhée et de l'impuissance, qui en est la conséquence inévitable; mais les masturbateurs sont impuissants longtemps avant de perdre involontairement leur semence. On connaît leur aversion pour les femmes et les égarements d'imagination qui provoquent le délire des sens et s'opposent aux relations sexuelles. L'impuissance ne tient, dans le principe, qu'à la perversion du sens génésique; les rapports se-

raient encore physiquement possibles, mais les organes, déjà flétris, ne font plus réveiller des images voluptueuses conformes au vœu de la nature. Les femmes
les plus séduisantes et les plus belles n'inspirent que de
la répugnance ou de la haine, et sont sacrifiées à l'idole
monstrueuse que l'imagination pervertie pare de grâces
et d'attraits. Plus tard, toutes relations sexuelles deviennent impossibles; les masturbateurs peuvent encore se
livrer à leur fureur, tourmenter la nature et lui arracher quelques convulsions voluptueuses, mais des érections paresseuses, incomplètes, fugaces, ne permettent
plus l'accomplissement de l'acte sexuel.

On voit que, chez les masturbateurs, l'impuissance
est d'abord purement morale ou relative, et ne devient
absolue, radicale et définitive qu'après l'établissement
des pertes séminales involontaires. Dans le premier cas,
ils pourraient se corriger, rentrer dans les voies de la
nature, quitter l'ombre pour la réalité, mais ils ne le
veulent pas; dans le second cas, c'est tout le contraire :
ils veulent bien renoncer à leurs égarements; ils sont
même forcés de le faire, mais ils ne peuvent plus
trouver ni rédemption ni salut dans les bras d'une
femme.

Combien il est difficile, quand on s'est égaré dans
les sentiers du vice, de revenir sur ses pas et de retrouver le droit chemin! Beaucoup de masturbateurs font
des efforts pour briser l'idole impure qui les a séduits;
ils s'arment de résolution, et parviennent à dompter

leurs obsessions et leur penchant; mais des pollutions nocturnes, abondantes, accablantes, incoercibles, viennent annuler tout l'effet de leur sagesse. Les organes génitaux sont devenus, sous la triple influence de l'irritation, de l'habitude et de l'atonie, rebelles et ingouvernables. La physiologie rend parfaitement compte de cette succession des pertes nocturnes aux actes d'onanisme. La masturbation fréquemment répétée développe outre mesure l'activité des organes génitaux et surexcite la sécrétion; et quand l'onanisme a cessé, les testicules continuant toujours leur fonction, le sperme s'accumule dans des réservoirs irrités, affaiblis, et qui ne peuvent supporter la distension : de là les pollutions nocturnes involontaires, bientôt suivies de pertes diurnes insensibles. Les masturbateurs, désespérés, ne trouvent, pour diminuer le mal, d'autre moyen que de substituer aux pollutions aveugles et désordonnées de la nuit, des émissions volontaires moins abondantes et moins fréquentes. Ils perdent ainsi tout le bénéfice de leurs bonnes résolutions, et retombent malgré eux dans leurs premières habitudes. S'ils persévèrent dans leur sagesse, ils voient cesser leurs pollutions nocturnes, et se croient sauvés; mais le désenchantement ne se fait pas longtemps attendre. Depuis que les pollutions ont cessé, tous les maux s'aggravent; la santé décline à vue d'œil. Les malades ne se doutent pas que les pertes nocturnes sont remplacées par des pertes diurnes plus abondantes et plus graves; ils ne comprennent plus rien à leur état perdent la tête, et ne savent plus que faire ni que penser.

C'est dans les bras d'une femme que ces malheureux trouveraient leur salut ; mais cette ressource puissante échappe presque toujours, parce qu'on y songe trop tard. Les relations sexuelles pourraient seules, en effet, modifier la sensibilité et relever le ton des organes génitaux irrités et affaiblis ; mais la perversion du sens génésique rend les tissus érectiles insensibles aux excitations normales. Les masturbateurs qui s'aventurent à tenter le coït succombent dans leurs entreprises, et ces humiliantes défaites ne font que redoubler la haine et le dégoût que les femmes leur inspirent. Ils retournent, tristes et confus, à la honteuse idole qui les captive et qui règne sans partage sur leurs sens égarés. Plus de salut, plus d'espoir ! Les organes génitaux vont bientôt cesser de répondre à toutes les stimulations anomales ; le liquide séminal va s'échapper à l'insu du malade, qui touche au terme de ses égarements, de ses sacrifices et de sa vie.

Toutes les causes accidentelles de la spermatorrhée, la constipation, les dartres, les hémorrhoïdes, la blennorrhagie, la présence des ascarides dans le rectum, etc., peuvent, comme la masturbation et les excès vénériens, occasionner l'impuissance. On voit que le plus grand malheur qui puisse affliger l'homme peut tenir, dans bien des cas, à des causes relativement légères et même insignifiantes ; on ne saurait donc se montrer

trop vigilant pour reconnaître et pour attaquer, dans
son point de départ ou dans son germe, la redoutable
et insidieuse maladie que nous étudions sous le nom
de spermatorrhée.

Les relations les plus singulières peuvent exister entre
la nature des causes qui la provoquent et les signes qui
la révèlent. N'est-il pas étrange, pour citer un exemple,
que les malades dont les pertes séminales sont provoquées par des ascarides soient les seuls qui conservent
des érections, des désirs vénériens et des rêves érotiques dans les dernières périodes de la maladie, quelles
que soient la faiblesse et l'altération de l'économie!
C'est le professeur Lallemand qui a signalé le premier
ce curieux phénomène. Ces malades toutefois ne sont
pas moins impuissants que les autres; leurs érections
sont énergiques, il est vrai, et se reproduisent la nuit
comme le jour, mais elles ne sont pas à leurs ordres;
il arrive même que les tissus érectiles éprouvent, sous
l'influence de l'excitation provoquée par les ascarides,
un état contraire de rétraction spasmodique qui rac-
courcit la verge.

Les pensées habituelles de ces malades, leurs préoccupations involontaires et leurs rêves, n'ont pour objet
que des accouplements monstrueux ou impossibles, des
images repoussantes ou honteuses; une scène pure,
gracieuse et naturelle ne vient jamais ni rafraîchir ni
reposer leur imagination. Il semble que toutes les impressions qui traversent le sens génésique, retiennent

dans leur caractère ou leurs nuances quelque chose
du siége des excitations. Dès que les ascarides sont
expulsés, toutes ces bizarres obscénités disparaissent
et cessent de salir les rêves et l'imagination des malades.

Ainsi l'excitation provoquée par les ascarides agit
sur l'encéphale comme celle des spermatozoïdes; mais
il y a de l'une à l'autre toute la distance qui sépare un
état pathologique, anomal et irrégulier, d'un état naturel, normal et physiologique. On verra, si l'on étudie
attentivement les tabescents dont les pertes séminales
tiennent à la masturbation, aux excès vénériens, ou à
toute autre cause accidentelle ou congénitale, que leurs
idées, leurs instincts, leurs rêves, diffèrent et emprun-
tent à la cause spéciale du mal leur caractère, leur nature, leurs couleurs et leurs nuances.

Ces relations, aussi constantes que singulières, entre
les causes et les effets des pertes séminales, mettent
dans tout son jour l'*influence réciproque de l'appareil
génital et de l'encéphale; dans le sommeil comme
dans la veille;* elles nous montrent, en outre, toutes
les impulsions, toutes les facultés morales soumises,
dans leur exercice, à des conditions matérielles invariablement déterminées.

L'existence, dans un point du cerveau ou du cervelet,
d'un centre d'où partent et où viennent aboutir les sensations érotiques, rend parfaitement compte de l'*impuissance* dite *nerveuse* ou *morale*, qui fait contraste

avec l'impuissance provoquée par les pertes séminales ou toute autre lésion organique. On voit des hommes robustes et bien constitués, qui n'ont jamais montré la plus légère disposition pour les plaisirs sexuels, et qui passent leur vie dans une chasteté absolue : ces hommes ont ordinairement une grande portée intellectuelle et montrent un penchant décidé pour les travaux de la pensée ; le long silence de l'appareil instrumental de la génération ne peut être attribué chez eux qu'au développement imparfait de l'organe cérébral du sens génésique. La sécrétion spermatique n'est provoquée par aucun stimulus encéphalique, et s'effectue avec une lenteur qui permet longtemps, dans ces cas exceptionnels, l'observation d'une rigoureuse continence. Cette disposition congénitale coexiste, chez certains hommes, avec un arrêt de développement des organes génitaux et des formes efféminées.

On ne doit en aucune façon traiter légèrement l'impuissance imaginaire qui tient à la crainte et à la défiance de soi-même. Les malades, dans ce cas, sont souvent dans une très-grande peine d'esprit ; le sentiment de la virilité est placé si haut dans le cœur humain, que la perte, même imaginaire, des facultés sexuelles peut inspirer les résolutions les plus désespérées, conduire à la folie et au suicide. Il faut raisonner sérieusement avec les malades de cette catégorie, les rassurer, leur citer des exemples, et les convaincre de l'inanité de leurs appréhensions. Un avis affectueux et intime aura plus d'effet que tous les stimulants de la thérapeutique et de l'hygiène. Une fois le charme rompu, l'imagination et les forces viriles se trouveront en harmonie, et les malades rentreront dans tous leurs droits et dans toute leur puissance.

L'exercice immodéré des organes génitaux peut, sans être porté au point d'amener des pertes séminales involontaires, provoquer une impuissance prématurée temporaire. Il faut une certaine vigueur pour supporter la dépense nerveuse et matérielle qu'accompagne le coït; aussi les hommes âgés, les constitutions irritables et mobiles ne tardent-ils jamais à regretter leurs excès : c'est souvent au prix d'une *attaque d'apoplexie*, d'une *débilité prématurée, de la mort même, que le vieillard achète son alliance avec une jeune femme*. Beaucoup d'hommes semblent croire qu'ils n'ont été placés sur la terre que pour satisfaire une *passion animale*. Tous les jours on rencontre, dans la classe riche et oisive, des individus qui se préoccupent outre mesure de l'affaiblissement de leurs facultés viriles, et qui tremblent de les perdre avant le temps. Il en est qui deviennent périodiquement impuissants : il leur faut un long repos pour recouvrer leurs forces. Cet accident, comme nous l'avons dit plus haut, est surtout fréquent dans les premières années du mariage. L'usage prématuré des organes génitaux peut aussi entraîner la perte de la virilité à l'âge moyen de la vie. Ainsi on lit, dans le *Voyage* de Volney *en Asie Mineure*, que les riches du pays qui

20

possèdent un harem sont presque tous impuissants à l'âge de trente ans. Ils prennent tous les Européens pour des médecins ou des magiciens, et ils leur demandent avidement des recettes aphrodisiaques, des philtres, des talismans, etc.

M. Curling fait, dans son ouvrage sur les maladies des testicules, une remarque qui nous semble mériter une grande attention. « On ne peut guère douter, dit-il, que les désirs vénériens qui continuent parfois à tourmenter les vieillards longtemps après l'époque où, suivant l'ordre habituel de la nature, ils auraient dû cesser, ne tiennent souvent plus à une infirmité physique qu'à une dépravation morale, et qu'ils ne soient dus à un état pathologique de la prostate. » Nous irons plus loin que M. Curling, et nous étendrons à tous les âges la remarque qu'il fait sur les vieillards. Les ardeurs érotiques exagérées de beaucoup d'adultes ont, bien plus souvent qu'on ne le croit, leur source dans l'irritation de la région prostatique de l'urètre. Si donc l'on prenait le parti de considérer comme des symptômes morbides de la glande prostate les appétits vénériens immodérés ; si on les traitait en conséquence, on verrait disparaître à l'instant la majeure partie de ces ardeurs extravagantes, et l'on préviendrait par là beaucoup de faits d'impuissance prématurée.

Localisation du sens génésique. Nous savons que l'appareil de la génération se compose d'un système d'instruments d'exécution placés sous la domination d'un organe encéphalique qui perçoit toutes les émotions, commande, dirige et coordonne tous les actes. L'impuissance peut être l'effet immédiat d'une lésion qui frappe l'organe nerveux, sans porter aucune atteinte à l'organe instrumental : nous en avons cité des exemples page 302. Les auteurs conviennent de l'existence de l'*organe nerveux de la génération*, mais ils ne sont pas d'accord sur *le siége* qu'il occupe : les uns le placent dans le *cerveau*; les autres, à l'exemple de Gall et des phrénologistes, dans le *cervelet;* d'autres, enfin, font revivre une ancienne hypothèse de Willis et le localisent dans la *moelle épinière*.

On invoque, à l'appui de ces trois opinions opposées, l'*analyse pathologique des faits physiologiques* et des *vivisections;* mais toutes les questions qui ont pour objet d'interpréter les actes nerveux semblent s'obscurcir à mesure qu'on les tourmente : quand le jour se fait sur un point, la nuit s'épaissit sur l'autre, les objections répondent aux preuves, et la vérité se perd dans la confusion. Le système nerveux peut être comparé à l'antique nœud gordien, qui se coupait sans jamais se dénouer. Ainsi, les auteurs nous montrent les lésions du cerveau produisant aussi souvent le priapisme que l'impuissance. Il en est de même de celles du cervelet et de la moelle épinière. Les phrénologistes ont mis à la mode l'opinion qui localise le sens génésique dans le cervelet. On fait grand bruit des chutes sur la nuque qui ont provoqué des pertes séminales; des sangsues et des applications réfrigérantes ou sédatives qui, placées sur la même région, ont immédiatement calmé des fureurs érotiques ; on parle de convulsions dans les muscles cervicaux postérieurs coïncidant avec l'éjaculation ; on cite des individus qui s'excitaient aux luttes de l'amour en se faisant frictionner la nuque et le cou : mais tous ces faits et leurs analogues sont exceptionnels ; s'ils prouvent les caprices de la nature, ils nous laissent ignorer ses intimes secrets.

Combien sont plus constants et plus nombreux les faits qui démontrent l'intervention du cerveau dans les manifestations de l'instinct génésique ! L'amour est aveugle, mais il n'est ni sans intelligence, ni sans mémoire, ni sans imagination ; or toutes ces facultés appartiennent plus au cerveau qu'au cervelet : les vertiges, les éblouissements, les tintements d'oreilles, les congestions cérébrales, qui signalent l'exercice excessif ou abusif des organes génitaux, n'ont-ils pas leur siége dans le cerveau ? C'est le front qui rougit quand la pudeur s'offense ; ce n'est ni le cou ni la nuque. Les phrénologistes nous disent qu'il faut attaquer dans leur germe, c'est-à-dire, selon leur système, dans le cervelet le priapisme, la nymphomanie, les érections importunes, le penchant à l'onanisme, etc. ; ils oublient la délivrance miraculeuse des nymphomanes par l'ablation du clitóris, des masturbateurs par la circoncision, et toutes les influences locales qui provoquent si souvent des abus ou des ex-

cès, comme les dartres, les ascarides, la matière sébacée du prépuce, etc. ; ils oublient également l'influence prodigieuse exercée par l'accumulation d'un
liquide séminal richement constitué sur les tissus érectiles, sur les pensées, les rêves, les penchants, sur l'organisme entier. On rassemble quelques cas d'apoplexie
du cervelet qui avaient provoqué de violentes érections ;
mais, d'une part, c'est le contraire qui devrait se
montrer, si le cervelet était l'organe du sens génésique ; de l'autre, les érections sont bien plus communes
dans les lésions de la moelle épinière et du cerveau
que dans celles du cervelet.

Faut-il attribuer à la moelle épinière le rôle que ne
remplit pas exclusivement le cervelet? On peut dire,
à l'appui de cette opinion, qu'il est peu de paraplégi-
ques qui ne soient physiquement impuissants. On peut
rappeler l'influence qu'exercent sur l'appareil génital
les douches et les applications réfrigérantes sur les
lombes ; l'action des exutoires, celle du massage et de
la flagellation lombaires ; mais tous les cas pathologiques sont loin d'avoir la même signification. Nous
voyons tantôt l'impuissance, tantôt le priapisme dans
des cas similaires, où la moelle épinière avait perdu
partiellement ou intégralement son influence. Le professeur Fages aimait à raconter, dans ses leçons, l'histoire d'un aide de camp de Dumouriez atteint d'une
paralysie complète des membres inférieurs à la suite
d'une chute de cheval. « Cette paralysie coïncidait

20.

« avec un priapisme considérable qui l'incommodait
« beaucoup, et lui faisait éprouver des rétentions d'u-
« rine, contre lesquelles on était dans la nécessité
« d'employer les réfrigérants les plus actifs. Passant
« à Montpellier pour se rendre à Balaruc, il se re-
« posa quelques jours à l'hôpital militaire, où l'on
« eut à le sonder plusieurs fois. Lorsqu'il fallait en
« venir à ce moyen, on était obligé de lui découvrir
« tout le corps, de le laisser exposé quelque temps à
« l'air et de l'arroser d'eau froide ; encore fallait-il
« sonder avec promptitude, sans quoi l'érection sur-
« venait bientôt par le seul attouchement de la verge
« et par la sensation que causait la présence de la
« sonde dans l'urètre. Les bains de Balaruc dissipè-
« rent presque complétement la paralysie ; or, à me-
« sure que le mouvement des extrémités inférieures
« se rétablit, le priapisme disparut. »

On lit dans l'ouvrage de M. Curling sur les maladies du testicule, l'histoire remarquable d'un soldat
qui fut atteint, en 1814 et 1815, de douleurs rhuma-
tismales occupant surtout la région des lombes. En
1816 il fit une chute de cheval, et peu à peu ses extrémités inférieures ainsi que la partie inférieure de
l'abdomen se paralysèrent complétement. Pendant
huit ans que dura cette paralysie le malade eut deux
enfants. Le liquide spermatique était sécrété, l'érection avait lieu, l'éjaculation s'opérait, mais sans secousse et sans sensation voluptueuse. L'auteur pense,

avec raison, selon nous, que, bien que la sensibilité du pénis fût détruite, la connexion entre les testicules et le cerveau s'est maintenue par le système du grand sympathique, qui communiquait aux premiers l'influx nerveux nécessaire. Les fonctions de l'appareil génital ont été en conséquence aussi peu troublées par l'affection de la moelle épinière que ne le sont, dans la plupart des cas de ce genre, celles des organes abdominaux importants.

Le professeur Lallemand rapporte dans son savant livre sur les pertes séminales un fait du même genre, qui offre d'autant plus d'intérêt qu'il montre la part d'influence qu'exercent sur l'appareil génital les nerfs spinaux et les nerfs sympathiques. Nous citons, en abrégeant. Un soldat tomba d'une grande hauteur sur les fesses ; il résulta de cette chute une forte commotion, mais aucune fracture. Les membres inférieurs restèrent paralysés ; le galvanisme leur rendit seulement quelques faibles mouvements et un peu de sensibilité. Le gland, le prépuce, la peau de la verge et celle du scrotum restèrent constamment et complétement insensibles ; on pouvait les pincer, les piquer, y enfoncer des épingles sans que le malade s'en aperçût. Le cathétérisme, qu'il fallut pratiquer souvent dans le principe, ne provoqua jamais de plaintes. Cependant, des symptômes de catarrhe chronique de la vessie s'étant manifestés, la cautérisation du col et de la cavité de cet organe fut aussi douloureuse que chez

les autres malades. La verge était souvent dans une
érection complète et même extraordinaire. Pour faire
cesser cet état désagréable de priapisme qui gênait la
miction, le malade essaya bien des fois de se livrer à
la masturbation; mais il ne put jamais provoquer l'éjaculation. Aucune sensation voluptueuse n'accompa-
gnait ni ces manœuvres ni les érections. Dans cet état,
le malade passait avec sa maîtresse plusieurs heures
dans une copulation presque continue, à laquelle l'é-
puisement de cette femme pouvait seul mettre un
terme; mais il n'en résulta jamais la moindre éjaculation, pas même la moindre sensation. Des pollutions
nocturnes assez abondantes avaient lieu à des époques
éloignées; elles étaient précédées de rêves érotiques,
mais accompagnées de peu de plaisir. Les phénomènes placés sous l'empire du système nerveux cérébro-spinal étaient anéantis chez ce malade, tous les
autres étaient conservés. L'érection, presque continuelle, était provoquée par l'accumulation du sperme
dans les vésicules séminales; mais l'éjaculation volontaire était impossible. Rien n'était perçu, rien n'était
commandé par l'encéphale pendant la veille; dans le
sommeil seulement des sensations pouvaient se transmettre au cerveau par les rameaux du trisplanchnique;
les vésicules séminales pouvaient recevoir par la même
voie l'ordre de se contracter : ainsi s'expliquent les
rêves érotiques et les pollutions nocturnes.

L'impuissance qui coexiste avec l'intégrité appa-

rente des organes génitaux et que n'explique aucune cause, peut être considérée comme un des signes les plus certains des pollutions diurnes insensibles. Il faut donc les soupçonner toutes les fois qu'un malade se plaint de l'absence permanente de ses facultés viriles, ou même d'une notable diminution dans leur énergie. Nous faisons ici, bien entendu, abstraction de l'influence exercée par les progrès de l'âge, par des maladies intercurrentes, par une convalescence, en un mot, par toute cause accidentelle propre à influencer soit la sécrétion spermatique, soit la vigueur normale de la constitution.

Nous ne croyons guère à l'*anaphrodisie,* ou absence de désirs vénériens, naturelle et étrangère à toute imperfection organique, du moins chez l'homme. Nous avons souvent fait remarquer que les organes génitaux différaient prodigieusement d'activité et d'énergie suivant les individus. On rencontre assez souvent des hommes disgraciés, qui n'arrivent, pour ainsi dire, jamais à la puberté : l'évolution de l'appareil génital reste chez eux incomplète ; leurs testicules ressemblent à ceux d'un enfant de six à huit ans ; ils n'éprouvent ni érections ni désirs vénériens ; ils sont sans poils et sans barbe, leurs formes sont féminines, leur voix tourne au fausset. La nature, incertaine, n'a fait dans ce cas ni un homme ni une femme : elle a créé un être impuissant, mal organisé.

Nous avons parlé des hommes que la nature a

traités avec une faveur exceptionnelle sous le rapport des organes intellectuels et affectifs. Il n'est pas rare de voir ces esprits d'élite s'aveugler sur leur état, s'imaginer qu'ils sont impuissants; croire en un mot que la nature les a créés eunuques. Il en est, en effet, quelques-uns qui le sont réellement; mais leur impuissance est toujours l'effet de quelque imperfection congénitale dans l'état de leurs organes. Tous ceux chez lesquels l'appareil génital n'est qu'inactif et débile n'arrivent à l'impuissance que par la voie des pertes séminales diurnes. On ne saurait trop souvent redire à ces hommes intéressants que s'ils trouvent leur bonheur dans le commerce des travaux de l'intelligence, ils ne peuvent trouver leur salut que dans celui des femmes. L'appareil génital est chez eux relativement faible et inerte; il est nécessaire de le fortifier par un exercice normal. La chasteté n'est une vertu que si elle impose des efforts et des sacrifices : elle devient une offense à sa propre nature si elle conduit fatalement à une maladie redoutable et mortelle. On peut, à la rigueur, la considérer, dans ce cas, comme une tentative indirecte et involontaire de suicide.

L'impuissance morale et temporaire dont nous avons parlé n'est pas véritablement une maladie, et ne saurait être confondue avec l'impuissance habituelle et acquise. Il n'est personne qui ne se soit trouvé sous l'influence d'une passion, d'une émotion, d'un état insolite du corps ou de l'esprit, propres à paralyser temporairement les organes génitaux. Les hommes timides et nerveux sont particulièrement prédisposés à cet accident, mais les hommes vigoureux et hardis n'en sont pas exempts non plus. Les causes les plus diverses et les plus opposées peuvent momentanément et accidentellement imposer silence à l'appareil génital et l'empêcher de répondre aux plus énergiques désirs; c'est même quelquefois la violence de la passion qui s'oppose à toute manifestation extérieure. On ne peut donc confondre des catastrophes accidentelles avec l'impuissance, soit congénitale, soit morbide et acquise.

Ces causes temporaires d'impuissance ont troublé dans tous les temps les esprits faibles, et fait croire, dans les siècles d'ignorance, aux maléfices et aux talismans propres à *nouer* ou à *dénouer l'aiguillette.* Nous ne croyons plus à la magie ni aux sorciers; les talismans et les philtres ont depuis longtemps perdu leurs vertus. L'impuissance, dite morale ou nerveuse, se dissipe avec les causes qui l'avaient produite, et le malade, placé dans d'autres conditions, retrouve immédiatement ses forces et sa virilité. Quant à l'impuissance permanente qui n'est imputable ni à des causes morales, ni à l'âge, ni à l'état des organes, nous le répétons, on peut être assuré qu'elle tient à des pertes séminales diurnes et insensibles.

L'anaphrodisie ou l'absence de désirs vénériens se

rencontre quelquefois chez les femmes, sans qu'il soit possible de l'attribuer à aucune imperfection appréciable des organes génitaux. Il est vrai que la conformation de la femme, inverse sous ce rapport de celle de l'homme, ne comporte pas un examen complet de ces organes, dont les plus importants sont inaccessibles à la vue. L'anaphrodisie qui semble essentielle et purement morale peut tenir à quelque vice d'organisation de l'utérus ou des ovaires. Quoi qu'il en soit, on voit des femmes qui ne conçoivent rien ni aux ardeurs ni aux émotions de la volupté, et qui restent complétement insensibles dans les rapports sexuels.

Il n'est guère possible de se rendre raison de cette singulière impuissance des femmes, mais il n'est pas prouvé qu'elle implique la stérilité. L'analogie semble même indiquer le contraire, puisque la fécondité des femmes froides et l'infécondité des femmes ardentes ou passionnées sont proverbiales. La science conserve d'ailleurs, dans ses annales, des faits avérés de conception et de maternité dans le narcotisme, le coma, l'ivresse, la léthargie, la catalepsie, etc. Il est donc permis de croire que l'insensibilité congénitale n'opposerait pas à la fécondité plus d'obstacles que l'insensibilité accidentelle. Les questions qui se rattachent à l'anaphrodisie de la femme et à sa stérilité seront traitées en détail dans notre ouvrage sur les *maladies de la matrice.*

Le *traitement de l'impuissance*, sans être absolument identique, a beaucoup de traits communs avec celui des pertes séminales, et tous deux seront indiqués dans le chapitre suivant.

TRAITEMENT

DE LA SPERMATORRHÉE ET DE L'IMPUISSANCE.

Nous avons vu que la spermatorrhée se développait sous l'influence de causes nombreuses, variées, et souvent opposées dans leur nature ou leur mode d'action ; nous avons vu les caractères symptomatiques qui lui sont propres se manifester sous les formes les plus diverses, et provoquer les maladies les plus graves dans tous les appareils organiques. Cette confusion de causes et de symptômes qui égare si facilement le diagnostic et l'étiologie du mal, multiplie singulièrement les indications, et introduit nécessairement la plus grande variété dans les moyens thérapeutiques. Il n'est donc pas moins impossible d'instituer un traitement général et uniforme, applicable à tous les cas de spermatorrhée, que de caractériser cette maladie par des signes pathognomoniques invariables.

Ainsi, le traitement de la spermatorrhée se modifie et change même de nature selon les causes qui la produisent, selon les signes qui la révèlent, selon la constitution du sujet qui en est la victime, selon son âge, ses habitudes, selon les ravages produits, enfin selon une foule de circonstances dont il faut nécessairement tenir très-grand compte. La thérapeutique de cette maladie, plus difficile et plus compliquée que son étiologie ou sa symptomatologie, implique, dans chaque cas particulier, la nécessité de préciser rigoureusement les indications et de choisir avec intelligence les moyens thérapeutiques les plus propres à les remplir. On ne peut évidemment pas songer à soumettre au même traitement une maladie qui provient tantôt d'un excès de continence, tantôt de l'usage abusif des organes génitaux ; qui peut tenir à des causes qui n'ont entre elles rien de commun, comme la constipation, les hémorrhoïdes, les ascarides, les dartres, les rétrécissements de l'urètre, etc.

La thérapeutique des pertes séminales involontaires est restée jusqu'à nos jours irrationnelle ou incomplète, par l'effet d'une double méprise qui a été commune à tous les auteurs. Il n'est point de praticien qui, depuis Arétée, n'ait attribué la spermatorrhée à la faiblesse, au relâchement des organes génitaux, et qui n'ait conseillé de lui opposer exclusivement les excitants, les toniques, les aphrodisiaques ; d'un autre côté, il n'en est aucun qui, avant l'époque moderne, se soit douté des nombreuses causes spéciales de cette maladie, la constipation, les dartres, les ascarides, etc., etc. On conçoit l'influence déplorable exercée sur la thérapeutique par l'insuffisance et l'étroitesse d'une semblable doctrine. Quelques rares succès, accidentellement obtenus, dans des cas de spermatorrhée congénitale, n'ont fait qu'épaissir le bandeau qui couvrait les yeux de nos prédécesseurs; ils n'ont pas compris que leur thérapeutique incendiaire était nuisible au plus grand nombre des malades. C'est en vain que l'expérience accusait leur impuissance : ils attribuaient à l'opiniâtreté du mal des revers fréquents qui n'étaient dus qu'à l'inintelligence de leurs méthodes, sans se douter que leurs rares succès ne tenaient qu'au hasard et à des rencontres purement fortuites.

Nous avons vu que, dans l'immense majorité des cas, la spermatorrhée provenait des excès vénériens, de blennorrhagies passées à l'état chronique et continuant en vain à être prises et traitées comme telles; enfin de causes diverses, qui avaient pour résultat définitif de provoquer un état d'irritation ou d'inflammation latente dans la partie profonde du canal de l'urètre, au niveau de l'orifice des conduits éjaculateurs du sperme, d'où elle se propageait par voie de continuité :

1° Le long des conduits éjaculateurs;

2° Dans les vésicules séminales;

3° Dans tout le trajet des cordons déférents jusqu'aux épididymes et aux testicules eux-mêmes.

Nous avons établi comment ces altérations, qui avaient pour conséquences des pertes séminales rebelles, avaient pour effet secondaire de porter le trouble dans tout l'organisme; nous avons établi que la spermatorrhée par relâchement, sans inflammation préalable, était le plus souvent congénitale et coexistait avec diverses imperfections organiques. Quant aux pertes séminales produites par des causes spéciales, comme la constipation, les ascarides, les dartres, etc., nous avons reconnu que, si elles se montrent sous les mêmes formes et provoquent les mêmes accidents que les précédentes, elles constituent néanmoins des affections distinctes, qui n'ont rien de comparable, rien de commun, ni dans leur étiologie ni dans leur thérapeutique.

Ces considérations générales, fondées soit sur la nature spéciale, soit sur les causes diverses des pertes séminales, dominent toutes les questions relatives à la thérapeutique de cette maladie, et vont nous servir de guide dans la détermination des indications propres à instituer, dans chaque cas particulier, un traitement efficace et rationnel. Ce point de départ nous conduira nécessairement à formuler des méthodes thérapeutiques variées, nombreuses, et même opposées, qui devront se modifier encore dans le cours du traitement, selon le résultat obtenu et selon diverses complications qui entravent si fréquemment la médication dans ce genre de maladie. C'est quelquefois moins la cause primitive des pertes séminales qui importe au point de vue thérapeutique, que la cause immédiate et actuelle qui les entretient ou qui provoque leurs progrès. Ainsi tous les jours, à notre consultation ou dans notre corres-

pondance, nous recevons les confidences de malades qui,
après s'être livrés à l'onanisme, voient l'abîme dans lequel ils se précipitent et s'arrêtent, ou du moins croient
s'arrêter à temps. Les actes de masturbation n'ont plus
lieu, et les malades sont tout surpris de ne pas voir leur
santé reprendre le dessus : ils s'affaiblissent de jour en
jour, parce que des pertes séminales insensibles ont
remplacé les actes d'onanisme. Évidemment, dans ces
circonstances, il sera inutile de faire comprendre au
malade la nécessité de renoncer à de honteuses manœuvres, puisque la cause de l'épuisement est maintenant ailleurs : il ne faut s'occuper que de l'état actuel des organes spermatiques, et s'assurer s'ils se
trouvent dans un état de relâchement, d'atonie, ou bien,
ce qui existe le plus souvent, dans un état contraire
d'irritation ou d'inflammation ; il faut surtout s'attacher à reconnaître la cause qui perpétue l'état morbide.
Ainsi des pertes séminales qui ont commencé par la
masturbation, par des excès vénériens, peuvent n'être
entretenues plus tard que par la constipation ou des
dartres ; on doit donc naturellement, avant tout, s'occuper de faire cesser ces derniers maux. Enfin, dans
le traitement de la spermatorrhée, comme au reste dans
celui de toute autre maladie, il importe d'abord d'établir
avec une minutieuse précision la nature spéciale des
indications. Ce n'est que par ce moyen que les praticiens arriveront à triompher de cette maladie si insidieuse et si souvent rebelle.

Nous avons établi que la plupart des pertes séminales étaient entretenues par un état inflammatoire chronique d'une partie plus ou moins étendue des voies séminales. Les altérations qui en résultent peuvent offrir divers degrés, depuis le simple éréthisme jusqu'aux désordres les plus graves, comme dans le cas de M. de S... (Voir page 273). Les pollutions qui sont l'*effet d'un simple éréthisme* ne sont en général ni graves ni rebelles; il ne faut pas toutefois les négliger : elles peuvent nuire par leur fréquence, et tendre à devenir habituelles par l'effet de leur persistance même. Les antiphlogistiques, locaux et généraux, les sédatifs, un bon régime, une diète légère, suffisent ordinairement pour en faire bonne et prompte justice.

Les pertes séminales qui tiennent à une *nuance aiguë d'inflammation* caractérisée des organes spermatiques s'annoncent par un état d'irritation de l'extrémité du gland : les lèvres du méat urinaire sont rouges, humides, boursouflées, avec tendance à se renverser en dehors. Il existe une sécrétion de mucosités plus ou moins abondante, de fréquents besoins d'uriner, une sensibilité exaltée de la portion prostatique de l'urètre, des battements pulsatifs, des démangeaisons, et la sensation d'un poids incommode dans les régions lombaire, anale et périnéale. Il semble au malade qu'il a toujours besoin de pousser, soit pour uriner, soit pour aller à la garde-robe, au moment même où il vient de satisfaire ces deux fonctions.

Dans les *nuances chroniques d'irritation* ou d'inflammation, la spermatorrhée se complique d'un état de tuméfaction et de sensibilité insolites de la prostate, de suintements muqueux, qui s'accroissent et s'exaspèrent sous l'influence des plus légères excitations; le plus ordinairement les testicules sont sensibles, douloureux, tendus et même tuméfiés.

Les toniques, les excitants, les bains froids, les lotions froides, les temps secs et vifs, en un mot tous les agents de stimulation, soit hygiéniques, soit thérapeutiques, aggravent l'état des tabescents dont les pertes séminales sont dues à l'irritation des organes spermatiques; les temps chauds et humides, les antiphlogistiques et les calmants leur font au contraire un bien sensible. Ces effets contraires des excitants et des sédatifs démontrent bien clairement le caractère inflammatoire de la maladie chez ces tabescents :

Naturam morborum ostendunt remedia.

D'un autre côté, la rougeur du gland, la tension et la douleur des testicules font voir que l'inflammation ne se localise pas exclusivement dans la région prostatique de l'urètre, mais qu'elle se propage dans toute l'étendue des voies spermatiques. C'est donc sous l'influence de cette excitation inflammatoire que la sécrétion et la circulation spermatiques s'accroissent, que les vésicules expulsent convulsivement un liquide abondant, diffluent et imparfaitement élaboré.

Bien que les pertes séminales qui sont exclusivement dues au relâchement et à l'atonie des organes génitaux, à l'inertie des canaux éjaculateurs, soient de beaucoup les moins communes, elles ne sauraient cependant être sérieusement contestées : il est certain que, dans quelques circonstances, la spermatorrhée est essentiellement asthénique, et cède à la seule administration des excitants et des toniques, soit généraux, soit spéciaux. Cette forme de la maladie est le plus souvent congénitale : on peut la soupçonner chez les individus dont les formes sont efféminées, dont les organes génitaux sont restés à l'état rudimentaire ; quand le scrotum est lâche, pendant, infiltré ; quand les veines spermatiques sont variqueuses ; quand le gland est pâle à son orifice ; quand le cathétérisme est indolent : souvent ces individus ont eu dans leur enfance des incontinences d'urine ; c'est à des circonstances ordinairement insignifiantes qu'ils attribuent leurs pertes séminales.

La spermatorrhée primitivement due à l'irritation peut changer de caractère et se perpétuer après l'élimination des causes qui l'avaient provoquée, par le seul effet de l'atonie des organes spermatiques ; l'indication doit donc se modifier comme le mal : aux antiphlogistiques et aux calmants il faut naturellement substituer les excitants et les toniques. Dans quelques cas plus rares, les pertes séminales se manifestent avec

21.

un caractère primitivement asthénique, à la suite d'une maladie grave, qui a profondément débilité l'organisme ; leur traitement se confond alors avec les soins réclamés par les longues et difficiles convalescences.

Rien n'est plus propre à dissiper toute incertitude et à éclairer les praticiens sur la nature de la spermatorrhée, sur le caractère de la lésion organique qui entretient les pertes de semence, et sur les moyens thérapeutiques qu'on doit leur opposer, que l'*influence des variations atmosphériques sur la marche des symptômes* et sur l'état général des malades. On peut être assuré que les pertes séminales tiennent au relâchement essentiel des organes spermatiques quand elles s'exaspèrent sous l'influence d'un temps humide et doux, quand elles diminuent dans les temps secs, sous l'impression d'un froid vif et piquant. L'action contraire des variations atmosphériques ne prouve pas avec moins de certitude la nature inflammatoire des lésions qui entretiennent la spermatorrhée : les malades ne se trompent jamais à cet égard, et peuvent être considérés comme des thermomètres vivants, éminemment sensibles, dont les indications sont infaillibles ; les praticiens peuvent donc avec assurance se guider sur leurs impressions, et prendre pour base rationnelle de leur thérapeutique l'action du froid, du chaud, du sec, de l'humide, etc.

Si nous insistons sur la détermination préalable de la nature inflammatoire ou non inflammatoire de la spermatorrhée, c'est que ce diagnostic est de la plus haute importance, au point de vue de la direction à imprimer au traitement : toute méprise à cet égard implique les plus désastreuses conséquences ; nous avons dit et répété que les auteurs ont beaucoup trop souvent attribué les pertes séminales au relâchement, à l'atonie, à la froideur des organes, et qu'ils se sont fatalement entêtés sur ce point à parler, à écrire, à agir en sens contraire de la vérité.

Mais le problème thérapeutique posé à la science par cette insidieuse et redoutable maladie ne se renferme pas dans un simple dichotomisme, et ne s'épuise pas, à beaucoup près, dans une préférence accordée à des remèdes diamétralement opposés : on rencontre rarement des cas assez simples pour ne réclamer exclusivement que les toniques ou les débilitants. L'irritation, soit qu'on la considère dans les organes spermatiques, soit qu'on la suive dans les troubles généraux et sympathiques qui sont l'effet ordinaire du mal local, offre toujours un caractère mixte ou hybride, un mélange de faiblesse et de susceptibilité, une exaltation, une vivacité fébrile des actions vitales, avec un manque absolu de ton, avec une sorte de défaillance dans les forces radicales de la fibre. C'est à cette opposition, à cette lutte des contraires, qui s'exerce aux sources les plus profondes de la vie, que la thérapeutique doit ses incertitudes et ses anxiétés. Il s'agit toujours de savoir si c'est l'irritation ou la faiblesse qui domine ; car c'est la prédominance de l'un ou de l'autre de ces états qui gouverne les indications et impose les moyens de traitement.

Mais il est d'autant plus difficile de ne pas s'égarer dans son choix, que les deux états contraires d'irritation et de faiblesse peuvent prédominer tour à tour, et qu'il n'importe pas moins de suivre leurs oscillations que de les reconnaître. Il faut, en outre, relever le ton des tissus par des agents qui ne révoltent pas leur susceptibilité, ou bien il faut adoucir, calmer leur irritation sans les affaiblir, sans diminuer ni les forces ni la tonicité des organes. Il faut encore nourrir ces malades sans fatiguer l'estomac, sans provoquer la révolte de cet organe, susceptible et impressionnable comme tous les autres.

Dans les cas où l'épuisement et l'atonie sont portés à l'excès et prédominent évidemment sur l'excitabilité, quelques praticiens se sentent à l'aise et s'imaginent qu'il est facile de pourvoir à une indication aussi simple : les excitants et les toniques ne manquent pas; il semble qu'il suffise d'en saturer les malades pour leur rendre des forces. Mais combien l'expérience détrompe à cet égard ! Les forces se perdent promptement et facilement sous l'influence des émissions séminales involontaires, mais elles ne se réparent jamais qu'avec une lenteur et des difficultés désespérantes. On le comprenddra sans peine si on se rappelle que les aliments et les remèdes ne réparent pas directement l'organisme; ils renferment bien les principes de réparation qui lui sont nécessaires, mais il faut que l'assimilation puisse avoir lieu : quand cette force vitale est épuisée au delà d'une certaine mesure, elle ne remplit qu'imparfaitement son rôle; les substances alibiles et les médicaments peuvent se comparer alors à des matériaux de construction sans architecte qui sache les employer; vainement vous les entasserez les uns sur les autres, vous ne verrez rien se réparer, rien se produire, et l'excès même ou la richesse des aliments deviendra une nouvelle cause de prostration.

Les malades qui sont tombés dans cette extrême misère ne peuvent plus rien attendre ni des aliments ni des médicaments; les premiers ne nourrissent plus, les seconds n'agissent pas. Le célèbre Tissot dit avoir vu des estomacs tellement débilités, que les aliments n'y recevaient pas plus d'élaboration que dans un vase inerte : ils s'y arrangeaient selon les lois de leur gravité spécifique, et n'en sortaient que sous l'impulsion d'une nouvelle masse qui n'agissait que par son poids; ils ne faisaient, par un plus long séjour, que se corrompre sans éprouver rien qui ressemble à l'élaboration digestive ordinaire.

Les forces ne sont heureusement pas épuisées à ce point chez tous les malades. Quand elles ne sont que diminuées sans être détruites, il est permis de compter sur les aliments et sur les remèdes; la nature conserve un reste de sa merveilleuse énergie et tire parti des uns comme des autres. Les aliments doivent être choisis parmi les analeptiques les plus doux; les remèdes se tirent de la classe des agents légèrement toniques et excitants, qui sont propres à ranimer une vie prête à s'éteindre : mais l'assimilation, pour se faire avec profit, ne doit être que fort lente et toujours proportionnée au retour des forces.

Une autre difficulté complique le traitement des pertes séminales involontaires et rend la réparation des forces singulièrement difficile chez les tabescents : cette difficulté, qui n'a point échappé à Tissot et que tous les auteurs ont du reste signalée, tient aux lois générales qui gouvernent la mécanique animale : il n'en est pas des corps animés comme des corps bruts; un mouvement imprimé aux derniers se partage également dans toute la masse; dans les premiers, au contraire, il retentit principalement sur les points les plus actifs et les plus vivants. Or, chez les tabescents, ce sont les organes génitaux qui jouent le principal rôle dans le tourbillon vital; ce sont donc ces organes qui absorbent à leur profit la plus grande somme des effets obtenus par le traitement tonique, excitant et réparateur. Les remèdes destinés à exciter, à ranimer les forces vitales, ne feront donc, si l'on n'y prend garde, que réveiller l'aiguillon de la chair; le médecin marchera contre son but : il verra le mal s'exaspérer sous l'influence même des moyens qu'on lui oppose. Tel est, dans le traitement des pertes séminales, l'écueil périlleux qui attend les praticiens, qui réclame toute leur circonspec, tion, toute leur vigilance, et qu'ils doivent tourner avec prudence et adresse.

Par les considérations préliminaires que nous venons d'exposer, on voit que le traitement rationnel de la spermatorrhée doit consister à remplir rigoureusement les indications fondées sur la nature essentielle de la maladie, sur les causes qui l'ont produite, sur l'ensemble de caractères qui lui sont propres. Il importe donc, avant de passer au choix des moyens thérapeutiques, d'avoir déterminé avec précision ces indications diverses et de se rendre exactement compte de ce que l'on veut entreprendre.

Telle est la marche que nous allons suivre dans l'exposition des moyens thérapeutiques, généraux et spéciaux, propres à combattre les pertes séminales involontaires. Nous passerons successivement en revue la forme inflammatoire de cette maladie, la forme asthénique et congénitale, et les diverses formes spéciales. Nous nous attacherons à préciser, dans chaque espèce, le caractère essentiel des indications, le mode d'action des moyens propres à les remplir. Il ne faudra pas oublier qu'on est, dans chaque cas particulier, en présence d'une affection complexe, caractérisée par des lésions locales et des troubles généraux qui en sont l'effet sympathique. Ces troubles, qui ne sont que consécutifs ou secondaires, s'apaisent ordinairement à mesure que s'amoindrit et se dissipe l'affection locale qui les entretenait. Les troubles généraux et l'affection locale peuvent être analogues ou opposés dans leur nature, et réclamer l'emploi de moyens semblables ou contraires. Dans le premier cas, la thérapeutique, uniforme et simple, marche sans entraves : les indications, les remèdes, les aliments, tout est similaire, tout concorde. Dans le second cas, au contraire, tout est lutte, tiraillement, désaccord : les indications se contredisent; la thérapeutique marche, timide et incertaine, entre des nécessités et des périls qui ne peuvent être conjurés que par des moyens opposés : il faut en même temps exciter et calmer, fortifier et affaiblir, etc. Tels sont malheureusement presque toujours le caractère et le génie des lésions qui sont propres à ces maladies; l'irritation n'est jamais franche, elle se complique toujours d'un certain degré d'atonie : de là, les incertitudes et les hésitations de la science; de là, l'impuissance des plus énergiques traitements, nécessairement composés d'agents qui se balancent et se font réciproquement obstacle. Cependant, au milieu de ce dédale apparent, nous montrerons la marche que nous suivons d'ordinaire et qui nous donne journellement de très-heureux résultats dans les cas les plus rebelles.

TRAITEMENT

des pertes séminales involontaires occasionnées par une lésion inflammatoire de l'appareil génital.

Il est bien remarquable que le traitement adoucissant et calmant qui convient à cette forme de la spermatorrhée, soit précisément celui que recommande Hippocrate dans son célèbre paragraphe intitulé : *De la consomption dorsale*. Ce précieux monument de l'antique expérience du père de la médecine fait un absolu contraste avec les bains froids et tous les moyens toniques et excitants conseillés par les modernes. Le professeur Lallemand, admirateur passionné de la sagesse hippocratique, ne conçoit rien à l'aveuglement des modernes et rejette toute justification qu'ils pourraient tirer de nos climats, de notre éducation, de nos habitudes, etc. Il affirme hautement que l'expérience n'a point changé de langage, que les bains froids sont nuisibles, et les bains tièdes utiles aux tabescents de nos jours comme aux Grecs du temps d'Hippocrate ; il dit que les modernes, préoccupés d'un état de faiblesse et de relâchement des organes génitaux, ont tout subordonné à cette idée préconçue, tandis que le père de la médecine s'est contenté de résumer ses propres observations et celles de ses prédécesseurs.

La théorie s'accorde complétement avec l'expérience au profit de cette opinion. L'immense majorité des tabescents, tous les mutilés de la vie sans frein, tous les invalides de l'incontinence et de la débauche, tous les onanistes impuissants, tiennent invariablement le même langage à l'égard des *bains tièdes* et des *bains froids*: les premiers leur font du bien, les seconds leur font du mal et accroissent toutes leurs souffrances; c'est toujours avec une ardente insistance qu'ils demandent au médecin de les délivrer d'un moyen qui leur inspire autant d'aversion que de crainte.

La température des bains ne doit être ni trop élevée ni trop basse : dans le premier cas, ils causent de l'agitation, provoquent des céphalalgies, et peuvent occasionner des congestions cérébrales; dans le second, ils irritent les organes génitaux et agacent le système nerveux.

Les malades peuvent rester dans le bain une demi-heure, une heure, une heure et demie ; il est même des tabescents qui se trouvent très-bien de prolonger leur séjour dans l'eau pendant trois ou quatre heures. Il faut les laisser entièrement libres sur ce point; les bains tièdes prolongés exercent une action puissante sur l'organisme, et principalement sur le système nerveux. Un médecin célèbre, qui faisait des cures fabuleuses et guérissait toutes les femmes vaporeuses du dix-huitième siècle, n'avait pas d'autre secret que de les faire rester des jours entiers dans l'eau tiède. Quand l'excitation est excessive, quand la peau est sèche, irritable, dartreuse, il est bon d'ajouter à l'eau du bain soit de la gélatine, soit du son, de l'amidon, ou d'autres substances émollientes.

Les lavements émollients et calmants, les fomentations et les onctions adoucissantes sont de puissants auxiliaires des bains tièdes, et éminemment favorables dans toutes les irritations des organes génito-urinaires. Il faut que les tabescents s'accoutument à garder les lavements, qui forment alors une fomentation locale interne. A cet effet, ils ne doivent prendre que des quarts de lavement, un demi-verre au plus. La température des lavements est un point fort important ; comme les bains, ils ne doivent être ni trop chauds ni trop froids, car, dans un cas comme dans l'autre, ils cesseraient d'être calmants, et pourraient agir directement sur les vésicules séminales et provoquer immédiatement une pollution. Les *lavements opiacés* sont avantageux pour calmer l'irritation, mais ils ont l'inconvénient de favoriser la constipation, causent quelquefois de la céphalalgie et troublent les digestions ; aussi nous nous bornerons à recommander les lavements d'eau de son, de graine de lin, de racine de guimauve. A mesure que les forces reviennent, que les pertes diminuent, on peut abaisser graduellement la température des lavements au point de les prendre froids.

Des *ablutions* d'eau à la température de 18 à 20° centigrades devront être faites aussi deux ou trois fois par
jour sur les bourses, la verge et le périnée. Ces ablutions se font au-dessus d'une cuvette ou d'un bidet, au
moyen d'une éponge; elles doivent durer deux à trois
minutes à chaque fois. Elles concourent, avec les deux
autres moyens dont nous venons de parler, à enlever
l'irritation inflammatoire dont l'appareil génital est le
siége.

C'est dans le même ordre d'idées qu'ont été préco-
nisés les *cataplasmes de sable sur le périnée, appliqués
aussi chauds que le malade peut les endurer*. On fait
chauffer 3 à 4 kilogr. de sable fin, à une température
telle que la main ne puisse l'endurer qu'avec peine;
on met ce sable dans une serviette, de manière à former un sac qu'on applique sur le périnée en se mettant
au lit, et qu'on maintient en place jusqu'à ce que la température soit en équilibre avec celle du corps. Les deux
ou trois premières nuits, l'excitation que produit la chaleur sur les organes génitaux augmente ordinairement
les pertes; mais cette aggravation n'est que momentanée, et bientôt la diminution se fait sentir. Ce moyen
ne doit être employé que dans les cas de spermatorrhée
inflammatoire, puisque le résultat définitif de l'application de la chaleur est de produire du froid, comme en
sens inverse nous verrons, dans la spermatorrhée par
atonie, les applications froides donner du ton et de la
vigueur aux tissus. C'est ainsi que, par des moyens op-

posés, on arrive au même résultat, c'est-à-dire à la reconstitution de la virilité, dans des cas de pertes séminales dont les causes sont différentes.

Le *régime des tabescents* mérite une attention toute particulière, et constitue peut-être la partie la plus essentielle de leur traitement. Il faut les nourrir, il faut soutenir et accroître leurs forces ; mais il faut ici marcher prudemment entre des écueils également dangereux. D'un côté, l'estomac, irritable, capricieux et ingouvernable, se révolte contre les aliments substantiels ; de l'autre, une forte alimentation tourne immédiatement au profit du mal, en surexcitant la sécrétion spermatique, et en augmentant nécessairement les émissions séminales involontaires. Les exemples de *rechutes occasionnées par une indigestion*, après six mois, après un an de guérison, ne sont pas rares dans la science.

La nature ne songe à la reproduction de l'espèce, chez tous les êtres vivants, qu'après avoir satisfait à la nutrition de l'individu. Cette loi est générale et sans aucune exception. Quand la nutrition est imparfaite, la sécrétion du sperme s'amoindrit ou cesse, les zoospermes s'étiolent et disparaissent ; c'est ce que l'on voit dans les maladies graves, dans les disettes, enfin dans toutes les circonstances où l'homme est soumis à un régime sévère et insuffisant. La même loi gouverne le règne animal tout entier : les jeûnes et les privations de la vie sauvage rendent la sécrétion spermatique intermittente, comme l'abondance des aliments la rend continue dans les mêmes espèces. Il est certain que si les organes digestifs ne fournissaient, chez l'homme, que les matériaux nécessaires à la nutrition, on verrait immédiatement cesser ou notablement diminuer la sécrétion spermatique et la production des zoospermes. Or c'est le résultat qu'on doit chercher à obtenir chez les spermatorrhéiques. En effet, si l'activité vitale exagérée des organes génitaux pouvait être anéantie pour un temps, la reconstitution générale de l'individu marcherait à grands pas, puisque aucune portion des aliments réparateurs ne serait alors détournée au profit de la sécrétion séminale.

Ce sont évidemment ces considérations qu'avait en vue Hippocrate, lorsqu'il traçait le plan diététique recommandé dans le fameux paragraphe de la *Consomption dorsale*. Il réduisait d'abord ses malades au lait de vache pour tout aliment, au petit-lait et à la décoction d'orge pour toute boisson; il conseillait ensuite des aliments mous, en petite quantité dans le commencement, avant de permettre des aliments solides.

Nous considérons, avec M. Lallemand, ce régime comme éminemment rationnel, et nous ne concevons pas mieux que lui comment Wichman a pu ranger le lait parmi les aliments qui augmentent la semence et ne conviennent pas dans le traitement des pollutions diurnes. Le lait est un aliment nourrissant et réparateur qui soutient et fortifie sans provoquer l'activité des glandes spermatiques. Malheureusement tous les tabescents ne le supportent pas également bien. L'estomac est, chez eux, susceptible et rempli de caprices : le lait passe assez bien les premiers jours; mais bientôt la monotonie d'un régime uniforme fatigue et révolte des organes affaiblis; il faut user d'artifice et modifier sans cesse la diète lactée pour la rendre tolérable.

Lallemand conseille de donner d'abord le lait cru, sortant de la mamelle, de passer du lait de chèvre au lait d'ânesse, du lait de vache au lait de brebis. Plus tard, il recommande de le faire bouillir, et le fait prendre froid ou glacé, édulcoré avec du sucre ou du sirop de gomme. Quand il provoque des rapports acides, on y ajoute quelques grains de magnésie, quelques cuillerées d'eau de Spa, d'eau de Vichy, d'eau de chaux. Rien n'empêche encore de l'aromatiser avec quelques gouttes de rhum, d'y laisser infuser une feuille de laurier-cerise, quelques grains de fenouil, etc. On peut aussi le couper avec du chocolat en petite quantité, mais il ne faut songer *ni au café noir, ni au thé,* qui agitent trop vivement le système nerveux. Quant à la durée de la diète lactée chez les tabescents, il est difficile de la déterminer *à priori;* on se guide, à cet égard, sur l'intensité du mal et sur l'état général des malades.

Il faut passer insensiblement du régime lacté à un régime plus substantiel. On ajoute d'abord au lait du sagou, du salep, de la fécule de pommes de terre, etc. Lallemand donne les plus grands éloges à cette dernière ; il trouve qu'elle peut remplacer avec avantage toutes les autres fécules : c'est, dit-il, après le lait, l'aliment le plus favorable aux tabescents. Il est certain que la pomme de terre nourrit peu sous un grand volume, qu'elle se digère facilement, et, de plus, qu'elle modifie favorablement la sécrétion urinaire. Il est remarquable que l'urine conserve, chez ceux qui se nourrissent principalement de ce tubercule, l'odeur vireuse assez prononcée qui s'exhale des pommes de terre écrasées chaudes : c'est l'odeur atténuée de la plante dans l'état de crudité. Il paraît donc que la coction ne détruit pas complétement le principe narcotique uni à la fécule. Quoi qu'il en soit, Lallemand a toujours vu la fécule de pommes de terre exercer sur les organes génito-urinaires des tabescents la plus favorable influence : les urines deviennent à la fois odorantes et limpides ; l'ardeur et l'irritation de la vessie se calment, la miction devient plus rare, etc.

Les œufs à la coque sont fort vantés par Tissot ; ils sont éminemment faciles à digérer et nourrissent bien, mais ils ne doivent être que peu cuits. Le blanc d'œuf durci est indigeste et ne convient en aucune façon aux tabescents. Les œufs à la coque, plongés trois ou quatre fois dans l'eau bouillante ou délayés dans du bouillon chaud, facilitent heureusement le passage de la diète végétale à la diète animale.

C'est, du reste, avec la plus grande réserve et des précautions infinies, que les tabescents doivent passer à la *diète animale*. Les substances animales azotées excitent et fatiguent les organes digestifs infiniment plus que les aliments végétaux ; elles fournissent à la sécrétion spermatique des matériaux plus abondants. A ce double titre, elles peuvent trop facilement provoquer des accidents ou des rechutes. Les malades ne doivent donc renoncer que tardivement à la diète végétale, aux aliments qui contiennent du sucre et de la fécule ; cette nourriture réparera moins vivement, mais aussi plus sûrement, leurs forces et leur embonpoint.

Les tabescents peuvent se permettre de manger des *fruits* bien choisis, bien mûrs, mais en petite quantité. Tissot les prohibe sévèrement à cause de leurs propriétés gazogènes, inconvénient fort grave chez des malades habituellement tourmentés par des coliques venteuses. Lallemand, au contraire, recommande fortement les fruits rouges et acides, et il élève, pour ainsi dire, la fraise à la hauteur d'un véritable spécifique dans la spermatorrhée inflammatoire : il a toujours vu l'usage abondant et prolongé de ce fruit amener le plus favorables changements dans l'état des malades, principalement quand les pertes séminales étaient compliquées d'irritation ou d'inflammation des voies urinaires. Il est, au reste, bien facile

22

de se rendre compte des dissidences des auteurs sur ce point comme sur tant d'autres : ceux qui prohibent les fruits dans la spermatorrhée ne se préoccupent que de la forme asthénique du mal, tandis que ceux qui les recommandent songent à la forme inflammatoire. Enfin il est un *criterium* infaillible pour savoir si les fruits conviennent ou non aux tabescents spermatorrhéiques : on en permettra d'abord l'usage à dose modérée, et, suivant le résultat, on retirera ou on continuera l'autorisation.

Nous retrouvons les mêmes divergences, occasionnées par la même cause, s'il s'agit de déterminer la *nature des boïssons* qui conviennent aux tabescents. Il n'est pas douteux que ceux dont nous nous occupons en ce moment doivent s'abstenir de vin pur, de bière, de café, de liqueurs, et généralement de toutes boissons fermentées et excitantes. Les malades sont au reste très-faciles à gouverner sur ce point : ils n'attendent même pas les ordres de la science pour renoncer au vin et aux liqueurs stimulantes ; l'expérience les rend dociles, et les force de bonne heure à tremper fortement leur vin ou à faire usage de boissons rafraîchissantes, de limonade gazeuse, etc. Les cas contraires sont exceptionnels. Il importe toutefois de ne pas outrer les choses ; il faut tenir compte, chez les tabescents, des exigences et des susceptibilités de l'estomac, de la chute des forces, de l'appauvrissement de la constitution, des habitudes

antérieures, etc. La proscription du vin, rationnelle
en principe, exige, dans ses applications, du tact et
de la mesure ; un verre de bon vin pur peut être absolument nécessaire à certains estomacs accoutumés
à une forte alimentation. Mais, en général, ce qui
convient le mieux aux malades, c'est du vin de Bour-
gogne ou de Bordeaux mêlé de deux tiers ou de
trois quarts d'eau. A mesure que l'amélioration fait
des progrès, on peut couper le vin avec une eau ferrugineuse, avec l'eau de Spa ou de Bussang, par
exemple.

Il est facile de préjuger tous les genres de secours
que l'hygiène peut fournir au traitement de la spermatorrhée inflammatoire ; le même esprit, les mêmes
indications qui nous ont fait instituer le régime alimentaire des tabescents, vont nous guider dans l'appréciation des autres choses improprement appelées
non naturelles. Nous ne ferons, pour ainsi dire, que
toucher à ces puissants modificateurs naturels sans
nous astreindre rigoureusement aux distinctions sco-
lastiques. Le génie inflammatoire de la maladie que
nous étudions nous indique dans quel sens nous devons les aborder pour les faire concorder avec le régime et pour en tirer des effets calmants utiles aux
malades.

L'*exercice* est d'une absolue nécessité ; nous savons
que les malades sont fort disposés à marcher, à changer de place, à se promener au grand air, à moins

qu'ils ne soient plongés dans une tristesse accablante
ou profondément débilités ; dans ce cas même il est
indispensable de les assujettir à des exercices réguliers. Le mouvement favorise le jeu de tous les organes et de toutes les fonctions ; il appelle le sang
dans les muscles, dégage les viscères internes, fait
respirer un air pur, prépare un sommeil réparateur ;
le mouvement active la circulation, procure un sentiment de force et de bien-être, dissipe la tristesse et
le découragement par la variété des situations d'esprit qui sont l'effet nécessaire de la multiplicité des
impressions. Rien ne saurait donc remplacer l'exercice qui offre, indépendamment du bien qu'on en
retire, l'avantage de se concilier avec les autres agents
principaux de l'hygiène : le retour de l'appétit, la respiration d'un air pur, la régularité des fonctions, des
évacuations naturelles, le calme du cœur, la paix des
nuits, etc., tous les biens que promet l'hygiène sont
acquis à ceux qui se livrent régulièrement à l'exercice.

Mais autant le *mouvement modéré* est favorable
aux tabescents, autant la *fatigue* leur est funeste. Ce
n'est pas la gymnastique, c'est la promenade qu'il
faut leur prescrire. Les courses fatigantes les agitent,
leur causent des insomnies et exaspèrent leurs pertes
involontaires. Tous les jours nous voyons des malades
qui, dans l'énumération des dates et des causes de
leurs pertes nocturnes, nous disent : Tel jour une

pollution m'est survenue ; mais j'avais fait une longue
promenade la veille. Nous avons ailleurs, il est vrai,
fortement préconisé la *gymnastique*, mais ce n'est pas
pour combattre les pertes séminales, c'est pour les prévenir chez les onanistes : il est évident que des promenades paisibles ne seraient pas propres à atteindre un
tel but. Pour dompter l'instinct égaré de la chair il
faut nécessairement porter l'exercice jusqu'à la fatigue ; il faut, pour sauver les organes menacés, opérer une énergique diversion, et concentrer sur d'autres systèmes organiques les forces exubérantes de la
vie.

Les fatigues du corps ne sont pas seules nuisibles
aux tabescents ; les *fatigues du cerveau* sont pour eux
plus redoutables, encore. On ne saurait donc trop rigoureusement leur interdire toute tension prolongée de
l'esprit, toute forte préoccupation intellectuelle ou morale. Si l'étude passionnée des sciences, si des veilles prolongées, suffisent pour provoquer des pertes séminales
involontaires, elles peuvent, à plus forte raison, les entretenir ou les exaspérer. Les passions, les chagrins, tous
les orages de l'âme retentissent immédiatement dans
l'appareil génital et lui impriment une activité funeste et
désordonnée. Il faut, comme sur des enfants, veiller avec
une sollicitude affectueuse sur les tabescents ; il faut sans
cesse combattre chez eux les sinistres effets de la tristesse
et du découragement : le cœur leur manque à chaque
instant, ils cherchent la solitude et s'abîment dans un

22.

sombre désespoir ; il faut prévenir ces défaillances morales par des distractions, par des lectures faciles et choisies, par des artifices propres à saisir l'imagination et à relever le cœur.

La plus puissante ressource qui se puisse tirer de l'exercice hygiénique des fonctions vitales dans le traitement de la spermatorrhée consiste dans l'*emploi normal des organes malades;* mais il n'y faut pas songer avant l'extinction de tout éréthisme inflammatoire. Ce moyen est fort délicat et doit être gouverné avec une extrême prudence, sous peine de perdre tout le terrain préalablement conquis, et de compromettre même la guérison définitive. Malheureusement, dès que les malades sont mieux, dès qu'ils sentent poindre les premiers signes de virilité, toutes leurs idées, tous leurs sentiments se transforment; le goût des femmes leur revient, et il est rare qu'ils échappent aux tentations et ne commettent pas quelque imprudence. Ils payent ordinairement très-cher ce téméraire entraînement : tant qu'il reste un principe d'irritation, les relations sexuelles sont pernicieuses; elles ne manquent jamais d'exaspérer, de multiplier, de rendre singulièrement opiniâtres les pertes séminales involontaires. Quand on pense pouvoir, sans inconvénient, autoriser les relations sexuelles, et que le malade est en état d'en avoir, il faut les permettre, parce qu'à dose modérée elles sont plutôt utiles que nuisibles. L'intervalle qui doit exister entre un coït et le suivant doit être indiqué par le médecin, qui, du reste, se guidera pour faire cette recommandation sur les forces du malade et sur son aptitude antérieure plus ou moins constatée.

Souvent il nous arrive de prescrire à des malades débilités un exercice du coït plus fréquent que nous ne le permettrons quand ils seront mieux portants. Voici pourquoi : dans les premiers temps nous nous basons sur la répétition probable des pollutions ; ainsi, tel malade ne peut pas rester plus de quatre à cinq jours sans éprouver une perte. Dans ce cas, nous lui recommandons de prévenir la perte involontaire, parce que, bien qu'intempestive si on consulte l'état des forces et les besoins du malade, cette relation a l'avantage de faire éviter la pollution et de faire cesser ces pertes périodiquement régulières qui, une fois établies, ont tant de mal à céder. De plus, le fait du coït volontaire ne s'effectue qu'avec une érection, une turgescence de l'appareil génital qui est éminemment propre à donner du ton aux organes débilités, dans lesquels les évacuations spontanées se produisent si souvent sans que les malades en aient conscience. Ces rapports sont certainement plus fréquents qu'il ne serait à désirer ; mais en définitive leur résultat est bien favorable si les pollutions sont prévenues et si l'on peut faire dévier la nature de ces relâchements nocturnes.

A mesure que le malade va mieux, que les vésicules séminales, moins irritables, peuvent renfermer une certaine quantité de liqueur prolifique sans entrer en convulsion spontanée, que les pertes, en un mot, sont moins fréquentes, nous recommandons instamment de mettre un intervalle plus long entre chaque rapport; et quand on est arrivé à pouvoir rester huit jours sans perte, nous ne mettons pas un intervalle plus long entre deux coïts, à moins de quelque particularité spéciale du malade : ainsi, certaines organisations sont fatiguées même par un coït répété tous les huit jours.

Pour nous résumer, nous dirons que, dans ces recommandations, notre but est de prévenir à tout prix les pollutions nocturnes, que nous considérons, à nombre égal, comme bien plus énervantes que le coït.

Un deuxième avantage, c'est de déshabituer la nature de ces pertes spontanées qu'on a tant de mal à déraciner une fois qu'elles sont établies.

En troisième lieu, le coït volontaire, en exerçant normalement les organes génitaux, donne du ton à tout l'appareil et le fortifie; ce qui est aussi un tonique indirect qui ne permet plus au sperme de s'échapper sans que le malade en ait conscience.

Enfin, chez les masturbateurs, le fait de relations avec une femme provoque bientôt, en stimulant les nobles passions du cœur, le dégoût et le remords de leurs honteuses habitudes.

Mais le moyen est dangereux, la pente est glissante; il faut évidemment veiller à ce qu'un abus ne soit pas remplacé par un autre. On ne saurait donc trop insister près du malade pour lui faire comprendre que le coït ne lui est recommandé qu'à titre de médicament, et non pour l'attrait du plaisir qu'il peut y trouver ; et que, pour peu qu'il s'oublie, le remède peut facilement se transformer en poison.

Une autre recommandation que nous joignons toujours à la précédente, c'est que le coït ait lieu avec le moins d'excitation préalable possible, parce que ces excitations, si elles sont un peu prolongées, peuvent dégénérer en un véritable acte d'onanisme.

Du reste, chez les spermatorrhéiques, toute lubricité, toute préoccupation lascive, pour peu qu'elle se renouvelle fréquemment, est éminemment nuisible et a pour résultat infaillible d'entretenir et d'aggraver la maladie. En effet, s'ils s'abandonnent sous ce rapport à leurs convoitises ou à leurs souvenirs, s'ils se livrent complaisamment à des transports chimériques, la sécrétion spermatique s'accroît, l'éréthisme et l'irritation des organes génitaux s'exaspèrent, et les pertes séminales deviennent plus abondantes, et partant plus accablantes. Il leur importe donc d'être aussi chastes d'esprit que de corps. Il faut qu'ils évitent les conversations équivoques et provoquantes, les agaceries sensuelles des femmes coquettes, la vue des images voluptueuses ou obscènes, en un mot, tout ce qui peut allumer les sens et égarer l'imagination.

Combien de malades qui ne croient pas nuire à leur santé par les excitations non suivies de coït qu'ils se permettent avec les femmes ! Ces lubricités sont évidemment funestes, et bien des hommes n'ont dû leur spermatorrhée et quelquefois leur impuissance qu'à cette cause en apparence inoffensive.

. Voici ce qui arrive dans ces circonstances : par suite de l'excitation dont nous parlons, les organes génitaux sont dans un état de turgescence qui souvent est bien plus prolongé que le temps habituellement nécessaire au coït; il s'écoule par la verge un fluide visqueux, transparent, qui est du liquide prostatique et non du sperme, et l'on ressent au périnée de forts battements, produits par l'augmentation de la vie dans ces organes. Nous disons que ces excitations, renouvelées fréquemment, ne tardent pas à amener les pertes séminales, en produisant le relâchement, la distension et l'inflammation du réservoir du sperme.

En effet, dans le coït régulier, après un temps plus ou moins prolongé, mais toujours assez restreint, d'excitation, l'éjaculation du liquide spermatique, en dégorgeant l'appareil génital, produit un mouvement de détente dans tout le système. A la suite des excitations dont nous parlons, outre qu'il n'y a pas évacuation spermatique, il y a distension longtemps prolongée des vaisseaux par le sang qui remplit tout l'appareil. Aussi n'est-il pas rare de ressentir à la suite d'excitations de ce genre, le jour même ou le lendemain, une pesanteur incommode dans tout le bas-ventre et surtout dans les testicules. Les élèves qui suivent nos conférences nous ont souvent, par leurs aveux, confirmé dans l'explica-

tion que nous venons de donner du mode d'action de
cette cause très-fréquente de pertes séminales.

Souvent il est fort difficile d'échapper à toutes les
formes immatérielles et idéales de la séduction qui
viennent obséder, contre leur gré, l'esprit des malades ;
mais il faut que les tabescents sachent bien que la nature souffrante et irritée ne pardonne aucun genre
d'offenses, et qu'ils auront à rendre le même compte
d'une pensée que d'un excès.

Quand l'irritation est éteinte dans l'appareil génital,
quand les pertes séminales involontaires cessent, l'exercice normal des organes génitaux devient l'indispensable complément de la thérapeutique ; rien ne peut remplacer alors les relations sexuelles, autant, comme nous
venons de le dire, pour rompre l'habitude anomale des
organes, que pour rendre aux tissus érectiles et contractiles la vigueur et le ton nécessaires à la consolida-
tion de la cure. Les tabescents recouvrent tous leurs
droits ; la *continence leur serait funeste :* ils ne peuvent plus être chastes sans offenser la nature, sans se
rendre coupables envers eux-mêmes. La sécrétion
spermatique, ne trouvant plus un écoulement passif et
involontaire, remplit, distend et agace les vésicules séminales ; elles vont se contracter convulsivement, les
pollutions involontaires vont renaître, à moins que le
coït normal ne vienne au secours de la nature et n'o-
père le vide qu'elle réclame impérieusement. C'est
donc à double titre que l'acte physiologique doit être

prescrit aux malades : s'il est nécessaire pour compléter la guérison, il ne l'est pas moins pour prévenir les rechutes.

Nous ne nous sommes occupé, jusqu'à ce moment, que du traitement hygiénique de la spermatorrhée inflammatoire; il nous reste à parler du traitement médical qui peut être indiqué, soit par l'état local des organes génitaux, soit par les désordres généraux qui en sont les effets sympathiques ou symptomatiques.

La difficulté principale du traitement local et général de la spermatorrhée inflammatoire tient à la nature complexe, au caractère hybride de toutes les lésions qui constituent cette maladie. L'irritation, qu'elle soit aiguë, qu'elle soit chronique, n'est jamais franche, purement sanguine; elle se marie toujours à un état de faiblesse nerveuse qui imprime à tous les symptômes des formes incertaines ou insidieuses, à toutes les lésions un caractère opiniâtre et une marche irrégulière.

Les indications consistent, dans chaque cas particulier, à déterminer si c'est l'irritation qui prédomine ou si c'est l'atonie. La thérapeutique marche au plus pressé; elle attaque le mal, et cherche à le réprimer par les côtés qui menacent le plus, sans oublier toutefois ceux qui restent voilés. Mais là difficulté est grande : il faut calmer l'irritation sans débiliter les organes, ou bien il faut ranimer leur vitalité et relever leur ton sans provoquer leur susceptibilité.

Quels que soient le nombre et l'intensité des accidents, quelle que soit la complication des symptômes, un principe invariable doit diriger la conduite du praticien. Il sait que tous les troubles généraux de l'organisme ont leur point de départ dans l'affection des organes génitaux; il n'ignore pas que, s'il parvient à atténuer ou à éteindre la cause, il aura plus ou moins facilement raison des effets. *C'est donc sur cette cause locale et connue qu'il doit principalement concentrer toute l'action thérapeutique;* les troubles généraux ne doivent le préoccuper que secondairement, et ne lui imposent que le soin de veiller, soit à l'intensité des symptômes, soit à la sécurité des grandes fonctions vitales.

Mais ce n'est jamais qu'avec circonspection et mesure que l'irritation ou l'inflammation, soit locales, soit générales, peuvent être combattues par les antiphlogistiques débilitants; il ne faut prescrire les saignées et les sangsues qu'avec une extrême sobriété chez les tabescents : nous avons établi, dans le chapitre de la symptomatologie, que les troubles généraux, qui sont l'effet sympathique du mal local, sont essentiellement nerveux, et conservent ce caractère jusque dans les périodes avancées de la maladie ; *il ne faut tirer du sang que dans les cas exceptionnels,* quand un organe important, menacé par un état véritablement inflammatoire, demande d'énergiques secours et une prompte délivrance. On ne doit donc saigner les malades qu'autant qu'il n'est pas possible de s'en dispenser. C'est sur l'état des forces, et surtout sur l'état du pouls, qu'il faut se guider. Il n'est pas rare de voir le pouls contredire les symptômes, et contre-indiquer absolument des émissions sanguines qui semblaient nécessaires et urgentes. Toute perte de sang, il ne faut pas l'oublier, augmente singulièrement la faiblesse des tabescents et les jette dans un état de prostration qui se prolonge d'autant plus que l'état des organes digestifs ne comporte pas une facile et prompte réparation.

C'est sous la réserve de ces principes que l'on peut se permettre d'attaquer l'inflammation des organes génitaux par des applications de sangsues à l'anus ou au périnée ; ce moyen est d'autant mieux indiqué qu'il agit favorablement sur l'appareil de la miction, qui participe presque toujours à l'état inflammatoire. Il ne faut appliquer à la fois qu'un petit nombre de sangsues. On répète les applications, s'il est nécessaire de le faire ; mais, bien qu'elles soient rationnelles et parfaitement indiquées, il faut s'empresser d'y renoncer dès que l'on entrevoit la chance d'arriver au même but à l'aide des bains généraux, des bains de siége, des lavements émollients, des cataplasmes, des fomentations. Aussi, n'est-ce que dans des cas extraordinairement rares que nous avons recours à ce moyen ; et, dans une pratique de plus de vingt années, nous ne nous rappelons pas avoir prescrit plus de deux ou trois fois des sangsues pour remédier aux *pollutions seules*.

Il semble naturel, dans le traitement de la spermatorrhée, de songer aux nombreux médicaments qui figurent dans les traités de thérapeutique et de matière médicale, sous les noms pompeux d'*antiaphrodisiaques*, de *sédatifs du système génital*, etc.; mais, malheureusement, toutes ces héroïques vertus sont à peu près imaginaires. La sécrétion spermatique ne se ralentit guère sous l'influence des chastes plantes qui président, dans les livres, à la continence et à la pudeur. L'*eruca montana*, l'*agnus castus*, etc., sont d'innocents poisons qui n'ont jamais donné la mort aux amours. Nous ne manquons pas de remèdes calmants, de sédatifs du système nerveux; mais tous ces moyens agissent généralement sur l'arbre nerveux tout entier, et ne concentrent pas, à notre gré, leur action sur ses divisions isolées. Quant aux tisanes mucilagineuses, aux semences froides, aux racines apéritives, aux alcalins, au nitre, etc., ce ne sont que des antiphlogistiques généraux ou des diurétiques.

Quatre remèdes pourtant semblent exercer sur l'appareil génital une influence directe, spéciale, véritablement élective, ce sont : le *nymphæa*, la *lupuline*, le *camphre* et le *sel de nitre* ou *nitrate de potasse*. Nous verrons tout le parti que l'on peut tirer de ces précieux agents quand nous parlerons du traitement de la spermatorrhée nerveuse : c'est effectivement dans les pertes séminales qui se sont manifestées et qui se répètent sous l'impulsion d'une susceptibilité nerveuse exagérée que le camphre, la lupuline, le nymphæa et le sel de nitre, se montrent dans toute la plénitude, dans tout l'éclat de leur puissance spécifique. Ils sont moins indiqués dans la spermatorrhée inflammatoire ; cependant on trouve encore l'occasion de les employer avec un avantage incontestable dans des cas hybrides d'irritations sanguines compliquées d'éréthisme nerveux.

Quand l'irritation urétrale et prostatique, que nous savons être le point de départ de tous les accidents dans la spermatorrhée inflammatoire, n'est pas très-intense, on la guérit quelquefois avec une promptitude et une facilité merveilleuses à l'aide des plus simples moyens, sans médicaments locaux ni généraux d'aucune sorte. Il suffit d'introduire temporairement dans l'urètre une *bougie en gomme élastique ou en cire*, d'un assez gros volume pour modifier la vitalité de la membrane muqueuse urétrale, et amener ainsi, par voie substitutive, une guérison définitive et solide. Quant à la durée du séjour de la bougie dans l'urètre, quant au nombre et aux intervalles des introductions, quant aux dimensions de l'instrument, quant à la substitution de la bougie de cire à celle de gomme élastique, par laquelle il faut toujours débuter, ces points varient selon les circonstances et les individus : c'est à la sagacité de l'opérateur qu'il appartient de les déterminer.

Un autre moyen, qui rend les mêmes services que la bougie dans les mêmes circonstances, et qui n'est sensiblement ni plus douloureux ni plus compliqué, c'est

l'*acupuncture*. Lors de l'introduction de ce nouvel agent
dans la thérapeutique, on en fit le plus déplorable abus ;
mais depuis, et par suite surtout de la vulgarisation de
l'électricité, il est, comme tous les moyens qui ont eu
trop de vogue, tombé dans un oubli immérité : l'expérience prouve, en effet, qu'il n'est pas sans efficacité, et qu'il exerce même une puissante action
substitutive dans les affections nerveuses, dans quelques maladies spécifiques, comme le rhumatisme et la
goutte ; et dans les inflammations peu intenses. On
accueille toujours avec défiance les faits qui ne sont pas
explicables, qui ne se rangent pas docilement dans les
cadres théoriques officiels ; mais les droits de la vérité
sont plus sacrés que ceux de la théorie scientifique. On
ne peut pas raisonnablement contester les guérisons de
pertes séminales opérées par l'acupuncture, que nous
trouvons consignées dans le savant ouvrage du professeur Lallemand.

Il est évident, toutefois, que l'on ne doit songer à
l'emploi de l'acupuncture ou de la bougie que dans les
cas simples et légers ; une irritation ancienne et accompagnée de désordres inflammatoires et organiques
ne céderait sans doute pas à une simple modification de
vitalité ; il serait même fort à craindre qu'elle ne s'exas-
pérât dangereusement au contact de la bougie ou de
l'aiguille chinoise. Ces agents ne sont même positivement indiqués que dans les cas de spermatorrhée nerveuse.

L'agent vraiment énergique, celui que l'on peut dire spécifique contre la spermatorrhée inflammatoire, quelles que soient sa nature, son intensité, sa cause, c'est la *cautérisation de la muqueuse urétrale, dans la région prostatique, au niveau des conduits éjaculateurs du sperme*, exercée à l'aide du crayon de nitrate d'argent fondu, dit *pierre infernale*. Nous parlerons plus loin de cet héroïque moyen dans un chapitre spécial, quand nous aurons passé en revue les diverses formes de la spermatorrhée, et que nous aurons exposé les moyens spéciaux de traitement indiqués pour chacune d'elles.

TRAITEMENT

de la spermatorrhée causée par la faiblesse ou le relâchement des voies séminales, en dehors de toute inflammation.

Nous allons nous rencontrer, dans ce chapitre, avec la plupart des auteurs qui ont écrit sur les pertes séminales, les excès vénériens, l'onanisme, etc. Il n'en est, pour ainsi dire, aucun qui ne recommande les toniques, les excitants, les bains froids, enfin tout ce qui fortifie, tout ce qui stimule l'organisme. Leur thérapeutique concorde avec leur doctrine étiologique : ils ont attribué toutes les pertes séminales involontaires au relâchement et à la faiblesse; ils se sont, par suite, condamnés à les combattre exclusivement par des moyens propres à relever le ton et la force; ils ont ainsi pris l'exception pour la règle, et n'ont eu raison que par hasard. Nous avons vu, en effet, que les pollutions par suite de faiblesse, de relâchement des organes génitaux, ne se rencontraient guère que chez des individus malheureusement organisés; qu'elles coïncidaient à peu près toujours, soit avec l'état rudimentaire de l'appareil génital,

soit avec d'autres imperfections organiques : c'est le
plus souvent à des circonstances accidentelles, insignifiantes, qu'elles doivent leur apparition, leur développe-
pement. La plupart de ces malades ont eu, dans leur enfance, des incontinences d'urine, et portent dans toute
leur personne les tristes empreintes d'une conformation
hybride ou féminine.

On ne saurait contester néanmoins que des pertes
séminales involontaires, dues, dans quelques cas exceptionnels, à des causes purement débilitantes, ne puissent se montrer sous une forme asthénique et non
congénitale ; c'est ce que l'on voit à la suite des maladies graves, des épreuves et des souffrances prolongées, qui ont appauvri, épuisé la constitution ; c'est ce
que l'on voit encore après la disparition d'un état
inflammatoire, auquel succède un état exclusivement
atonique. Nous sommes souvent consulté par des ecclésiastiques chez lesquels les pertes séminales se sont dé-
veloppées par suite de la stricte observance du carême :
une alimentation insuffisante et peu réparatrice provoque le relâchement des organes génitaux, et les pollutions s'établissent.

C'est sans aucune exception, sans aucune distinction
que les auteurs conseillent les *bains froids* dans les
pertes séminales ; il n'est pas douteux que si l'indication de fortifier, de rendre de la vigueur et du ton à
l'organisme est nettement établie, les bains froids ne
soient éminemment propres à la remplir. Vingt siècles

d'expérience attestent, sous ce rapport, leur puissance
et leurs vertus ; mais il importe, pour tirer un parti
avantageux de ce moyen, de ne pas attendre la chute
totale des forces et l'épuisement radical des malades.
Le froid est un tonique indirect, qui ne fortifie que par
les efforts que fait l'organisme pour le repousser, pour
reproduire la chaleur dans la même proportion qu'elle
est soustraite. C'est cette réaction vitale, provoquée par
l'action directement stupéfiante du froid, qui réveille
ou ranime les forces. La faiblesse augmenterait, les
mouvements de la vie s'arrêteraient même, si la nature
était vaincue dans cette lutte nécessaire, si le retour
de la chaleur ne venait promptement remplacer les effets
débilitants du froid. Cet agent énergique ne peut donc
rendre des forces qu'à ceux qui en conservent encore
assez pour lui opposer une victorieuse résistance.

Cette appréciation physiologique des effets du froid,
oubliée par tous les auteurs, a conduit le professeur
Lallemand à une thérapeutique savamment raisonnée,
qui ne s'accorde pas avec les pratiques généralement
admises. *Il prohibe absolument l'emploi des bains froids
dans les pertes séminales diurnes;* aucun des nombreux
malades qu'il a observés n'a pu les supporter : la faiblesse, les pertes, tous les accidents, ont toujours augmenté au contact de l'eau froide. Le plus ordinairement, il a constaté que les vésicules séminales et la
vessie se contractaient convulsivement au moment de
l'immersion dans le bain ; que le retour de la chaleur

23

était lent et difficile, et que les malades, agacés, anéantis après le bain froid, ont toujours été forcés de renoncer à un moyen qui leur inspirait une vive confiance, et qui leur avait été conseillé par tout le monde.

Mais si l'excessive faiblesse des tabescents épuisés par les pertes séminales diurnes ne contre-indique pas moins les bains froids que l'irritation ou la susceptibilité exagérée des organes génitaux, *il en est tout autrement de ceux qui n'ont pas dépassé la période des pollutions nocturnes*, de ceux qui n'ont pas usé ou abusé d'eux-mêmes à l'excès ; nul remède n'est, dans ce cas, comparable aux *bains froids*, aux *bains de rivière* ou *de mer*, soit pour prévenir, soit pour combattre les effets débilitants de l'onanisme ou des excès vénériens. C'est à ces malades surtout qu'il faut s'empresser de conseiller l'exercice de la natation et des luttes prolongées contre le courant des fleuves ou les vagues de la mer. Cette gymnastique salutaire ranimera les restes languissants de la vie, rétablira l'équilibre entre tous les organes, et fera cesser la concentration abusive et pernicieuse des forces dans les instruments irritables et délabrés de la génération. Toutefois, il importe encore de diriger avec prudence et mesure l'application de ce moyen énergique, qui soumet les malades à des épreuves dangereuses ou du moins douteuses, et qui les fait, en quelque sorte, jouer quitte ou double. Dans l'emploi des bains froids, le mal est toujours placé à côté du bien; toute erreur dans le calcul des forces et des chan-

ces de la réaction vitale amène un résultat diamétralement contraire à celui que l'on se propose : au lieu de
fortifier, les bains froids débiliteront, si les malades
présument trop des forces qui leur restent, s'ils sont
lents à se réchauffer.

Il faut donc calculer rigoureusement toutes les chances
et apprécier avec circonspection tout ce qui peut influer
sur la *réaction* vitale et sur le prompt rétablissement
de la chaleur. Il faut tenir compte de la *température
de l'eau,* de la *durée de l'immersion*, de la *saison*, de
l'*état des malades;* à température égale, l'*eau courante*
est infiniment plus réfrigérante que l'eau tranquille ;
l'*eau de la mer*, qui contient des sels irritants, est bien
autrement énergique que celle des rivières : il est rare
que les personnes impressionnables ou débilitées puissent prendre plusieurs bains de mer sans éprouver un
mouvement fébrile. Il est, on le voit, difficile de calculer
à priori, sans se tromper en plus ou en moins, tous les
éléments d'une question aussi compliquée que l'application pratique des bains froids au traitement de la
spermatorrhée ; aussi faut-il, dans le principe, procéder
par voie de tâtonnement, pour arriver, par des essais
prudents, à la solution du problème.

Dans aucun cas le retour de la chaleur et tous les
signes d'une réaction évidente ne doivent se faire
longtemps attendre ; on doit s'empresser de soutenir, par des stimulations adjuvantes, les hésitations ou
les défaillances de la nature : si les malades restent

tremblants, transis, glacés, les lèvres et les mains bleuâtres, et si l'exercice est insuffisant pour les réchauffer, il faut recourir aux frictions sèches ou médicamenteuses, à l'emploi de la chaleur artificielle ; il faut les envelopper dans des vêtements de laine, etc. A ce prix seulement seront conjurés des accidents de toute nature et un accroissement inévitable de tous les maux.

Mais ces précautions seraient insuffisantes pour rendre les bains froids utiles aux tabescents qui perdent leur semence avec les produits journaliers de la défécation et de la miction. Naturelle ou artificielle, la réaction vitale est toujours chez eux incertaine, laborieuse, incomplète. Il vaut mieux recourir alors aux stimulants directs qui fortifient l'organisme sans son concours, sans réaction vitale. Tel est le mode d'action des *bains toniques, aromatiques, excitants*. Seulement, il faut les faire prendre à une température peu élevée ; au delà de certaines limites, les effets de la chaleur auraient, dans les pertes diurnes, les mêmes inconvénients que ceux du froid : les malades seraient agités ou accablés, et verraient s'exaspérer et se multiplier leurs émissions involontaires. Ainsi on prescrira des bains de 15 à 20 minutes de durée à 26° centigrades. Ces bains, répétés de deux jours l'un, selon la tolérance du malade, seront préparés avec une décoction d'herbes aromatiques, additionnée de 2 kilogr. de sel gris de cuisine ou 125 grammes de foie de soufre.

La prohibition des bains froids dans le traitement des pertes séminales diurnes n'entraîne pas nécessairement celle des applications froides limitées à une portion plus ou moins circonscrite du corps. Les douches froides sur la région lombaire, les lotions de même nature sur les organes génitaux, sur les régions périnéale, anale, hypogastrique et inguinale; les bains de siége réfrigérants, les frictions avec la glace et l'eau glacée; toutes ces formes de réfrigération concentrées, qui n'imposent à l'organisme qu'une réaction partielle et locale, ne dépassent pas toujours les forces qui restent aux tabescents, et peuvent provoquer des efforts et des réactions notablement favorables dans le traitement des pertes séminales diurnes. La soustraction de la chaleur est, naturellement, en raison directe de l'étendue de la surface cutanée, frappée par les corps froids; la nature, impuissante à réagir sur la surface intégrale des téguments, peut opérer avec promptitude et vigueur une réaction circonscrite. L'énergie stimulante de la glace en fusion est bien connue, et on a souvent fait fondre, avec des avantages signalés chez les tabescents, des morceaux de glace sur les lombes, sur le périnée; ce moyen est principalement utile quand on l'applique, le soir avant le sommeil, aux onanistes ou à ceux qui sont tourmentés par des pollutions nocturnes. Les douches froides ajoutent aux effets du froid ceux de la percussion, qui sont en raison directe de la hauteur des chutes ou de l'énergie des impulsions. On ne saurait raisonnablement contester la puissance et les heureux effets de toutes ces formes diverses de l'application locale du froid au traitement de la spermatorrhée; les auteurs s'accordent sur ce point : des exemples de guérison par l'application circonscrite du froid, nombreux et péremptoires, abondent dans leurs ouvrages.

Tous les traités d'hydrothérapie, dont l'emploi s'est généralisé chez nous depuis quelques années, contiennent des faits de guérison de spermatorrhée sous l'influence de l'eau froide seule; mais nous avons eu bien souvent à guérir radicalement des spermatorrhéiques qui, après avoir fait une cure dans les établissements d'hydrothérapie, n'obtenaient qu'une amélioration momentanée, et retombaient ensuite dans toutes les souffrances physiques et morales qu'occasionnent les pertes séminales.

L'explication de ce fait est des plus simples : il en est de l'hydrothérapie comme des bains de mer, des eaux des Pyrénées : elles peuvent améliorer l'organisme en général, favoriser les digestions, fortifier le système nerveux; mais la cause, c'est-à-dire les pertes séminales, n'ayant pas été attaquée directement, la cause, disons-nous, continue ses ravages internes, et bientôt tout le terrain gagné sous l'influence bienfaisante d'une hygiène générale est perdu, et le malade revoit ses plus mauvais jours.

Pour obtenir un bon résultat de l'hydrothérapie, des

bains de mer ou des eaux des Pyrénées, il faut d'abord avoir fait disparaître, par un traitement local, la cause qui entretient les pertes séminales; c'est alors que les agents généraux dont nous venons de parler complètent radicalement la cure.

Lallemand préconise *l'emploi alternatif des douches d'eau froide et des douches d'eaux sulfureuses chaudes*. On administre d'abord au malade une douche sulfureuse chaude sur les lombes dans une étuve chauffée de 40 à 50 degrés centigrades, puis une douche froide très-courte, que l'on remplace immédiatement par une douche chaude; on donne ensuite une autre douche plus froide et plus prolongée qui termine la première séance. Les jours suivants, on diminue la température des douches froides en même temps que l'on augmente leur durée, suivant les effets observés.

De cette manière, la réaction s'établit d'autant plus sûrement qu'elle est aidée par la douche chaude, et que le malade est plongé dans une vapeur dont la température est très-élevée. Le jet puissant d'eau froide produit constamment une impression très-pénible; mais, quand elle devient insupportable, elle est adoucie par le jet d'eau chaude que le malade reçoit avec une grande satisfaction; après quoi, cette température élevée devient à son tour désagréable, ce qui permet de revenir sans inconvénient à la douche froide.

La première séance ne doit pas durer plus de deux à trois minutes; avant qu'elle soit terminée, la peau est déjà très-rouge, une vive chaleur et un sentiment de vigueur se font sentir dans les parties douchées : il en résulte un effet tonique très-puissant pour les organes génitaux. Mais il importe, précisément pour cette raison, d'en modérer l'action et de n'en accroître l'énergie qu'après en avoir observé les premiers effets pendant deux ou trois jours; alors on peut augmenter peu à peu le nombre et la durée des douches froides en toute connaissance de cause, sans toutefois dépasser une certaine limite.

Lallemand affirme avoir vu ces douches combinées produire, *dès la première séance, une espèce de priapisme chez des individus qui, la veille encore, étaient impuissants.* C'est donc contre l'énergie même du moyen que le praticien doit se tenir en garde; car cette vive excitation du système nerveux des organes génitaux, si elle était portée trop loin, pourrait, dans bien des cas, augmenter les pertes séminales ou les reproduire si elles étaient trop récemment guéries.

Ces douches alternativement chaudes et froides peuvent être étendues plus tard au périnée, à la région pubienne, à la marge de l'anus. Il est facile, d'ailleurs, de varier la durée de l'un ou de l'autre jet, de les multiplier, de les combiner très-diversement suivant les cas, les complications, etc.; mais il faut en observer les effets avec beaucoup d'attention et suivre toujours dans leur emploi une progression très-lente.

C'est à Aix en Savoie, à Vernet, dans les Pyrénées-

Orientales, et à Cauterets, dans les Basses-Pyrénées, que ces douches peuvent être administrées avec le plus de succès : on trouve dans ces divers établissements des robinets d'eau chaude et d'eau froide disposés dans des étuves d'une haute température, qui se prêtent admirablement à toutes les conditions du traitement.

Ce n'est pas seulement sous la forme d'applications externes que beaucoup d'auteurs préconisent l'emploi du froid dans le traitement des pertes séminales involontaires ; la plupart signalent les heureux effets de l'eau froide, de l'eau glacée, de la glace à l'intérieur. Ils administrent aux malades quelques cuillerées de glace ou de neige pilée avec du sucre, des fragments de glace pure, du lait glacé, des sorbets, des granits ou des glaces ordinaires, trois, quatre, cinq et six fois par jour. La forme sous laquelle on peut appliquer le froid à l'intérieur, soit comme aliment, soit comme boisson, est absolument indifférente ; il ne faut consulter à cet égard que le goût des malades et les effets produits. La tolérance de l'estomac pour le froid ne pouvant se préjuger, il est prudent de procéder avec mesure : on commence par des boissons fraîches dont on abaisse graduellement la température. Le froid n'agit pas autrement à l'intérieur qu'à l'extérieur ; il n'est utile qu'à ceux dont les organes réagissent avec promptitude et vigueur contre la réfrigération, qui est toujours de sa nature stupéfiante et indigeste. Toutes choses égales d'ailleurs, la réaction est beaucoup plus

facile en été qu'en hiver; la dépense de force nécessaire pour lutter contre la température atmosphérique
peut laisser les organes digestifs sans défense contre
une réfrigération nouvelle dont ils triompheraient facilement dans un autre temps. C'est peut-être encore
parce qu'ils n'ont pas tenu compte de tous les éléments
du problème, que les auteurs ne montrent pas une
égale confiance dans les boissons froides ou glacées :
ils les recommandent presque tous, mais l'assurance et
l'enthousiasme des uns font un étonnant contraste avec
la réserve et la timidité des autres.

Pour notre part, nous sommes arrivé à ne plus même
les essayer, parce que leur effet est trop irrégulier :
pour un bon résultat obtenu, et qui le serait également par d'autres moyens, on voit des rechutes qui
font amèrement regretter ce conseil. Ainsi la plupart
des tabescents nous disent : J'ai eu une perte cette nuit,
parce que j'ai eu une mauvaise digestion qui a été produite par une glace. Dans le cas où quelques malades
veulent cependant en essayer l'usage, nous leur recommandons surtout de prendre la glace ou le sor-
bet non aux fruits, mais au kirsch ou à la vanille, et
de la prendre en mangeant, au dessert, et non deux
heures après le repas, ce qui trouble infailliblement la
digestion chez les personnes dont l'estomac est délicat.

Un autre effet fâcheux des boissons glacées à l'intérieur, ce sont des érections importunes; la pesanteur de la prostate; des irritations du col de la vessie,

traduites par des besoins fréquents d'uriner et la diminution du jet. On a même vu des *catarrhes de vessie* et des *écoulements urétraux* produits par l'ingestion de boissons glacées. Cela motive, on le comprend facilement, notre antipathie pour un agent qui peut, à un si haut degré, compromettre la santé des malades.

Les toniques, les amers, les astringents, à la tête desquels il faut placer le *quinquina, la gentiane,* le *houblon,* sont naturellement indiqués dans le traitement de la spermatorrhée; il en est de même des ferrugineux. Le fer et le quinquina combinés ont été chaleureusement recommandés par le célèbre Tissot, et tous les auteurs reproduisent constamment ces deux héroïques agents de la matière médicale dans leurs innombrables formules : on est ébloui par l'éclat des exemples qui justifient leur admiration et leur enthousiasme. Il est certain que le fer et le quinquina n'ont point de rivaux dans la thérapeutique, quand l'indication de fortifier, de relever le ton et la force, est simple et franchement accusée, quand la faiblesse ne masque aucune complication inflammatoire. Mais, d'une part, nous savons que ce cas est rare chez les tabescents; de l'autre, l'extrême susceptibilité des organes digestifs qui accompagne invariablement la spermatorrhée, rend toujours l'administration des toniques et des ferrugineux singulièrement délicate et difficile. Il faut ajouter que ces médicaments ont, en outre, l'inconvénient fort grave de favoriser la constipation. Il importe donc

ici, sous peine de se préparer des déceptions regretta-
bles, de fermer l'oreille au langage hyperbolique des
auteurs, et de veiller avec la plus scrupuleuse sollicitude sur l'état de l'estomac, du gros intestin, des organes génito-urinaires. La médication tonique, ferrugineuse, est héroïque, sans doute, dans la spermatorrhée ; mais il faut que l'estomac puisse la tolérer, et
que les organes génito-urinaires soient exempts ou
délivrés de tous vestiges d'irritation ou d'inflammation :
on peut alors insister hardiment sur l'emploi des diverses préparations de quinquina, sur celles du fer,
sur tous les autres agents de la médication tonique.
Quand les pertes séminales ne sont plus entretenues
que par le relâchement ou la faiblesse, le praticien ne
manque pas d'armes pour les combattre ; il a le choix
des moyens, quand il n'a qu'à remplir une indication
simple et à modifier l'organisme dans un sens bien déterminé.

Le *quinquina* prime à coup sûr de bien haut tous
les médicaments toniques, soit exotiques, soit indigè-
nes ; mais il faut, avant tout, consulter la susceptibilité de l'estomac, en caresser même les caprices : on est
souvent forcé, pour conjurer ses répugnances ou ses révoltes, d'associer le quinquina à un tonique plus faible,
à la gentiane, au polygala, au houblon, au colombo,
par exemple, ou même de débuter par ces médicaments
seuls, jusqu'à ce que l'estomac déjà tonifié puisse supporter le quinquina. De tels mélanges sont non-seule-

ment mieux tolérés, mais ils produisent un meilleur effet que des doses équivalentes de quinquina seul. Une précaution commandée par la prudence ou la nécessité consiste à joindre au quinquina une certaine proportion de magnésie ou de tout autre médicament propre à prévenir la constipation. Certaines formes de préparations sont mieux supportées que d'autres ; ainsi certains malades préféreront le sirop de quinquina, d'autres le vin ou l'extrait de cette écorce. On peut aussi l'administrer en poudre. Quelques spermatorrhéiques ne peuvent supporter que le sulfate de quinine seul ou associé à la thridace et à l'extrait de valériane.

Quant aux *préparations ferrugineuses,* on peut les administrer sous toutes les formes, soit isolées, soit associées au quinquina ou à d'autres substances toniques, astringentes ou amères. Le fer réduit par l'hydrogène l'emporte de beaucoup sur toutes les autres préparations martiales ; l'estomac le tolère facilement : à la dose réfractée de 20 à 30 centigrammes, il est entièrement absorbé et imprègne l'organisme d'une plus forte proportion de métal que les doses les plus élevées de toute autre préparation ferrugineuse. Le lactate de fer doit à la nature organique de son acide une grande douceur d'action : il passe inaperçu sous forme de pilules dragéifiées, sans offenser ni le goût ni l'estomac ; il est le plus soluble et le plus doux des sels de fer, et peut, à la dose de 40 centigrammes à 1 gramme par litre d'eau, remplacer avantageusement

les eaux ferrugineuses naturelles. Ces dernières ont
ordinairement pour principe actif le carbonate de fer,
dissous à l'aide d'une certaine proportion d'acide carbonique; celles de Spa, de Bussang, d'Orezza, sont les
plus usitées; on s'en sert pour couper le vin aux repas,
ou bien on les mélange avec du lait ou de l'eau potable
ordinaire. Les eaux naturelles sont faciles à imiter; on
les charge à volonté de proportions variables d'acide
carbonique et de carbonate ferreux, ce qui permet de
proportionner leur force tonique à la tolérance des organes digestifs. Les eaux naturelles les plus employées,
après celles de Spa et de Bussang, sont celles de Forges
(Seine-Inférieure), de Cransac (Aveyron), de Vals (Ar-
dèche) et de Saint-Alban (Loire).

Le proto-iodure de fer, le citrate de fer, le tartrate
de potasse et de fer, sont aussi des combinaisons assez
usitées et qui satisfont à certaines indications.

On peut, si les organes digestifs tolèrent avec peine
ou repoussent invinciblement le fer, administrer les
eaux minérales, artificielles et naturelles, sous forme de
bains, de demi-bains ou de douches. La température
qu'il faut donner aux bains ferrugineux se détermine
expérimentalement et varie selon la délicatesse et la
susceptibilité des tabescents; les eaux de Rennes (Au-
de), de Sylvanès (Aveyron), de Lamalou (Hérault), sortent chaudes des sources à un degré de température
qui n'est ni au-dessus ni au-dessous de la tolérance
ordinaire des malades. Les deux premières sont à la

fois ferrugineuses et hydrosulfureuses, avantage inappréciable dans la spermatorrhée compliquée d'affections cutanées dartreuses.

Quand la position de fortune ou la saison ne permet pas aux malades d'aller aux sources dont nous venons de parler, nous recommandons parfois avec beaucoup de succès les bains chauds additionnés de 300, 400 ou 500 grammes de sulfate de fer ou couperose verte du commerce. La durée du bain et sa répétition sont basées sur la tolérance du malade et les résultats obtenus.

Si quelques auteurs ont souvent fait une application intempestive des médications toniques et ferrugineuses dans le traitement des pertes séminales, ils ont bien autrement abusé de la *médication* essentiellement *excitante*. Les médicaments cordiaux purement stimulants, les alcooliques, les teintures, les esprits, les élixirs, toutes les plantes parfumées d'huiles essentielles, etc., inondent les formulaires et entrent dans la composition de tous les *philtres aphrodisiaques*. Il n'en pouvait guère être autrement. Les pertes séminales ont été longtemps méconnues ; on n'était frappé que de l'*impuissance*, qui en était le plus saisissant effet symptomatique, et celle-ci n'était elle-même, pour les médecins comme pour les malades, que le dernier degré de la faiblesse, de la froideur. Il était naturel alors de supposer que les remèdes réputés propres à corriger cette imperfection ou cette maladie dans sa période

initiale, étaient également indiqués dans ses périodes
avancées. C'est à cette méprise que sont dues tant de
recettes incendiaires et traditionnelles, décorées des
noms les plus pompeux et des vertus les plus imaginaires ; les médecins et les charlatans, également abu-
sés, ont rempli l'Orient et l'Occident de breuvages fantastiques et funestes qui se transmettent d'âge en âge
et qui ajoutent toujours au mal que l'on croit guérir,
sans jamais lasser l'aveugle crédulité des malades.
Telles sont les eaux dites de *magnanimité*, les pastilles
du sérail, les innombrables pilules, pâtes et préparations prétendues aphrodisiaques, vantées dans tous les
temps, chez tous les peuples et sous toutes les formes
contre l'impuissance. On ne peut obtenir que les plus
fâcheux résultats de l'emploi de ces médicaments stimulants.

Il peut être nécessaire, dans la spermatorrhée, d'associer les excitants aux toniques et aux ferrugineux ; il
y a des cas extrêmes, où la force vitale touche à l'épuisement et reste insensible à l'action tonique ; il faut
alors remonter, en quelque sorte, l'impressionnabilité
au ton qui permet la réaction. Le fer et le quinquina
se marient heureusement, dans ces cas exceptionnels,
à la cannelle, à la cascarille, à l'écorce de Winter, aux
huiles essentielles, aux principes extraits des ombelli-
fères et des labiées, etc. Mais, si l'on excepte ces cas
in extremis, les médicaments purement stimulants sont
toujours plus nuisibles qu'utiles : il ne s'agit pas, en ef-

fet, d'imprimer aux forces vitales une secousse ou une excitation passagère, par des agents qui laisseront ensuite le malade plus débilité qu'avant leur usage ; il s'agit de faire cesser les causes d'épuisement, de remonter les forces radicales de la vie, et de réparer tous les éléments organiques. Le crédit chimérique des formules stimulantes, de tous les philtres aphrodisiaques, dans le traitement des pertes séminales, tient à l'action que ces compositions exercent sur les hommes simplement affaiblis, sur ceux dont les organes sont paresseux ou naturellement froids. Les auteurs ont été dupes d'un mirage trompeur, qui a faussé successivement leur doctrine étiologique et leur thérapeutique : ils n'ont vu que relâchement et faiblesse dans les organes, et ils n'ont pu songer qu'à les stimuler. Une aveugle et traditionnelle routine a fait, sur ce point, descendre la science aux pratiques incendiaires et insensées du charlatanisme.

Deux médicaments énergiques, journellement employés contre l'impuissance et la débilité congénitale ou acquise des organes génitaux, ont acquis une vogue extraordinaire, bien qu'ils n'eussent jamais dû sortir, ni l'un ni l'autre, de la catégorie des poisons : nous avons nommé les *cantharides* et le *phosphore*.

Les cantharides entrent dans la composition de tous les philtres célèbres dans les annales de la débauche et de l'impudicité ; l'action irritante, élective, qu'elles exercent sur les organes génito-urinaires, semble émi-

24

nemment propre à prolonger les priviléges de la jeunesse et à ranimer les défaillances de la virilité : il est vrai qu'elles provoquent des érections, mais ces érections sont importunes, douloureuses et ingouvernables ; la vessie s'irrite et s'enflamme, ainsi que l'urètre ; parfois le sang coule avec les urines ; il faut alors renoncer à la couche voluptueuse de l'amour, et attendre sur le lit ensanglanté de la douleur l'apaisement des désordres inflammatoires. Tous les tabescents qui s'avisent de prendre des breuvages cantharidés ne tardent jamais à regretter amèrement leur imprudence : ils voient invariablement leurs pertes séminales s'exaspérer, et leurs souffrances redoublent. Les uns sont tourmentés par des érections fatigantes et prolongées, les autres éprouvent, au contraire, une rétraction spasmodique des tissus érectiles, un raccourcissement notable de la verge.

Il n'est pas nécessaire de prendre intérieurement des cantharides pour voir se produire ces redoutables symptômes ; ils peuvent se manifester à la suite d'un vésicatoire appliqué dans le voisinage des organes génitaux, ou même sur d'autres points éloignés (cystite cantharidienne). Les voies génito-urinaires ne sont pas seules à ressentir l'action irritante des cantharides : le tube digestif, dont la susceptibilité est si grande chez les spermatorrhéiques, ne tarde pas lui-même à s'enflammer, et il survient des gastrites, des dyssenteries, etc.

On peut avoir la pensée fort rationnelle de combattre les pertes séminales, par voie d'excitation et de dérivation, à l'aide des vésicatoires volants; mais il faut proscrire sévèrement toutes les substances vésicantes qui contiennent des cantharides, que l'absorption transporte si vite sur les organes génito-urinaires et digestifs.

On trouve dans l'ouvrage de Wichman, traduit par le docteur Sainte-Marie, une observation curieuse, qui montre l'irritation élective que les cantharides exercent sur les organes génitaux portée au maximum de sa puissance :

« J'avais, dit Wichman, appliqué au bras, en 1768,
« un emplâtre ordinaire de vésicatoire à un homme
« âgé de trente ans. La nuit suivante, c'est-à-dire
« quelques heures après cette application, il eut plu-
« sieurs pollutions. Il m'en parla le lendemain, et il
« m'apprit alors que la simple odeur des cantharides
« lui faisait perdre involontairement sa semence pen-
« dant le jour, et, ce qui est encore plus suprenant,
« qu'il était menacé du même accident toutes les fois
« qu'il entendait parler de cantharides : cet homme
« avait les organes de la génération bien conformés,
« et tels qu'ils n'annonçaient aucune faiblesse particu-
« lière. Il avait engendré plusieurs enfants; il est pour-
« tant vrai de dire qu'il avait connu de bonne heure la
« masturbation, et n'avait renoncé qu'un peu tard à
« cette habitude. »

Il est rare, sans contredit, de rencontrer des individus aussi sensibles à l'action des cantharides que le malade dont parle Wichman; mais l'irritation spéciale
que cet agent thérapeutique provoque sur les organes
génito-urinaires est invariable chez tout le monde. Il
importe d'autant plus de signaler les dangers de son
usage que ce remède est populaire, qu'il sert d'instrument à l'ignorance, à l'avidité des charlatans, et qu'il
fait journellement des victimes. Lallemand, dont l'autorité est si imposante quand il s'agit de pertes séminales, déclare qu'aucun des nombreux malades qui l'ont
consulté n'en a jamais obtenu, même momentanément,
de bons effets : plusieurs d'entre eux ont éprouvé une
exaspération effrayante de leurs pertes séminales ; l'impuissance la plus complète a remplacé, chez d'autres,
la prétendue faiblesse des organes génitaux. Un malade, auquel on avait pratiqué une injection dans l'u-
rètre avec la teinture de cantharides étendue d'eau, a
vu échouer tous les moyens que Lallemand et d'autres
praticiens ont pu employer pour le délivrer de ses pertes séminales, démesurément exaspérées par une telle
imprudence. Ce professeur fait la judicieuse remarque
que le mauvais succès des cantharides dans les pertes
séminales devrait ouvrir les yeux des praticiens sur la
véritable cause qui entretient l'impuissance. Si l'affaiblissement des organes génitaux ne tenait, comme l'ont
pensé Tissot, Wichman, le docteur Sainte-Marie, et
presque tous ceux qui ont écrit après eux sur la sper-

matorrhée, qu'à un état de relâchement et d'atonie,
comment seraient-ils si constamment exaspérés par le
médicament qui agit de la manière la plus excitante
sur les organes génitaux ?

Lallemand, à propos des funestes effets des cantharides dans les pertes séminales, condamne, en termes
justement sévères, l'insouciance et la légèreté des praticiens qui conseillent indistinctement les vésicatoires
aux hypocondriaques, pour combattre, par voie de ré-
vulsion, les nombreux accidents dont ils se plaignent,
ou plutôt pour fixer leur imagination par un mal réel,
et se délivrer de leurs plaintes importunes. Il leur rappelle la fréquence des pertes séminales diurnes inaperçues chez ces prétendus malades imaginaires, et rapporte un exemple vraiment terrifiant du danger des
vésicatoires :

« Pendant le cours d'une maladie aiguë et compli-
« quée, on avait appliqué à un jeune homme de vingt
« ans de nombreux vésicatoires qui semblaient avoir
« conjuré le danger ; mais, depuis cinq mois, la con-
« valescence n'avait pas fait le moindre progrès. Le
« malade était resté si faible, qu'il ne pouvait pas
« marcher dans sa chambre sans le secours de deux
« personnes qui le soutenaient sous les aisselles. Les
« membres inférieurs étaient fort infiltrés ; l'œdème
« s'étendait même aux mains et aux bras. Je constatai
« bientôt, dit Lallemand, que cette extrême débilité
« était entretenue par des pollutions diurnes, qui

24.

« avaient succédé à des pollutions nocturnes. Cepen-
« dant il me fut impossible d'en trouver la cause dans
« aucun des antécédents du malade, malgré les détails
« dans lesquels il entra sans détour, autant que le lui
« permit l'affaiblissement de ses fonctions intellec-
« tuelles. D'ailleurs rien de semblable ne s'était mani-
« festé avant la maladie pour laquelle on avait appli-
« qué tant de vésicatoires. C'était donc à l'action des
« cantharides qu'il fallait nécessairement attribuer ces
« pollutions si graves et si prolongées. »

Ce malade put sortir seul après huit jours de traitement; le treizième jour il put faire plus de deux
lieues à pied, sans fatigue et sans gonflement des
jambes. Il n'est donc permis de contester à Lallemand ni la rectitude de son diagnostic, ni l'efficacité
de sa thérapeutique. Il a vu les choses telles qu'elles
étaient : la spermatorrhée n'avait point ici d'autre
cause que l'action spéciale et réitérée des cantharides
sur les organes génitaux; la convalescence n'était en-
travée dans ses progrès que par les pertes incessantes
du liquide séminal. Quelle funeste action les cantharides ne doivent-elles donc pas exercer sur des pertes
séminales établies, si elles ont pu en provoquer de
semblables chez un jeune homme de vingt ans, resté
complétement étranger aux abus et aux excès qui peuvent porter atteinte à la vigueur originelle des organes
génitaux! Aussi, après avoir bien des fois constaté
l'invasion de l'onanisme chez de jeunes enfants por-

teurs de vésicatoires, et convaincu que cette fâcheuse
passion avait été provoquée, chez eux, par l'irritation
élective que les cantharides attirent sur les organes
génito-urinaires, avons-nous l'habitude de recommander aux parents de ne panser les exutoires qu'avec
de la *pommade au garou* sans aucune trace de cantharides.

Quant au *phosphore*, que quelques médecins sys-
tématiques, émules malavisés d'Alphonse Le Roy,
s'obstinent à considérer comme un aphrodisiaque
énergique, il est beaucoup plus dangereux encore
que les cantharides et doit être absolument banni de
la matière médicale. Le phosphore est un poison
caustique, qui agit sur les parois de l'estomac à peu
près comme ferait un charbon rouge. Il faut être véritablement insensé pour s'imaginer qu'un agent qui
brûle les entrailles soit autre chose qu'un instrument
de destruction, indigne de figurer dans l'arsenal thérapeutique. Nous n'entendons pas, du reste, comprendre dans la proscription du phosphore tous les
corps composés qui comptent ce métalloïde au nombre de leurs éléments : la limonade phosphorique, le
phosphate de chaux, etc., n'ont assurément, sous le
rapport de leurs propriétés, rien de commun avec le
phosphore. La logique du docteur Sainte-Marie ne
supporte pas l'examen, quand il invoque, en faveur des
vertus aphrodisiaques du phosphore, l'exemple d'une
consomption dorsale guérie par la limonade phospho-

rique. Le phosphore est neutralisé, dans l'acide phosphorique, comme la soude et l'acide chlorhydrique le sont dans le sel marin; il n'y a aucune corrélation nécessaire entre les propriétés des corps composés et celles de leurs éléments constituants.

Dans les cas où la spermatorrhée tient à un état de relâchement et d'atonie, compliqués d'une vive sensibilité de la membrane muqueuse génito-urinaire, nous recommandons fréquemment les baumes de Tolu, du Canada, de la Mecque, de copahu; la térébenthine, le poivre cubèbe, l'eau de goudron : mais il faut entourer l'administration de ces remèdes de toutes les précautions propres à prévenir la répugnance habituelle des malades, ainsi que le trouble ou la révolte des organes digestifs.

Le copahu bien pur l'emporte sur tous les autres oléo-résineux. Il doit être prescrit d'abord à très-faible dose, et on l'augmente progressivement chaque jour, en observant avec vigilance les effets produits. Il peut aussi être associé avec avantage à la magnésie ou au poivre cubèbe. La forme d'administration qui convient le mieux est celle de capsules gélatineuses ou glutineuses. Ces dernières capsules, qui portent le nom de Raquin, leur inventeur, sont supérieures à tous égards aux capsules gélatineuses; elles sont inodores, insipides, ne paraissent fondre qu'au delà de l'estomac, et ne sont en conséquence jamais suivies de renvois odorants. On en prend une ou plusieurs le soir, quatre ou cinq heures après le repas, et l'on augmente la dose selon les effets produits. La térébenthine se donne à la dose de 30 à 50 centigrammes et plus, en pilules. L'eau de goudron se coupe avec l'eau pure; deux cuillerées dans un demi-verre d'eau suffisent d'abord; on concentre ensuite progressivement le mélange, selon la tolérance des organes digestifs ou l'état des malades.

Un agent thérapeutique qui a été souvent mis en usage avec d'éclatants et rapides succès, dans le traitement de la spermatorrhée, c'est l'électricité; mais il importe, sous peine de marcher contre le but que l'on veut atteindre, que l'indication d'exciter, de stimuler les organes génitaux, soit bien nettement accusée; il importe aussi que les pertes séminales soient essentiellement passives et atoniques, dégagées de toute complication inflammatoire, de toute irritation, de toute susceptibilité nerveuse. Dans ces cas simples, qui touchent à l'*état paralytique*, rien ne peut se comparer à la puissance et à la vivacité d'action des secousses électriques : les forces se raniment et se relèvent pour ainsi dire à vue d'œil; les changements les plus manifestes et les plus heureux se produisent souvent d'un jour à l'autre. Lallemand rapporte l'exemple remarquable d'un malade guéri en neuf séances par le galvanisme : le succès fut aussi durable que complet; pourtant les pollutions diurnes tenaient à une atonie profonde, presque portée jusqu'à la paralysie;

les membres inférieurs étaient infiltrés, ainsi que le scrotum ; il y avait épanchement considérable dans la tunique vaginale ; la peau était pâle, transparente et froide. La maladie avait été provoquée par un froid violent et prolongé. Cet agent, comme la plupart de ceux que nous venons de passer en revue, rend surtout de grands services lorsque les pertes séminales sont préalablement taries par un traitement local, et qu'il ne s'agit plus que de donner du ton à des organes depuis longtemps débilités et inhabiles à remplir leurs fonctions.

L'électricité doit être administrée avec prudence et mesure ; il faut proportionner la vivacité et l'intensité du courant aux forces du malade. Une secousse électrique modérée stimule les nerfs et réveille la vie dans les tissus érectiles ou contractiles, tandis qu'une impulsion trop violente stupéfie et provoque une prostration plus ou moins intense qui est précisément en sens inverse du but qu'on se propose d'atteindre. Personne n'ignore les effets sidérants de la foudre. Or un courant électrique est la foudre en miniature, et un agent aussi puissant ne doit être manié qu'avec la plus grande circonspection. Il est heureusement facile, avec les appareils électro-magnétiques ou galvaniques dont la science dispose maintenant, de pouvoir graduer à volonté l'intensité du courant et l'énergie des secousses électriques. Il est prudent de tâter, dans les premières séances, la susceptibilité du malade, et de n'augmenter la dose d'électricité qu'après avoir observé les premiers résultats. Il est important aussi de savoir que les nerfs semblent devenir chaque jour meilleurs conducteurs ou plus sensibles à l'action des courants ; que diverses circonstances relatives à l'état des organes, à la peau plus ou moins humide, à l'épiderme plus ou moins fin, peuvent influer beaucoup sur la transmissibilité du fluide. De là vient qu'on obtient quelquefois des effets croissants avec la même force électrique. Le praticien doit avoir incessamment l'œil ouvert sur toutes les causes possibles de variation dans l'intensité des impulsions ; il doit surtout procéder par voie de tâtonnement et d'expérience avec des malades qui sont, en quelque sorte, de vivants et délicats instruments de précision.

Il faut diriger les courants suivant la direction des nerfs qui se rendent de la moelle aux organes génitaux, c'est-à-dire de la région des reins au pli des aines. On peut, après quelques séances, essayer de rendre l'action du courant plus directe en la dirigeant des lombes au périnée ; mais il faut s'assurer alors que les secousses ne provoquent pas la contraction convulsive des vésicules séminales. Souvent aussi nous faisons des *frictions électriques* le long du trajet des nerfs spermatiques que nous venons d'indiquer, avec une petite *brosse métallique* qu'on adapte à l'un des pôles de l'instrument. On peut encore, comme nous l'avons fait plusieurs fois avec succès, à l'exemple de Lallemand, établir un courant direct dans toute la longueur de la verge, ainsi qu'à travers les vésicules séminales. A cet effet, on introduit dans le canal de l'urètre une sonde qui pénètre jusqu'à la vessie; une autre sonde ou une tige métallique est introduite par le rectum, et l'extrémité libre des instruments reçoit les deux pôles de la pile, dont le circuit s'opère de cette façon à travers les organes génitaux érectiles et sécréteurs. Il faut, dans les premières séances, n'employer qu'un courant très-faible, qui ne doit même jamais, malgré l'augmentation successive à chaque séance, arriver à une grande intensité, sous peine de voir se produire des accidents comme celui que rapporte Lallemand. Un Anglais, atteint de paresse de vessie et de torpeur de l'intestin rectum, était soumis à l'action de la pile; on n'avait pas bien gradué le nombre de couples, et tout à coup « le malade fit un saut convulsif « sur son canapé, renversa la pile, les aides qui te- « naient les conducteurs, et se trouva debout, a « milieu de l'appartement, avec toutes les apparen « ces de la plus violente frayeur. Cet accident n'eu « d'autre résultat qu'une légère augmentation dan « la puissance contractile de la vessie. Néanmoins i « fut impossible de déterminer le malade à se lais « ser ensuite galvaniser, ni de cette manière ni d'au « cune autre. »

Depuis Lallemand, qui n'employait que la pile, o a inventé des appareils électriques au moyen des ai mants, avec lesquels il est bien plus facile qu'autrefois de doser l'électricité, non-seulement comme intensité de courant, mais encore comme rapidité de secousses. Aussi son emploi s'est-il bien vite généralisé, et il n'est presque pas de médecin qui n'ait obtenu lui-même de très-bons résultats avec cet agent si efficace dans les cas de paralysie, soit musculaire, soit viscérale. Nous ne saurions trop recommander l'électricité, dans les cas de faiblesse nerveuse des organes génitaux, aux praticiens qui n'ont pas encore expérimenté ce moyen : ils en obtiendront des effets vraiment miraculeux.

Nous possédons un autre agent médicamenteux qui se rapproche singulièrement de l'électricité dans son mode d'action sur le système nerveux et sur la contractilité musculaire : c'est le *seigle ergoté* ou plutôt l'*ergot du seigle*. La prodigieuse influence que ce médicament exerce sur les contractions utérines n'est pas l'effet d'une affinité spéciale et élective pour un seul organe; l'ergot agit sur la plupart des tissus musculaires et contractiles soumis ou soustraits à l'empire de la volonté comme sur l'utérus. Il n'est pas douteux qu'il ne stimule puissamment, dans les deux sexes, les organes génitaux, la vessie, le rectum, le tube intestinal, en un mot tous les muscles. Le docteur Payan a guéri, à l'aide de l'ergot de seigle, des ischuries, des paralysies de la vessie et du rectum, des paraplégies qui tenaient à l'atonie de la moelle épinière ou des nerfs qui en sortent. Lallemand a guéri aussi, par le

même moyen, une paralysie incomplète de la vessie
et du rectum ; le malade put, dès le cinquième jour,
uriner sans le secours de la sonde ; il ressentait souvent, sous l'influence d'un gramme et demi d'ergot
par jour, des secousses involontaires dans ces parties,
ainsi que dans les bras et les jambes : ces secousses
étaient assez fortes pour le réveiller pendant la nuit.

Le même auteur ayant appris d'un médecin d'Italie
que huit tabescents, gravement affectés, avaient été
guéris par l'ergot de seigle administré à la dose de 6
à 24 grains par jour (0,30 centigrammes à 1,20 centigrammes), prit le parti de faire l'essai de ce médicament dans les pertes séminales, et l'employa
dans cinq cas où les autres moyens de traitement
avaient échoué : ces cas étaient donc graves, rebelles,
et offraient peu de chances de succès. Lallemand
fut tellement frappé des résultats qu'il obtint, qu'il
n'hésita pas à déclarer que l'ergot de seigle est destiné à prendre, dans le traitement des pertes séminales atoniques, une place importante. Un de ces
cinq malades guérit, en quinze jours, de pollutions
nocturnes très-rapprochées ; l'ergot ne fut pas porté
au delà de 50 centigrammes par jour. Un second malade guérit également, mais il fut forcé de prendre
l'ergot à la dose de 30 à 90 centigrammes par jour
pendant un mois : il était atteint de pollutions diurnes. Un troisième malade avait aussi des pollutions
diurnes très-graves, compliquées de constipation opi-

niâtre et de paresse dans l'émission des urines; il
ne vidait jamais sa vessie qu'incomplétement. Il guérit
comme les deux premiers malades, mais il fut forcé
de porter la dose de l'ergot de seigle jusqu'à 150 centigrammes. Quant aux deux derniers malades, l'un
n'obtint qu'une amélioration peu importante, l'autre
vit ses pollutions s'aggraver : on se décida à disconti-
nuer l'usage du médicament.

Depuis les essais de Lallemand, l'ergot de seigle a
pris une des premières places parmi les agents thérapeutiques destinés à combattre les pertes séminales et
l'atonie nerveuse des organes génitaux. Un pharma-
cien en a même extrait le principe actif sous une
forme concrète à laquelle il a donné le nom d'*ergotine*.
L'ergot de seigle en nature s'administre seul ou associé à d'autres médicaments, tels que la quinine, la
noix vomique, l'alun, etc. La dose est de 25 centigrammes à 1 gramme par jour. Il est important de
savoir que ce médicament est fort altérable au contact de l'air et de la lumière, et que ses effets varient
beaucoup selon qu'il est ou n'est pas altéré. Il faut le
choisir entier, d'un brun violacé, d'une cassure nette,
le pulvériser au moment même où l'on veut s'en servir, et l'administrer en suspension dans l'eau ou en
pilules; cependant certains médecins se contentent
de le faire grossièrement concasser, et le font ava-
ler ainsi par fragments. L'*ergotine* s'administre sous
forme de granules de 1 milligramme. On commence

par un ou deux granules par jour, et on peut successivement élever la dose jusqu'à cinq et six granules par jour.

Il était impossible d'avoir recours, dans la spermatorrhée et l'affaiblissement nerveux des organes génitaux, à l'électricité et au seigle ergoté sans se rappeler les propriétés fort énergiques et analogues de la *noix vomique* et de la *strychnine*. L'influence de ce médicament sur les nerfs et sur les muscles, ses propriétés héroïques dans la paralysie, le signalaient aux praticiens, et semblaient promettre, dans les pertes séminales provoquées ou entretenues par un état de débilité ou de stupeur nerveuse, des succès certains et durables. Quelques praticiens, pour avoir trop présumé de l'action favorable de ce médicament, semblent n'y avoir plus qu'une médiocre confiance ; cependant notre expérience personnelle nous permet d'affirmer que, lorsqu'on administre l'extrait de noix vomique dans la faiblesse nerveuse, et lorsque les pertes séminales ont disparu sous l'action d'un traitement préalable, on en obtient toujours de trèsbons résultats. Il est certain que ce moyen ne produira qu'une excitation qui n'aura rien de durable si la spermatorrhée persiste, puisque à chaque instant l'écoulement insensible du fluide séminal viendra miner les forces viriles et les annihiler.

La dose est de 2 à 3 centigrammes d'extrait alcoolique par jour, sous forme pilulaire. Son action devra être activement surveillée. Il faut en interrompre l'usage de temps en temps, pour reprendre ensuite. Avec ces précautions, on est certain d'éviter ces accidents d'intoxication.

TRAITEMENT DE LA FORME NERVEUSE

DE LA SPERMATORRHÉE.

Nous avons décrit cette forme de spermatorrhée, qui
tient à une susceptibilité insolite des nerfs, à un éréthisme ingouvernable des tissus érectiles et des vésicules séminales. La sensibilité et l'irritabilité morbides
de l'appareil génital sont quelquefois tellement exagérées, que le contact accidentel d'un vêtement, que le
plus léger attouchement, suffisent pour provoquer des
érections incomplètes et fugaces ou des *émissions séminales incoercibles*. Cette excitabilité pathologique
peut être acquise ou congénitale. Dans le premier cas,
elle est ordinairement l'effet et le châtiment d'un usage
abusif ou excessif des organes génitaux. Les malades
éprouvent alors des élancements douloureux et des
battements importuns dans la région périnéale ; les
vésicules se contractent convulsivement, et éjaculent
spontanément le liquide spermatique sans provocation,
sans érection, sans aucune préoccupation mentale éro-

tique. Van Helmont et Galien assimilaient, par une juste et saisissante métaphore, l'explosion soudaine et inattendue de ces éjaculations à un accès d'épilepsie locale.

Cette forme de spermatorrhée se manifeste ordinairement, au début de la puberté, chez les individus nerveux, irritables et mobiles, sous l'influence des provocations les plus insignifiantes et les plus excentriques : une vive commotion morale, un mouvement d'impatience, ont quelquefois déterminé la première éjaculation. Des maux de nerfs de toute nature, des convulsions et des spasmes ont tourmenté l'enfance, et plus tard compromis l'évolution organique de la puberté. Toute sensation est un premier degré de souffrance pour des organisations sensibles et délicates ; tout ce qui les touche semble les blesser : on dirait qu'elles sont impropres à supporter les conditions ordinaires de la vie, et qu'elles ont été placées dans un milieu trop vif et trop ardent qui n'est pas fait pour elles.

Les remèdes calmants et narcotiques sont naturellement indiqués dans le traitement de la spermatorrhée nerveuse, mais il ne faut employer l'opium qu'avec une extrême circonspection. Cet agent est un modificateur puissant, héroïque, éminemment propre à rompre l'habitude morbide qui entretient les contractions spasmodiques ou convulsives des vésicules séminales ; malheureusement il occasionne facilement des pesanteurs de tête, des céphalalgies, des congestions cérébrales ; il trouble les digestions et favorise la constipation.

inconvénients, fort graves chez les tabescents, s'opposent bien souvent à l'emploi des préparations opiacées; on ne doit, dans tous les cas, les prescrire qu'à doses réfractées, en observant avec une sévère vigilance leurs effets physiologiques : on y renonce aussitôt que l'on aperçoit des signes non équivoques d'intoxication.

Dans beaucoup de circonstances il est préférable d'avoir recours, dans le traitement de la spermatorrhée nerveuse, à la *belladone* ou au *datura stramonium.* Ces deux agents thérapeutiques n'agissent pas moins énergiquement contre les spasmes et les convulsions que l'opium ; ils calment même plus promptement et plus sûrement l'élancement, la douleur.

La *thridace,* suc épaissi résultant des incisions faites aux feuilles de laitue, et le *lactucarium,* ou *opium indigène,* obtenu par des incisions faites aux têtes de pavot, sont deux médicaments qui ont été employés, dans cette affection, avec des succès fort encourageants. On a vu des pollutions, entretenues par l'éréthisme nerveux, s'éloigner sensiblement et finalement s'arrêter sous l'influence de l'action de la thridace ou du lactucarium administrés en pilules, associés au *camphre* et à l'*extrait de valériane.* Il est difficile de faire, dans ces guérisons, la part de la thridace, du lactucarium, du camphre ou de la valériane ; quoi qu'il en soit, il est bon de les connaître : l'efficacité d'une formule est, aux yeux du praticien, un titre qui l'emporte sur l'interprétation de ses effets.

L'action sédative et anti-spasmodique du *camphre*,
la propriété spécifique qu'on lui accorde généralement
d'engourdir le sens génésique et de calmer les érections, désignaient particulièrement cet agent thérapeutique au choix des praticiens dans le traitement de la
spermatorrhée ; mais l'expérience ne paraît pas avoir
entièrement confirmé, à cet égard, les prévisions de la
théorie. Le camphre n'a pas agi uniformément chez
les tabescents nerveux et impressionnables : utile aux
uns, il a été nuisible ou pour le moins inutile aux autres ; on lui doit, en somme, plus de disputes que de
guérisons. Pourtant l'inconstance et l'indécision des
résultats justifieraient mal le découragement et ne
contre-indiquent pas le camphre dans le traitement
de cette forme de pertes séminales. Il est certain que ce
médicament est un modificateur énergique du système
nerveux, et qu'il exerce électivement, dans un très-grand
nombre de cas, la plus heureuse et la plus puissante
sédation sur les organes génito-urinaires : à ce double
titre, il peut rendre aux tabescents d'éminents services ;
mais il est difficile de prévoir ses effets dans un cas
donné, et il n'est pas rare d'être trompé dans son espoir :
l'agent sédatif peut devenir malencontreusement agent
perturbateur. Bien loin de calmer les pollutions, il
exaspère l'éréthisme nerveux et accroît tous les accidents. Le meilleur moyen de corriger ces chances fâcheuses consiste à ne donner le camphre aux tabescents qu'à doses très-faibles (20 à 30 centigrammes) :

25.

tous les praticiens s'accordent sur ce point. On ne saurait avoir la main trop légère quand il s'agit d'administrer à ces malades des médicaments énergiques ; il faut procéder par voie de tâtonnement, veiller sans cesse sur l'état des organes digestifs, et reconnaître, par de timides essais, la tolérance générale de l'organisme.

La même prudence doit guider le praticien dans l'application au traitement de la spermatorrhée nerveuse de tous les médicaments sédatifs, nervins, antispasmodiques, autres que le camphre et le *nymphæa*. Quand on jette un coup d'œil sur les médicaments de cet ordre qui enrichissent la matière médicale, on se croit apte à conjurer toutes les affections nerveuses; mais malheureusement l'expérience ne tarde pas à nous détromper ; toutes ces richesses, plus apparentes que réelles, n'ont trop souvent aucune valeur sérieuse : on prend, on laisse, on reprend ces anciens et ces nouveaux médicaments que la science exalte un jour pour les abandonner complétement le lendemain. On s'en sert empiriquement, comme d'une monnaie traditionnelle et fictive dont personne ne connaît exactement le titre. Il faut ajouter aux mécomptes fréquents qui dévoilent l'insuffisance de ces pompeux et imaginaires talismans thérapeutiques l'inconvénient, qui leur est commun, de n'agir en général que pendant les heures d'application, et de ne produire que des guérisons incomplètes et éphémères.

En dehors des agents généraux dont nous venons de

parler, ou concurremment avec eux, on doit employer des moyens locaux dont l'efficacité irrécusable est constatée chaque jour, depuis nombre d'années. Je veux parler de l'introduction de bougies dans le canal de l'urètre. Ce moyen, que l'ignorance peut trouver insignifiant et bizarre, est au contraire éminemment scientifique et rationnel ; les mains habiles qui l'ont popularisé ont été guidées par des idées physiologiques très-fines et très-positives. Aussi les succès ne se sont point fait attendre ; ils ont été nombreux et éclatants. L'expérience a prouvé, par des exemples multipliés, que *le contact et le séjour momentané d'une bougie dans l'urètre* modifiaient heureusement la susceptibilité de ce conduit, faisaient cesser l'état spasmodique, et substituaient aux convulsions et au désordre la régularité, l'accord, les synergies naturelles de la fonction spermatique. Ces succès n'ont rien de mystérieux pour la science ; on s'en rend facilement raison si l'on songe aux lois et aux effets de la médication substitutive : la nature rentre dans tous ses droits par les efforts que fait la force vitale pour repousser un corps étranger dont la présence a surpris la sensibilité. On conçoit que les phénomènes seront les mêmes si l'éréthisme est purement nerveux, spasmodique ou convulsif, s'il est légèrement inflammatoire, s'il est simple ou compliqué d'atonie de la fibre ; la présence de la bougie remplit, avec un égal succès, ces indications simples ou complexes, et n'offre pas moins de chances de guérison dans les cas légers de spermatorrhée inflammatoire que dans ceux de spermatorrhée nerveuse. Cet avantage parle d'autant plus haut en faveur de la médication substitutive réalisée par la présence de la sonde, que tout n'est pas aussi simple et aussi distinct dans la nature que dans nos conceptions, et que l'on voit, dans presque tous les cas de spermatorrhée, l'irritation, le spasme et l'atonie se combiner ou se succéder dans des proportions diverses.

Mais l'introduction d'une bougie dans l'urètre, chez les tabescents atteints de spermatorrhée nerveuse ou inflammatoire, n'est pas toujours une opération aussi facile que l'on serait tenté de le croire. Le cathétérisme cause quelquefois des douleurs intolérables chez ces malades : il en est qui poussent des cris effrayants, qui s'agitent, se roidissent, se contournent de mille façons, et tombent finalement dans un état convulsif plus ou moins général. Cette sensibilité urétrale immodérée est précisément un indice de la nécessité absolue de cette opération, puisqu'elle trahit une irritabilité excessive de la membrane muqueuse de l'urètre, dont l'état maladif est une cause incessante de pollutions. C'est donc un présage favorable qui doit ajouter à la confiance qu'inspire le cathétérisme; mais, on le comprend, il importe de n'en user qu'avec une extrême circonspection ; on ne doit, dans ces cas exceptionnels, porter sur l'appareil génital qu'une main prudente, délicatement habile, rompue par un long exercice à la *manœu-*

vre du cathétérisme. Il ne faut pas s'obstiner à pénétrer dans la vessie ; il vaut mieux interrompre les manœuvres pour les reprendre dans un moment moins défavorable : l'audace serait ici une coupable et brutale témérité ; on rebuterait pour jamais le malade, ou bien, chose plus grave, on risquerait d'éveiller dans le canal de l'urètre des spasmes compliqués de réactions fébriles.

Il est de principe, toutes les fois que la sensibilité de la muqueuse est exagérée, toutes les fois que l'on rencontre dans le canal une résistance spasmodique, un état d'éréthisme nerveux ou inflammatoire, il est de principe, disons-nous, de procéder avec une sage lenteur, d'avancer doucement par de légers tâtonnements, et de s'arrêter tout court si l'on sent l'instrument spasmodiquement saisi et comprimé par les parois du canal. Cet état de spasme ou de convulsion tonique peut durer une ou plusieurs minutes ; il serait souverainement imprudent de chercher à le vaincre par la force : il faut laisser la douleur se calmer, et attendre patiemment la cessation du spasme ou la détente spontanée des organes. Deux partis différents s'offrent alors à l'opérateur : il peut, si l'état des choses le permet, compléter le cathétérisme, pousser l'instrument jusque dans la vessie pour le retirer quelques instants après ; ou, tout au contraire, si les spasmes se renouvellent et s'exaspèrent, si la douleur renaît plus vive et plus intolérable, il doit, sans hésiter, retirer la bougie pour reprendre les manœuvres un autre jour, sous la protection de tous les moyens auxiliaires que peuvent fournir les médications antiphlogistique, calmante ou antispasmodique.

Quelques praticiens recommandent de garder la bougie ou la sonde à demeure dans le canal pendant un temps plus ou moins long, un quart d'heure, une demi-heure, une heure et même plus longtemps. Nous considérons cette manière d'agir comme éminemment nuisible, ou au moins inutile : nuisible, parce que le séjour prolongé d'un instrument toujours plus ou moins irritant dans le canal peut provoquer une vive réaction fébrile ou une exaspération des symptômes ; inutile, parce que le contact d'un corps étranger, pendant une à deux minutes et souvent moins, suffit, sans aucun risque d'ailleurs, pour procurer, dans les cas dont nous nous occupons, une très-heureuse modification de la sensibilité de la membrane muqueuse, d'où résulte, en dernier lieu, une tonicité plus grande de tout l'appareil génital. On emploiera d'abord une bougie en gomme élastique, conique, à petite boule terminale, parce que l'introduction de cet instrument est extrêmement facile et qu'il est en général bien supporté. Après quelques séances, lorsque la vive sensibilité du canal aura déjà été amortie, on aura recours aux bougies de cire, dont l'action est plus énergique et dont le résultat est aussi beaucoup plus favorable. L'un et l'autre instrument ne seront jamais gardés plus d'une à deux minutes dans le canal.

Des chirurgiens emploient de préférence une sonde métallique en étain. Dans les cas dont nous nous occupons, nous avons proscrit entièrement ces instruments de notre pratique. D'abord ils ont l'inconvénient d'effrayer le malade bien plus qu'une bougie molle en gomme ou en cire ; puis leur poids est trop fatigant pour le canal, et enfin tous les résultats qu'on peut attendre de l'emploi d'un corps étranger comme modificateur de la sensibilité de l'urètre sont parfaitement obtenus par les deux genres d'instruments dont nous venons de parler. Il ne faut pas croire qu'on doive d'abord commencer par des bougies de petit calibre : les instruments d'un moyen diamètre sont bien plus faciles à introduire dans un canal qui ne présente pas de rétrécissements que ceux d'un petit volume. Il ne faut cependant pas non plus que la bougie soit trop volumineuse, parce qu'on fatiguerait l'urètre par une trop grande distension. Le calibre de 6 à 7 millimètres de diamètre correspond aux n°s 18, 19, 20 et 21 de la filière métrique, et c'est dans cette dimension qu'on devra toujours prendre des instruments.

Selon la façon dont la bougie est tolérée, on renouvellera l'opération tous les quatre, six ou huit jours au plus tard. Le critérium infaillible à ce sujet, c'est que la membrane muqueuse ne conserve aucune trace de la précédente introduction. De préférence on choisira le soir pour le passage de l'instrument : de cette façon, pendant le repos de la nuit, toute trace d'irritation s'ef-

facera. Quand l'amélioration est franchement décidée, l'opération, que le malade peut se pratiquer lui-
même, ne doit plus être faite que tous les quinze jours
(Voir *Traité pratique des voies urinaires* - 12ᵉ édi
tion.)

Quand on a du temps devant soi, et que la maladie
n'est pas trop invétérée, ce moyen, favorisé d'ailleurs
par l'emploi de médicaments internes appropriés et variables selon les particularités de la maladie et la constitution du malade, suffit pour guérir les pertes séminales;
sous son influence, en effet, on voit l'état morbide de
la muqueuse se modifier favorablement, la santé s'améliorer, les pertes séminales s'éloigner et disparaître; et
les relations sexuelles, inopportunes ou impossibles au
début du traitement, viennent heureusement compléter
ter la cure et s'opposer au retour des égarements solitaires.

Quand des malades ne peuvent supporter que difficilement dans le principe le séjour de la sonde dans
l'urètre, il ne faut pas pour cela abandonner la partie,
parce qu'on remarque bientôt que le contact momentané de la sonde a suffi pour changer profondément les
conditions anomales de la sensibilité et de la contractilité dans l'urètre et dans les tissus érectiles ou contractiles; les malades éprouvent, au moment du retrait de
l'instrument, un sentiment insolite de bien-être et une
atténuation notable de l'état spasmodique : sous l'influence d'une amélioration progressive qui croît dans le

même rapport que le nombre des épreuves, le séjour de la sonde ne tarde jamais beaucoup à devenir supportable et à produire les heureux effets de la médication substitutive.

L'*acupuncture*, dont on est presque honteux d'exhumer aujourd'hui le souvenir, serait, selon le professeur Lallemand, un agent héroïque et presque spécifique contre la spermatorrhée nerveuse, quand ces pertes ne tiennent qu'à l'action irrégulière du système nerveux génital. L'influence de cette singulière opération serait toute-puissante contre l'élément douleur; les tabescents voient immédiatement disparaître, au contact des aiguilles chinoises, les sensations pénibles qu'ils éprouvaient auparavant ; tous les phénomènes qui tiennent au trouble de l'innervation s'amoindrissent d'une manière remarquable, et quelquefois même ils ne reparaissent plus.

Quant aux pertes séminales, leur disparition, sous l'influence de l'acupuncture, n'est pas aussi constante; elles ne cèdent pas toujours après l'apaisement des troubles nerveux. Lallemand affirme néanmoins avoir plusieurs fois fait disparaître des pollutions *en une seule séance*.

Le même auteur a délivré, par l'acupuncture, des malades atteints de douleurs névralgiques intolérables, soit dans le testicule, soit dans le cordon spermatique. Il cite le cas d'un malheureux malade, qui éprouvait, sans aucune altération appréciable, ni dans le volume

ni dans la forme du testicule, des douleurs véritablement crucifiantes, qui lui faisaient réclamer l'ablation
de cet organe; quatre applications des aiguilles firent
complétement cesser ces affreuses tortures, et le malade,
entièrement guéri, put se marier quelques mois après
son traitement.

Ces mémorables exemples, placés sous la garantie du
nom de Lallemand, n'ont rien de commun avec les miracles qui déshonorent les annales de l'acupuncture,
et nous paraissent éminemment propres à tenter les
vrais praticiens et à réhabiliter, au moins partiellement,
la pratique chinoise. Que ces faits soient difficiles à
comprendre et plus difficiles encore à expliquer, nous le
voulons bien, quoique, pourtant, ils ne mettent point
l'esprit à l'épreuve d'une plus haute surprise que les
exemples ordinaires de la médication substitutive ou
que tant d'autres faits cliniques ou physiologiques qui
n'effarouchent nullement notre esprit ; acceptons-les
toutefois, puisqu'ils ne sont point contestables, et, sans
nous mettre l'imagination à la torture pour les interpréter, cherchons plutôt à les imiter, c'est-à-dire à guérir par l'acupuncture des affections locales essentiellement nerveuses, contre lesquelles les moyens habituels
de guérison auront été impuissants.

Voici comment Lallemand procédait pour appliquer
l'acupuncture au traitement des pertes séminales : « Les
« aiguilles doivent être aussi grêles que possible, et
« assez longues pour pénétrer jusque dans la vessie.

« On les détrempe, en les faisant chauffer jusqu'à ce
« qu'elles changent de couleur, afin qu'elles ne puis-
« sent casser. On leur forme une tête en cire à cache-
« ter, afin de pouvoir les manier facilement, et on les
« enduit légèrement d'un corps gras.

« Après avoir fait uriner le malade, on introduit la
« première aiguille sur le périnée, entre la racine des
« bourses et la marge de l'anus; sa pointe est dirigée
« suivant la ligne médiane, de manière à traverser la
« moitié inférieure de la prostate, jusqu'au-dessous du
« col de la vessie. La seconde est introduite entre la
« première et la marge de l'anus et dirigée dans le
« même sens. On peut en mettre une troisième en avant
« de la première, en la dirigeant obliquement vers la
« partie inférieure du col de la vessie. De cette manière,
« la prostate doit être traversée dans le trajet que par-
« courent les canaux éjaculateurs, pour aboutir au
« véru-montanum. Il est donc difficile que ces conduits
« échappent à l'action des aiguilles.

« Je laisse les aiguilles en place une heure au moins
« et trois heures au plus; mais on pourrait prolonger
« davantage leur séjour, car elles n'ont d'autre incon-
« vénient que d'exiger une immobilité absolue. Leur
« extraction est seule un peu douloureuse. »

On a aussi préconisé récemment, pour faire disparaître les pertes séminales spasmodiques, l'introduction
dans le rectum d'un appareil en buis ou en ébène,
en ivoire ou en cuivre, appelé *compresseur prosta-*

tique. Cet instrument a la forme d'une olive très-volumineuse, renflée dans la portion qui reste dans l'intestin, et rétrécie dans le point correspondant au sphincter : la portion rétrécie se termine par un anneau qui est traversé par un morceau de caoutchouc, dont la fonction est de maintenir l'appareil au dehors, et de l'empêcher de s'enfoncer trop avant dans l'intestin. Cet appareil doit avoir assez de longueur pour arriver jusqu'à la glande prostate, et pouvoir ainsi exercer sur les conduits éjaculateurs du sperme une pression capable de résister à la contractilité des vésicules séminales. De cette façon, les pertes séminales spasmodiques, c'est-à-dire par susceptibilité exagérée des vésicules spermatiques, seraient empêchées. On garde cet appareil en tout temps, même en marchant, et, après un certain temps d'usage, à mesure que les pertes disparaissent, on ne l'applique plus que la nuit, puis de deux jours l'un. L'auteur prétend que, par ce moyen, il a guéri beaucoup de spermatorrhées rebelles ; mais nous avons eu occasion de donner des soins à plusieurs malades qui avaient employé cet instrument, et chez lesquels le contact de cet appareil avait été intolérable et avait causé, outre une gêne affreuse, une aggravation considérable des pollutions. On comprend parfaitement ce résultat, quand on se rend compte des circonstances dans lesquelles cet appareil est précisément recommandé. Le *compresseur* doit être appliqué dans les cas de spermatorrhée spasmodique ; or, chez les malades

nerveux, irritables au dernier point, et chez lesquels
les pollutions ont encore aggravé l'excitabilité, le contact d'un semblable corps étranger dans le rectum détermine un agacement dont le premier effet est précisément l'exaltation de la susceptibilité des vésicules séminales, et par suite un plus grand nombre de pollutions
involontaires. Cet appareil ne peut donc convenir dans
les cas de pertes séminales par suite de spasme exagéré
des vésicules ; tout au plus pourrait-il être recommandé
dans certaines formes de spermatorrhée par inertie qui
accompagnent les paralysies des membres inférieurs.
Dans ce cas, la compression mécanique des conduits
éjaculateurs, en s'opposant à la sortie du sperme, préviendrait une cause d'épuisement, qui est souvent chez
les malades de cet ordre un obstacle à la guérison.
(Voir *Traité des maladies des voies urinaires*, 12ᵉ édition, les figures représentant la description du *compresseur prostatique* et son application dans l'intestin rectum.)

Nous venons d'indiquer le traitement qu'il convient
d'appliquer aux pertes séminales involontaires, provoquées et entretenues par l'*irritation inflammatoire,*
par l'*atonie*, par la *susceptibilité nerveuse exagérée des
organes spermatiques*. Sous ces trois formes distinctes,
la cause prochaine et déterminante du mal agit directement sur les organes mêmes qui lui servent de siége
dans ses périodes successives ; ici, la spermatorrhée,
considérée sous le double rapport de sa nature et de ses

causes, est essentielle, primitive, directe; les indications curatives se tirent de l'essence même du mal. Les
trois états pathologiques qui le constituent se montrent
rarement isolés; fréquemment ils se combinent, coexistent, et imposent à l'affection principale un caractère ou une essence complexe; mais si, dans ce
dernier cas, les indications se compliquent et sou-
lèvent des questions obscures et délicates, c'est toujours dans la maladie elle-même, dans l'état spécial
des organes malades que l'on doit chercher les
moyens de les résoudre et d'instituer un traitement
rationnel.

Il en est tout autrement des indications qui servent
de base ou de point de départ au traitement des diverses formes spéciales de spermatorrhée dont nous allons
maintenant nous occuper. Ici la question n'est plus
aussi simple. La spermatorrhée est bien toujours la
maladie principale; la suppression des pertes séminales
prime de bien haut toute autre préoccupation thérapeutique, et constitue toujours l'indication dominante et
fondamentale; mais une autre maladie a précédé les
pertes séminales : c'est elle qui a provoqué leur explosion; c'est elle encore qui les entretient et qui perpétue leur durée; c'est donc à cette maladie préexistante
et concomitante que doit s'attaquer avant tout la thérapeutique, pour couper la spermatorrhée dans sa racine ou dans son germe, et pour remplir ainsi l'indication principale du traitement.

Il est évident que la nécessité d'attaquer la spermatorrhée dans les affections préexistantes qui en ont provoqué le développement va nous conduire à des traitements divers, qui n'auront entre eux rien de commun, qui varieront comme les affections auxquelles on les oppose. Dans chaque cas particulier nous marcherons, par des chemins différents, à un but qui ne change pas : ici, le traitement de la spermatorrhée sera celui de la *constipation* ou de la *diarrhée*; là, ce sera le traitement de la *blennorrhagie*, des *hémorrhoïdes*, de la *syphilis*, des *dartres*, des *ascarides*, etc.

Les pertes séminales peuvent avoir été provoquées par une affection préexistante qui n'existe plus, et être entretenues par une autre; c'est naturellement celle-ci qui fournit dans ce cas les indications thérapeutiques. Mais il ne suffit pas toujours, pour avoir raison des pertes séminales, de faire disparaître les affections qui les avaient produites : la cause primitivement occasionnelle de la spermatorrhée a cessé, mais néanmoins les pertes continuent, soit sous l'influence d'un état morbide spécial des organes spermatiques, soit par les effets de l'habitude, soit de toute autre manière. Il est assez évident que ces transformations étiologiques gouvernent et déterminent les indications, qui changent de nature en même temps que la spermatorrhée change de forme. C'est ainsi que la constipation, la syphilis, les dartres, peuvent provoquer des pertes séminales qui survivent à ces affections, sous l'influence d'un état inflammatoire ou nerveux ; il faut bien alors, après avoir combattu les causes premières qui avaient produit le mal, attaquer la cause secondaire qui l'entretient, et qui s'oppose à l'entière délivrance du malade.

Avant d'aborder ces traitements spéciaux, je tiens à reproduire une note de *l'Abeille médicale* du 29 février 1864, relative au traitement des *névroses génito-spinales liées à la spermatorrhée*, par l'application de l'électricité.

« L'étude des affections nerveuses se base de plus en plus, de nos jours, sur celle des altérations organiques. Il s'agit évidemment, dans l'intérêt de la thérapeutique, d'avoir quelques données positives sur la portion du système nerveux affecté, sur le siége de la maladie. Faisant des recherches dans ce but, M. Mandlt a constaté que la spermatorrhée se lie souvent comme symptôme concomitant à un état de trouble général nerveux dont le siége lui a paru être dans la portion du cordon spinal qui régit les organes génitaux. D'après les recherches physiologiques de Budge, il existe, en effet, dans la moelle épinière un centre génito-spinal situé, chez le lapin, à la hauteur de la quatrième vertèbre lombaire, et qui donne naissance au quatrième nerf lombaire, lequel, excité, amène des contractions de la vessie, du rectum ou des conduits déférents. Ce sont précisément ces organes qui sont affectés dans les névroses que M. Mandlt appelle *génito-pinales*.

« Voilà donc les pertes séminales liées à une affection de la portion inférieure de la moelle épinière. Mais elles ont d'autres causes, et il importe d'établir le diagnostic. Celles qui dépendent de la continence n'affaiblissent les fonctions génitales qu'en apparence ; ces fonctions reprennent leur énergie avec leur rétablissement normal : dans la continence, on observerait quelquefois l'irritation spinale, la sensibilité des apophyses de quelques vertèbres dorsales à la pression, tandis qu'on la constate rarement à l'endroit indiqué dans les névroses liées à la spermatorrhée, mais bien parfois dans les dernières vertèbres lombaires. Ici d'ailleurs existe l'anesthésie ou l'hyperesthésie des organes génitaux, dont on ne trouve pas de trace dans la continence, phénomènes qui ne peuvent s'expliquer que par l'affection du système nerveux qui régit ces organes, lequel ayant son centre dans la moelle épinière, peut amener par action réflexe les névroses des organes de la circulation, de la respiration ou de la digestion dont vainement on cherche les altérations organiques.

« Ce qui vient encore à l'appui de cette opinion, c'est que la plupart des *causes* déterminantes des névroses génito-spinales sont des causes agissant directement sur les organes génitaux. Elles sont ou locales, telles que des inflammations, des affections du rectum, des hémorrhoïdes, des ascarides, le phymosis, l'accumulation de la matière sébacée ; ou bien générales, telles que l'abus vénérien, la masturbation, ou quelquefois, chose remarquable, la continence.

26

« L'indication du *traitement* est toute donnée lorsqu'il s'agit d'une névrose due à une des causes locales énumérées. Mais lorsque la névrose ne disparaît pas avec la suppression de la cause locale, ou lorsqu'il y a une cause générale, la guérison est moins facile. Beaucoup de médicaments ont été employés et vantés : le seigle ergoté, le fer, la digitaline et le lupulin. M. Lallemand a pratiqué la cautérisation du col de la vessie. L'hydrothérapie a été vivement recommandée.

« M. Lallemand, et puis M. Schultz, de Vienne, ont employé le courant continu. M. Schultz, en faisant usage d'une pile de 20 à 30 éléments de Daniell, applique le pôle positif sur la cinquième vertèbre dorsale et le pôle négatif au périnée, pendant l'espace d'une à deux minutes. Il assure que, avec le courant induit, il n'a observé que de l'aggravation dans le mal. (*Wiener med. Worhenschr.*, 1862.)

« Il en est ainsi, en effet, dit M. Mandlt, lorsqu'on place les pôles aux endroits indiqués. Mais la manière dont je fais usage du courant induit, depuis une dizaine d'années, loin de présenter ces inconvénients, m'a toujours donné les meilleurs résultats, et m'a permis d'obtenir des guérisons radicales. J'ai été conduit par l'idée d'agir directement, autant que possible, sur le système nerveux génito-spinal. A cet effet, j'introduis dans l'urèthre, jusqu'au col de la vessie, une sonde élastique fenêtrée et pourvue d'un mandrin métallique qui se trouve en communication avec un des pôles de l'appareil. L'autre conducteur, pourvu d'une éponge, est placé sur les vertèbres dorsales ou sur le périnée. Lorsqu'il y a constipation opiniâtre, ou bien cystite ou prostatite, le second conducteur est fixé à une sonde contenant un mandrin et introduit dans le rectum. Les séances, d'une durée de trente à cinquante minutes, sont au nombre de quarante à cinquante; l'hyperesthésie ou l'anesthésie des organes génitaux, et principalement de l'urèthre, déterminent la force du courant, qui ne doit jamais produire des douleurs, mais amener tout au plus une sensation très-faible sur la muqueuse de l'urèthre.

« Sous l'influence du traitement, sans avoir besoin de recourir à d'autres médications, on voit disparaître les accidents nerveux, même ceux qui avaient une apparence inflammatoire. Les pertes deviennent plus rares, et un changement notable s'opère dans la constitution des spermatozoaires et du sperme, qui reprennent leur caractère normal. Rien n'est changé dans le régime habituel des malades; mais l'exercice régulier des fonctions génitales, dès que les forces du malade le permettent, est nécessaire, pour éviter des pertes dues à la continence. »

TRAITEMENT

de la spermatorrhée produite par des maladies syphilitiques ou blennorrhagiques.

La *syphilis* et la *blennorrhagie* ne sont ordinairement ni la cause unique ni la cause première des pertes séminales involontaires ; néanmoins, toutes les fois que des symptômes évidents d'infection syphilitique ou blennorrhagique se manifestent concurremment avec la spermatorrhée, il est rationnel de commencer par le traitement spécifique. Les émissions involontaires peuvent disparaître entièrement sous l'influence de ce traitement ; dans le cas contraire, on n'a qu'à rechercher la cause supplémentaire qui les entretient pour lui opposer des moyens appropriés.

L'*infection syphilitique* est, chez les tabescents, une complication fâcheuse qui appauvrit des organismes déjà épuisés, et qui ne peut être combattue que par des moyens débilitants qui agissent dans le même sens. Le mercure, l'iodure de potassium, les dépuratifs, les sudorifiques sont à la fois nécessaires et remplis d'inconvénients. Il faut ici manier ces agents énergiques avec une entente toute particulière. Il faut savoir les alterner, les combiner entre eux pour les faire accepter par des organes affaiblis et irritables, toujours disposés à l'intolérance et à la révolte. Le mercure relâche les tissus, appauvrit le sang, débilite tous les organes; il ajoute donc directement ses effets propres à ceux des émissions spermatiques. L'or, comme l'iodure de potassium, agit à la manière des excitants et des toniques : il resserre les tissus, il active les fonctions vitales et surexcite l'organisme tout entier; il est évident qu'un tel médicament ne doit pas être administré sans une extrême circonspection à des malades impressionnables et affaiblis. Quant aux sudorifiques, ils sont toujours difficilement supportés par les organes digestifs; il faut, dans le commencement surtout, procéder avec mesure dans leur administration et dans l'accroissement progressif des doses.

Le choix des *préparations mercurielles* est un objet de grande importance chez les tabescents : les sels mercuriels sont trop irritants pour eux; le sublimé surtout est rarement toléré; le proto-iodure de mercure irrite moins, mais il est peut-être préférable de se servir des pilules de Plenck ou de Sédillot : ces dernières, contenant du savon, sont laxatives, avantage qui n'est pas à dédaigner. Il faut toutefois les prescrire à très-faible dose, une, deux, trois au plus par jour. On rencontre des tabescents qui ne peuvent supporter le mercure à l'intérieur, sous aucune forme; on peut alors recourir au

26.

traitement par voie de frictions. Mais, quel que soit le mode de traitement adopté, on doit surveiller avec une incessante vigilance l'état de la bouche, l'état du pouls, celui de la peau, etc. Pour prévenir le gonflement des gencives, leur ulcération et la salivation mercurielle, on aura recours à un agent préventif et curatif, le *chlorate de potasse,* dont l'administration, concurremment avec le traitement antisyphilitique, empêche ces accidents. Ce même médicament les guérit quand il est administré après le développement de la stomatite mercurielle : on le recommande alors sous forme de pastilles qu'on fait fondre dans la bouche. Ces pastilles contiennent chacune 20 à 25 centigrammes de chlorate potassique ; on en fait prendre cinq à six par jour. Ce sel agit à la fois comme tonique et comme sialagogue. Dès que les organes digestifs montrent de l'intolérance, il faut prescrire des bains tièdes et des antiphlogistiques.

L'oxyde d'or, le *chlorure d'or et de sodium,* qui ont eu un moment une grande vogue, sont les deux préparations auriques qui ont été administrées avec le plus de succès aux tabescents. L'oxyde est beaucoup moins actif que le sel ; sous ce rapport il mérite généralement la préférence. On le donne en frictions sur la langue, à la dose de 1 à 2 centigrammes ; on peut porter progressivement la dose à 4 centigrammes par jour, 2 le matin, 2 le soir. L'oxyde d'or, manié avec cette prudence, provoque, sans offenser les organes, une excitation générale dont les effets progressivement accumulés se manifestent par des sueurs ou par des urines abondantes, et par la disparition successive des accidents syphilitiques.

Le chlorure d'or et de sodium ne doit être administré d'abord qu'à la dose de $\frac{1}{16}$ de grain, ou $\frac{1}{3}$ de centigramme. On augmente la dose de $\frac{1}{3}$ de centigramme tous les six ou huit jours, et on la porte jusqu'à 1 centigramme par jour. Le chlorure d'or et de sodium, étant très-soluble, peut indifféremment se donner en dissolution dans l'eau distillée ou en frictions sur la langue, comme l'oxyde. Les malades peu impressionnables qui peuvent supporter le chlorure d'or et de sodium ont l'avantage de guérir plus vite que ceux qui prennent l'oxyde. L'action de ces deux médicaments est du reste identique.

Quant à la *blennorrhagie*, qui existe si souvent comme cause partielle ou comme complication de la spermatorrhée, puisque la plupart des malades chez lesquels nous constatons l'existence de la spermatorrhée ne viennent nous consulter que pour de prétendues blennorrhagies chroniques de six mois, de un ou deux ans de durée, blennorrhagies chroniques qui ne sont autres que des pertes séminales, il importe de la traiter avec la même prudence et les mêmes ménagements que la syphilis. Nous avons dit (voir *Causes,* page 165) avec quelle facilité l'irritation de la muqueuse urétrale se transmet et se propage le long des voies spermatiques;

il est donc toujours à craindre de voir les injections irritantes, les antiblennorrhagiques spécifiques, dont on fait aujourd'hui un si déplorable abus, exaspérer les pertes séminales et les rendre rebelles et incoercibles. Nous ne voulons point pour cela proscrire ces agents énergiques, qui peuvent quelquefois être indispensables; mais nous tenons à signaler l'usage intempestif, aveugle, immodéré, qu'en font chaque jour des mains ignorantes et téméraires : on ne doit jamais, dans aucun cas, songer à ces moyens violents de la médication substitutive qu'après l'apaisement des symptômes inflammatoires. Nous avons fait observer (*loc. cit.*) que l'état blennorrhagique, qui provoque les pertes séminales et qui les éternise une fois qu'elles sont établies, se localise le plus souvent sous le mode chronique dans la portion prostatique du canal de l'urètre, au niveau de l'orifice des conduits éjaculateurs du sperme, d'où il se propage vers les vésicules séminales, puis de là aux testicules par l'intermédiaire des canaux déférents. L'irritation est ordinairement compliquée d'un état fongueux et atonique des tissus. La cautérisation superficielle, à l'aide du nitrate d'argent, agit également contre les deux éléments pathologiques du mal local et prime alors tous les antiblennorrhagiques connus.

Ce précieux caustique, manié par une main délicate et habile, s'élève, dans les cas de ce genre, à toute la hauteur d'un spécifique dont aucun moyen n'approche, et qui suffit pour faire disparaître en quelques semaines les écoulements rebelles, les pertes séminales et toutes leurs conséquences.

Pour les détails et les formules de traitement de la blennorrhagie et de la syphilis, voir mon *Traité pratique des maladies des voies génito-urinaires* 12ᵉ édition.

TRAITEMENT

des pertes séminales provoquées ou entretenues par les rétrécissements de l'urètre.

Que les pertes séminales provoquées par les *rétrécissements de l'urètre* soient l'effet de l'irritation ou de la phlogose, qui se transmet par voie de continuité aux canaux éjaculateurs et aux vésicules spermatiques ; qu'elles tiennent, au contraire, à la pression mécanique exercée par l'urine et à la pénétration par voie de regorgement de ce liquide irritant dans les voies spermatiques, l'indication est toujours la même. Il faut, avant tout, détruire le rétrécissement et rétablir le cours normal de l'urine. Remplir cette première indication, c'est évidemment anéantir le mal dans la cause qui l'a provoqué, dans celle qui l'entretient et qui formerait obstacle à tout autre moyen de guérison. Après la guérison du rétrécissement urétral, qui peut, dans l'immense majorité des cas, s'opérer par la dilatation progressive du canal, il ne reste, si les pertes séminales ne cessent pas, qu'à combattre, par des moyens appropriés, soit l'état de phlogose, soit l'état de dilatation passive des voies séminifères. Dans le premier cas, on aura recours à la médication antiphlogistique ; dans le second, à la médication tonique et astringente. Quant aux détails sur le meilleur mode de traitement des rétrécissements, voir l'ouvrage cité plus haut.

TRAITEMENT

des pertes séminales provoquées par les hémorrhoïdes.

Le traitement de la spermatorrhée provoquée par les *hémorrhoïdes* varie essentiellement selon le mode d'action de cette cause, qui peut agir à titre d'*irritation* ou comme *obstacle mécanique*.

Dans le premier cas, l'éréthisme fluxionnaire qui s'établit sur l'intestin rectum se transmet sympathiquement aux organes génitaux ; le malade éprouve des ardeurs inaccoutumées, une excitation et une impatience fébrile des tissus érectiles, qui le conduisent à des excès, et finalement à des pollutions nocturnes et diurnes. Le retour périodique de la fluxion hémorrhoïdale exaspère et entretient l'orgasme génital ; les émissions séminales, incessamment répétées, amènent bientôt l'épuisement du malade, qui peut, sous l'influence de ces excitations anomales fréquemment réitérées, passer du priapisme à l'impuissance.

Pour prévenir ces redoutables conséquences de l'état hémorrhoïdal, il faut le combattre énergiquement par

les antiphlogistiques généraux et locaux ; les bains tièdes ou tempérés, les lavements frais, les suppositoires
au beurre de cacao, seul ou associé à des extraits narcotiques ; un régime sévère, la diète lactée, etc. Il faut
aussi, sans hésiter, dégorger, par une application de
sangsues ou un coup de lancette, les tumeurs douloureuses et rénitentes qui se montrent au dehors ; cette
légère opération soulage immédiatement les malades,
tandis que les sangsues, bien qu'également efficaces,
sont plus lentes dans leur résultat.

Le second mode d'action des hémorrhoïdes, dans la
production des émissions séminales involontaires, tient
à la présence, dans le rectum, des *tumeurs* ou des
paquets hémorrhoïdaux, qui rendent la défécation laborieuse. Cette action, *toute mécanique,* provoque la
sortie de la semence par la *compression des vésicules
séminales* pendant les efforts d'expulsion des matières
fécales. L'indication à remplir est simple et consiste
dans l'ablation totale ou partielle des tumeurs ; mais
cette opération n'est exempte ni de difficultés ni de danger. Il n'est point de praticien qui ne sache combien
sont opiniâtres et incoercibles les hémorragies des surfaces saignantes de l'intestin, après leur rétraction
au-dessus des sphincters : on ne peut les prévenir sûrement qu'à l'aide du fer rouge, qu'il faut appliquer
immédiatement après chaque coup de bistouri ; il faut
en outre commencer la dissection des tumeurs par les
parties les plus profondes. Toute autre manière d'opé-

rer pourrait être dangereuse pour le malade, et trop souvent l'omission de ces deux précautions a été, dans des cas qui paraissaient fort simples, la cause d'hémorragies redoutables par leur ténacité.

TRAITEMENT

de la spermatorrhée provoquée par la constipation.

Les pertes séminales sont peut-être plus souvent la cause que l'effet de la *constipation*. Dans le premier cas, il est évident qu'il ne suffit pas de la combattre pour les voir disparaître ; dans le second, la constipation étant détruite, les pertes séminales n'ont plus de raison d'être et devraient cesser spontanément ; néanmoins, il ne faut pas à cet égard se faire illusion, et s'imaginer que l'effet disparaît nécessairement avec la cause qui l'a produit. L'expérience prouve qu'il en est souvent tout autrement : on voit en effet, chez beaucoup de tabescents, les pollutions nocturnes et diurnes survivre à la constipation et aux efforts de la défécation qui les avaient provoquées. Quoi qu'il en soit, l'indication est évidente dans les deux cas. Il faut, avant tout, vaincre la constipation, qui exaspère les pollutions, quand elle n'en est pas la cause primitive. On peut ensuite combattre avec avantage les pollutions qui lui survivent, soit qu'elles tiennent à l'éréthisme habituel des organes, à l'irritation chronique, à l'habitude ou à toute autre cause.

Les moyens de combattre la constipation, chez les tabescents, ne sont nullement indifférents. On ne saurait trop mettre les malades en garde contre la tendance invincible qui porte les praticiens à conseiller des laxatifs, des purgatifs, et surtout des drastiques. Tous ces médicaments, qui semblent indiqués par la nature des choses, sont remplis d'inconvénients et ne répondent en aucune façon au but que l'on se propose. Les plus inoffensifs et les plus doux sont encore trop irritants pour les organes digestifs, et les plus actifs provoquent des irritations intestinales qui ont un retentissement sympathique dans les vésicules séminales capable de faire naître des pollutions involontaires chez ceux qui n'en ont pas, et qui peuvent, à plus forte raison, exaspérer une spermatorrhée préexistante. L'aloès spécialement, et toutes les préparations dont il est la base, telles que les grains de santé, les pilules stomachiques, digestives, etc., dont l'usage abusif est presque universel, ont l'inconvénient d'entretenir un état habituel de congestion dans les vaisseaux sanguins du bas-ventre, ce qui est un élément d'irritation, de sub-inflammation des vésicules séminales, et par conséquent une cause de spermatorrhée. Tous les purgatifs, sans exception, dirigés contre la constipation, ne font jamais disparaître que le symptôme actuel ; mais ils ajoutent toujours à l'intensité de la cause première, qui consiste dans un état de paresse ou d'atonie des intestins.

A moins d'indication formelle, il faut donc s'abstenir de purger les tabescents, comme on le fait malheureusement tous les jours. Il faut lutter avec énergie contre l'aveugle manie de quelques malades qui ne rêvent que purgations, et qui ne cessent, à cet égard, de persécuter les médecins. L'indication d'évacuer le rectum est, sans nul doute, évidente et quelquefois même impérieuse; mais il importe de la remplir par des moyens qui ne soient pas une cause incessante d'aggravation du mal qu'on veut combattre. Il faut attaquer la constipation par des agents qui soient plus propres à fortifier qu'à relâcher les tuniques contractiles de l'intestin. C'est dans ce cas que les lavements d'eau fraîche d'un demi-verre au plus, pris chaque jour au moment d'aller à la garde-robe, produisent les meilleurs résultats. On obtient par ce moyen un double effet : d'abord l'intestin est débarrassé des matières fécales, puis l'action du froid à l'intérieur de la muqueuse intestinale tonifie les tissus environnants, et l'on sait les connexions anatomiques qui existent entre la glande prostate, les vésicules séminales et l'intestin rectum (voir ouvrage cité, 12ᵉ édition, figures 7 et 8). Les douches ascendantes d'eau froide sont aussi un moyen de combattre la constipation assez recommandé dans la spermatorrhée. Ces douches, administrées avec les ménagements et la mesure que commande la susceptibilité des malades, remplacent avec grand avantage les purgatifs et les drastiques; elles offrent, en outre, l'avantage d'exercer, par la double influence de la percussion et du froid, une action stimulante et tonique sur les membranes intestinales et les organes génitaux.

Quelques malades se trouvent très-bien de l'emploi d'agents populaires qui, s'ils ne produisent pas l'effet qu'on en attend, n'ont, en tout cas, aucun inconvénient; tels sont la *graine de moutarde blanche*; la *Révalescière*, ou *erva lenta* (fécule de lentille); le *charbon végétal* de Belloc, etc.

TRAITEMENT

des pertes séminales occasionnées par la présence des ascarides dans le rectum.

Les *ascarides* ne sont pas toujours la cause unique des pertes séminales involontaires, mais il est évidemment indiqué de les expulser du rectum toutes les fois qu'on s'est assuré de leur présence dans cet intestin chez les tabescents. La nécessité de remplir cette indication avant toute autre est d'autant moins équivoque que l'agaçante démangeaison exercée par ces importuns parasites est incessante et insupportable, et qu'elle dispose fortement les malades à la masturbation ou à l'usage abusif des organes génitaux. On sait que les ascarides vermiculaires habitent le gros intestin ; on les rencontre depuis le cœcum jusqu'à l'extrémité inférieure du rectum. Ils descendent généralement vers cette dernière partie de leur domaine cinq à six heures après le principal repas. C'est à ce moment du jour, marqué par la vivacité insolite du prurit anal et génital, que l'on peut provoquer avec le plus d'avantages l'expulsion des ascarides par des moyens directs, c'est-à-dire par des injections, des douches ou de simples lavements vermifuges. L'intromission dans le rectum d'un peu de pommade camphrée tue assez promptement ces parasites.

Les *anthelminthiques* dont peuvent disposer les praticiens sont nombreux et variés; mais il est bien important de se rappeler que l'action vermifuge ou vermicide de tous ces médicaments est irritante, et qu'elle n'est pas moins vivement ressentie par la muqueuse intestinale que par les ascarides. Or cette membrane, incessamment agacée, piquée, torturée par les ascarides, est éminemment impressionnable. L'extrême susceptibilité locale et générale des tabescents ne se doit donc jamais perdre de vue ; il importe de ménager les surprises et de proportionner prudemment l'action anthelminthique à des organes irritables et affaiblis. Des liquides trop énergiques, injectés dans le rectum, provoquent inévitablement la contraction convulsive des membranes intestinales, qui retentit dans les parties voisines et se communique aux vésicules séminales ; il en résulte immédiatement une explosion d'éjaculations suivie de malaises, d'accablement, de fièvre, de constriction permanente des sphincters, etc. On ne saurait avec trop de soin prévenir ces accidents ; et, s'ils se produisent, il faut s'empresser de les calmer et d'éteindre le feu de l'irritation par des lavements émollients, calmants, narcotiques.

Les lavements d'eau simple tiède sont aussi un très-bon anthelminthique; après l'eau pure on peut se servir d'*eau salée* à la même température. On porte successivement la dose du chlorure de sodium de une à trois cuillerées ordinaires par litre d'eau. Les malades doivent s'efforcer de garder quelque temps l'eau pure ou l'eau salée dans les intestins, afin que les parasites ne puissent échapper à l'action vermicide. Comme quantité, ces lavements, ainsi que les autres, ne doivent pas dépasser un demi-verre à un verre.

Les *plantes aromatiques* et les *plantes anthelminthiques* spéciales, la *mélisse*, la *sauge*, l'*absinthe*, l'*armoise*, la *tanaisie*, la *santoline blanche* surtout, la *mousse de Corse* et le *semen contra*, sont plus actives que l'eau simple ou salée, mais elles sont toutes plus ou moins irritantes, et sous ce rapport elles conviennent moins aux tabescents. On peut néanmoins les employer avec succès et sécurité; il suffit pour cela de proportionner l'activité des infusions à la susceptibilité des malades, et d'alterner l'emploi de ces médicaments en tisanes et en lavements; le même mode d'administration ne doit être généralement continué que pendant quelques jours.

Les *préparations mercurielles* sont toutes plus ou moins fortement vermicides, mais elles sont bien plus irritantes que les anthelminthiques végétaux. On s'est servi avec avantage, pour lavements, d'*eau mercurielle* préparée en faisant bouillir du mercure métallique dans de l'eau ordinaire. Le deuto-chlorure de mercure a

27.

une action bien plus énergique ; mais, en raison de son activité même, on ne devra y avoir recours que dans les cas tout à fait rebelles. La dose sera de 5 centigrammes par litre d'eau pour servir aux lavements.

Les *lavements huileux* réussissent très-bien chez les jeunes enfants. Tous les lavements laxatifs sont efficaces, mais il faut déterminer rigoureusement les doses, en tenant compte de leurs propriétés plus ou moins irritantes.

Il est bon, chez les enfants surtout, d'employer les plantes vermifuges en bains généraux. L'expérience a souvent montré la puissance anthelminthique des *bains de santoline* et de *tanaisie*. D'ailleurs, tous les bains aromatiques sont excitants, toniques, et non moins propres à prévenir la formation des ascarides qu'à provoquer leur expulsion. Il faut les prendre à une température assez élevée, 26 à 28° centigrades ; les bains froids seraient plus actifs, mais ils ne seraient pas tolérés par le plus grand nombre des tabescents.

Tous les mercuriaux administrés à l'intérieur sont vermifuges, ou plutôt vermicides ; mais, le protochlorure excepté, il est assez difficile de s'en servir chez les tabescents. Ils n'agissent bien contre les vers qu'à des doses supérieures aux doses antisyphilitiques ; or il est rare que les malades les puissent tolérer impunément. Quant au protochlorure ou *calomel*, on peut le prescrire sans inconvénient à la dose de 1 à 2 décigrammes par jour. Il agit à la fois comme purgatif et comme vermicide ; on renouvelle la dose pendant deux ou trois jours de suite pour expulser la totalité des ascarides.

Le *sel marin*, qui n'a pas les inconvénients des mercuriaux, les remplace souvent à l'intérieur avec un grand avantage ; il n'est pas moins efficace en boissons qu'en lavements. On peut le donner d'abord à la dose d'une cuillerée à café dans un verre d'eau, une ou deux fois par jour. Il est en général facile d'accroître rapidement cette dose. Le chlorure de sodium est le plus simple, le plus inoffensif, on pourrait presque dire le plus efficace des vermifuges pour les tabescents, et l'on s'est bien souvent applaudi de l'avoir préféré aux plus renommés de ces médicaments.

Quelle que soit du reste la médication vermifuge à laquelle on puisse soumettre les malades, il ne faut pas les croire à jamais délivrés des ascarides parce qu'ils cessent d'en rendre pendant quelque temps : rien n'est plus commun au contraire que de voir renaître ces importuns parasites. Un traitement préventif n'est donc pas moins indiqué chez les tabescents qu'un traitement curatif. Le meilleur, le seul moyen de prévenir le développement des ascarides consiste à faire un choix habile et un usage soutenu des agents hygiéniques, diététiques et thérapeutiques excitants et toniques. Le régime animal, les bains froids, l'exercice, tout ce qui est propre à relever les forces et à ranimer

la vitalité des organes, convient éminemment aux tabescents atteints d'ascarides; malheureusement ils sont
trop irritables et trop affaiblis pour supporter ce qui
serait nécessaire pour consolider leur guérison. Il faut,
à cet égard, prendre conseil de l'état des choses, et
donner à la médication tonique, stimulante, analeptique, toute l'énergie compatible avec la susceptibilité
des organes.

TRAITEMENT

de la spermatorrhée produite par une fissure, par des brides, des cicatrices de la marge de l'anus.

L'évidence des indications, dans ces cas divers, est manifeste et ne peut soulever aucune discussion. Les pertes séminales sont secondaires et consécutives à l'état pathologique ou insolite de la région anale; il suffit, en général, pour les voir disparaître, de guérir la *fissure* ou de corriger la difformité. Les *cicatrices* et les *brides* ne sont une cause de spermatorrhée que parce qu'elles rendent la défécation difficile; les pertes séminales sont alors purement passives et tiennent à la compression mécanique des vésicules pendant les efforts nécessaires à l'expulsion des matières fécales.

Il n'en est pas ainsi des fissures, qui peuvent être compliquées d'irritation et de diarrhée comme de constipation. Le premier cas est, il est vrai, assez rare; mais il importe d'autant plus de savoir qu'il est possible, que, si la fissure est en même temps profondément cachée dans un des replis de la muqueuse rectale, il est facile de ne la pas voir et de se tromper conséquemment sur la cause véritable des émissions séminales involontaires. Le régime relâchant, la diète lactée, les bains tièdes, les lavements émollients, dont les malades usent et abusent dans ces circonstances, peuvent dénaturer les symptômes accoutumés des fissures, substituer la diarrhée à la constipation, et multiplier les cas insidieux que nous signalons.

Il est d'autant plus nécessaire ici de se mettre en garde contre toutes chances d'erreur, que les pertes séminales provoquées par des fissures ne peuvent guérir que d'une seule manière, par la cicatrisation de l'ulcère. Cette guérison des fissures peut être obtenue, soit par une opération sanglante, soit par des applications topiques astringentes convenablement faites, aidées, dans les cas rebelles, d'une ou deux cautérisations avec la pierre infernale. L'opération ou section des sphincters de l'anus est à peu près abandonnée aujourd'hui, ou du moins elle est réservée exclusivement pour les cas réfractaires à toute autre médication, parce que les progrès de la science ont appris à obtenir la cicatrisation de la plaie par des pansements méthodiquement faits avec une pommade contenant des extraits de rathania et de belladone associés à haute dose, ou de l'acide tannique dissous dans la glycérine. Par suite de l'application de l'une ou l'autre de ces pommades, la contracture du sphincter cesse, la plaie se déterge, sa vive sensibilité s'éteint, et en huit ou quinze jours, après avoir obtenu un allégement im-

médiat des souffrances, la fissure est complétement
guérie.

Il est entendu que si la fissure est due à un principe syphilitique, ce qui devra être soupçonné toutes
les fois qu'avec une fissure coïncideront d'autres accidents secondaires ou tertiaires, le traitement syphilitique devra être exclusivement employé, et pour pan-
sement local la pommade sera simplement du cérat
mercuriel. Sous l'influence réparatrice de cette médication, la fissure cédera en même temps que les
autres symptômes vénériens

TRAITEMENT

des pertes séminales provoquées par des affections dartreuses.

Les dartres de toutes les régions du corps, les *dartres anales, périnéales, scrotales, préputiales* surtout, sont une cause énergique d'excitation spermatique, et provoquent généralement des appétences libidineuses et des besoins factices ; la titillation continuelle de la peau, sympathiquement transmise aux tissus érectiles et contractiles, entretient une salacité permanente et dispose singulièrement les malades à user et abuser des organes génitaux. De là des égarements et des excès qui conduisent aux pertes séminales involontaires. Mais un autre mode d'action, c'est que la mobilité des dartres, leur tendance à se propager et à se déplacer, leur affinité naturelle pour les membranes muqueuses, les portent à envahir simultanément ou isolément les muqueuses spermatique, urétrale et anale ; aussi les pertes séminales sont-elles le plus souvent compliquées, chez les tabescents dartreux, d'*écoulements glaireux* et *sanieux* qui sortent de l'anus et de l'urètre.

Il serait facile de confondre ces écoulements dartreux avec ceux qui tiennent aux affections blennorrhagiques. Les antécédents des malades, la présence d'une dartre dans le voisinage, la disparition d'une éruption qui siégeait plus loin, l'aspect de la peau, etc., telles sont les principales circonstances qui servent à déterminer le véritable caractère de ces maladies.

Les maladies dartreuses sont tellement opiniâtres, il est si ordinaire de les voir résister à tous nos agents thérapeutiques, à tous nos prétendus spécifiques, qu'on ne saurait trop vivement engager les malades à se soumettre, avec une persévérance et une docilité invariables, aux prescriptions de la science. Rien n'égale, dans le traitement des affections dartreuses, l'usage des eaux sulfureuses naturelles, administrées en bains généraux ou partiels, en douches, en injections et en boissons. A défaut des eaux naturelles, on peut encore prendre avec succès les eaux sulfureuses artificielles.

Il est bien important que l'eau sulfureuse n'ait pas, en sortant de la source, une température qui s'éloigne sensiblement de celle du corps humain; les bains qui n'ont été ni chauffés ni refroidis, et qui n'ont pas été longtemps soumis à l'influence de l'air, agissent avec une tout autre énergie que les bains préparés dans des conditions opposées, bien qu'ils agitent moins les malades. Cependant, depuis quelques années on a pu, au moyen d'appareils spéciaux,

tout en évitant le contact de l'air, élever la température de certaines sources naturellement froides, comme
celle d'*Enghien*, au degré convenable pour les bains,
les douches, etc. Ce résultat est d'autant plus favorable pour les tabescents dartreux que les eaux dont nous
parlons ne sont pas trop énergiques, ce qui est à apprécier pour les malades affaiblis et impressionnables
comme les spermatorrhéiques. Lallemand vante par-
dessus toutes les autres sources celles de *Moltig* et de
Vernet, dans les Pyrénées-Orientales. Une grande
quantité de glairine les rend onctueuses et douces;
elles sortent de la source à une température voisine
de celle du corps, et peuvent être immédiatement administrées sans avoir perdu aucun de leurs principes
volatils.

Tout le groupe des eaux sulfureuses des Pyrénées, *Ba-
réges, Saint-Sauveur, Bagnères de Luchon, Cauterets,
Arles* près *Perpignan*, la *Raillère*, les *Eaux-Bonnes*,
conviennent, à condition qu'on ait proportionné leurs
doses et leur température à l'état de débilité des malades et au résultat obtenu par les premiers essais. Dans
les Basses-Alpes, les eaux de *Gréoulx* et de *Digne* sont
aussi fort appréciées. Dans la Savoie, les *eaux d'Aix*,
en raison de leur grande activité, jouissent d'une répu-
tation européenne; mais précisément cette énergie d'action doit être surveillée quand il s'agit de malades
dartreux avec complication de pertes séminales. Ces
eaux se prennent en bains et en douches. Dans l'éta-

blissement dont nous parlons, les douches, admirablement établies, sont administrées avec autant de soin que
d'intelligence, et leur action, dans le traitement de la
spermatorrhée dartreuse, est plus énergique encore que
celle des bains. La percussion ajoute énormément à
l'action du liquide, quelle que soit d'ailleurs sa nature.
Sous leur influence, on voit des dartres, qui ont résisté
pendant des mois entiers à des eaux thermales prises
en bains et en boisson, disparaître en quelques jours,
sous l'impulsion des mêmes eaux administrées en douches. Dans les *affections dartreuses du rectum*, rien ne
saurait remplacer les *douches sulfureuses ascendantes*.

L'avantage des eaux sulfureuses tient, en grande
partie, à la variété des formes que comporte leur administration : bains, douches, lavements, injections, boissons, etc. Tous ces modes d'administrer les eaux sulfureuses se prêtent merveilleusement à tous les cas
possibles. On peut les employer concurremment, isolément, en arrosoir, en jets progressifs, sous forme de
vapeurs, sous forme liquide. Les instruments perfec-
tionnés ne manquent pas pour agir, soit sur les téguments, soit sur les membranes muqueuses. A l'aide
d'une sonde à double courant, on peut, en quelques
minutes, lorsqu'on le juge opportun, faire passer dans
la vessie des torrents de liquide.

Mais il ne faut pas oublier que les tabescents ne sont
pas matière à expériences. Nous savons qu'ils sont, si
l'on peut ainsi s'exprimer, les *noli me tangere* de la

pathologie. Toutes les fois qu'on leur applique une médication quelconque, l'art consiste à graduer habilement l'énergie de son mode d'action, et à prévenir, par de sages tempéraments, la révolte des organes. Il faut marcher à pas comptés avec des malades qui sont toujours prêts à s'effaroucher et à tomber dans le découragement et le désespoir. Les eaux sulfureuses exercent souvent sur eux une action très-vive : elles les agitent, leur donnent la fièvre et exaspèrent quelquefois leurs émissions involontaires. On doit considérer l'administration des eaux comme une épreuve très-forte pour les tabescents; il faut donc toujours procéder par voie de tâtonnement et d'expérience, et se rendre un compte sévère de l'activité des eaux, de leur température, de leur composition chimique, etc.; il faut, en un mot, proportionner chaque jour la force du remède à la faiblesse et à la susceptibilité des malades.

Les eaux sulfureuses ne sont pas seulement utiles aux tabescents dartreux; il n'est aucun moyen thérapeutique qui rende autant de services dans les diverses formes de la spermatorrhée. On les administre, avec des avantages à peu près constants, après la chute de l'éréthisme et des symptômes inflammatoires. Ce n'est point, comme on le dit, pour se délivrer des importunités et des plaintes des tabescents que les médecins les envoient aux sources; l'expérience démontre tous les ans l'injustice et la frivolité d'une telle accusation. Les eaux sulfureuses ne sont pas une panacée : elles peuvent

ne faire aucun bien aux tabescents, elles peuvent même
exaspérer leurs émissions séminales; mais presque toujours ces insuccès tiennent à l'indocilité des malades
ou à l'impéritie de ceux qui les dirigent. Malgré cela,
il est rare que l'imprudence des uns et la témérité des
autres compromettent sérieusement la cure; on voit
même ordinairement cesser assez vite l'excitation fébrile et l'exacerbation des pertes séminales provoquées
par des eaux trop actives ou administrées sans circonspection.

A la tête des *dépuratifs généraux* dont *l'action interne* se combine si bien avec celle des eaux sulfureuses
naturelles ou artificielles dont nous venons de parler, il
convient de placer le *Rob Laffecteur*. Nous avons déjà,
dans notre *Traité pratique des maladies des voies urinaires,* 12ᵉ édition, mentionné ce précieux médicament,
résultat d'une combinaison, très-habilement préparée,
des principaux dépuratifs végétaux. Le rob Laffecteur,
nous commençons par le répéter ici, pour répondre
par avance à une question qui nous est fréquemment
adressée, *ne contient pas de mercure*, et son action
dépurative sera surtout appréciée chez des malades
dont les intestins sont si souvent le siége d'irritations
et d'inflammations chroniques. Sous sa bienfaisante
influence, outre la prompte modification des éruptions
dartreuses, on voit bientôt se régulariser les fonctions de
la digestion et de l'assimilation. La diarrhée et la constipation, les pertes elles-mêmes ne tardent pas à dis-

paraître. Les digestions ne sont plus pénibles, le malade reprend de l'embonpoint et des forces, et on assiste promptement à une véritable régénération. Fréquemment le rob produit seul ces heureuses modifications ; mais le plus souvent il n'est qu'un adjuvant, adjuvant essentiel, il est vrai, mais dont l'usage ne doit pas faire négliger les autres moyens généraux et locaux dont nous avons parlé. Les doses du rob pour combattre l'affection dont nous nous occupons seront d'abord d'une à deux cuillerées à soupe par jour, délayées soit dans un demi-verre d'eau, soit dans une tasse de tisane de feuilles de saponaire ou de chicorée. Progressivement et à mesure que la tolérance sera établie, la dose sera portée à trois et quatre cuillerées à soupe par jour, et l'usage en sera continué pendant un ou deux mois.

TRAITEMENT

des pertes séminales provoquées par l'irritation habituelle du prépuce et du gland.

La cause de l'irritation anomale du prépuce et du gland peut être l'effet d'une *dartre préputiale*, d'un *herpes*, ou de toute autre éruption siégeant habituellement sur le gland; ce cas rentre alors dans le précédent: rien ne change, ni dans les indications ni dans le traitement. La médication sulfureuse, quelques applications topiques appropriées, des soins extrêmes de propreté, font plus ou moins facilement justice de cette affection, qui doit toute sa gravité à l'influence qu'elle exerce sur les tissus érectiles et contractiles de l'appareil génital.

C'est, le plus souvent, la matière crémeuse (*smegma*) sécrétée par la muqueuse du gland et du prépuce qui s'accumule, s'altère et irrite continuellement ces parties; cette matière devient, par un séjour prolongé, âcre, fétide, fortement corrosive; au-dessous de cette couche, dite *sébacée*, qui s'épaissit chaque jour chez les individus qui ne prennent pas soin d'eux-mêmes, et surtout chez ceux dont le prépuce est vicieusement conformé, on aperçoit la muqueuse enflammée, rouge, excoriée, quelquefois parsemée de phlyctènes et d'éruptions diverses.

Il importe d'autant plus de signaler l'extrême gravité des conséquences que peuvent entraîner l'exagération et le vice de cette sécrétion sébacée qu'on la soupçonne moins, et qu'il est difficile de rattacher à une cause aussi légère des effets parfois terribles qui ne semblent pas pouvoir en dériver : la perte de la santé, de la raison, de la vie elle-même. Telles sont cependant, l'observation le montre chaque jour, les suites possibles, et beaucoup plus communes qu'on ne le croit généralement, d'une simple sécrétion de follicules limitée au gland et au prépuce. Tous les auteurs rapportent des cas de pertes séminales, souvent compliquées d'accidents redoutables, qui n'avaient d'autre raison d'être que la sécrétion immodérée et le séjour prolongé de la matière sébacée à l'extrémité de la verge. Combien de malades sont devenus victimes de leur incurie ou d'une chasteté extravagante, qui s'opposait aux soins hygiéniques nécessaires à la propreté des parties ridiculement nommées honteuses !

Il ne faut pas demander pourquoi Moïse et Mahomet ont fait de la *circoncision* un dogme religieux, ni pourquoi cette opération, immémoriale chez les Égyptiens et chez les Arabes, remonte dans d'autres contrées orientales aux premiers âges du monde : la religion, chez les anciens peuples, était à la fois code religieux, code civil, code pénal, code hygiénique, etc. Les interprètes de la Divinité la faisaient intervenir dans toutes les affaires de la vie domestique : Dieu était le créateur, le juge, le maître, le médecin des hommes, etc. ; il était sans cesse présent au milieu d'eux ; rien ne pouvait échapper à l'œil divin, ni dans le temple ni dans la maison, ni le jour ni la nuit. Il est impossible, dans les religions théocratiques, de croire sans pratiquer ; on ne peut ni désobéir à Dieu ni l'oublier, quand il est incessamment sous vos yeux, quand il peut, sur l'heure, châtier l'offense ou la révolte. Il vaut mieux obéir à Dieu qu'aux hommes : voilà ce que disent les chrétiens, mais voilà ce que font les israélites et les musulmans !

Il est à regretter que les chrétiens aient renoncé, par un zèle qui n'est pas selon la science, à la pratique de la circoncision et des ablutions génitales, qu'une profonde sagesse avait enseignées à leurs frères et dont l'exemple leur avait été donné par leur divin Maître. Jésus fut circoncis comme l'étaient ses contemporains, comme le furent les premiers disciples. On peut donc, sans impiété, déplorer l'excès d'enthousiasme spiritualiste et les principes exaltés de chasteté qui ont égaré l'idéalisme chrétien, lui ont fait lancer l'anathème contre la chair et proscrire de sages et immémoriales coutumes qui, sans nuire à la pureté de l'âme, contribuaient si puissamment à la santé, à la propreté, à la dignité du corps.

28

La science moderne se rend facilement compte des effrayantes suites que peut avoir une simple *balanite chronique*, c'est-à-dire une irritation anomale et permanente de l'extrémité de la verge. On connaît la sensibilité exquise et toute spéciale du gland ; les dimensions énormes, la structure érectile, l'abondance des nerfs, des vaisseaux, des papilles nerveuses de cet orifice extérieur de l'appareil spermatique, sont les éléments accumulés d'une sensibilité exceptionnelle, que d'étroites relations sympathiques unissent à tous les autres éléments contractiles, érectiles et sensibles de la fonction génitale. La turgescence du gland exalte sa sensibilité, qui agit sur les tissus érectiles et sur les vésicules séminales comme l'étincelle sur la poudre ; de là l'explosion des érections et de l'éjaculation. Telle est la fonction principale du gland, tel est le mode d'action du réseau de papilles et de nerfs qui s'épanouissent sur toute sa surface.

Est-il donc étonnant qu'une sécrétion qui, par son séjour sous le capuchon préputial, devient si promptement mordicante, provoque des érections importunes et des éjaculations involontaires, par suite de la permanence de son contact avec une surface aussi délicatement sensible que celle du gland ? Est-il étonnant qu'une cause permanente de titillation, de démangeaison, d'excoriation, entraîne des abus ou des excès précoces, allume des appétences factices, et sollicite intempestivement les organes génitaux ?

On connaît l'influence immédiate, rapide, pour ainsi dire électrique, que tous les orifices excréteurs exercent sur les appareils de sécrétion et d'excrétion : ainsi la présence d'une substance irritante dans l'intestin duodénum, au niveau de l'ouverture du canal cholédoque, provoque un flux exagéré de bile ; le plus petit corps étranger ou un cil retourné entre les paupières, une irritation quelconque à l'entrée des narines, excitent un abondant écoulement de larmes ; qu'on mâche certaines substances âcres, et de suite la salive emplit la bouche. Mais aucun orifice ne peut se comparer au gland, sous le rapport du volume, de la sensibilité, de l'empire instantané qu'il possède sur tous les éléments actifs de l'appareil de la génération. Il est donc tout simple que l'irritation chronique, latente, continue, du gland et du prépuce, par la matière sébacée, soit une cause énergique de pertes séminales involontaires ; on ne peut même s'étonner que d'une seule chose : c'est de voir qu'un enchaînement si naturel de causes et de conséquences, que des rapports étiologiques si rigoureux et si simples, ne soient ni mieux connus ni plus redoutés. C'est en vain que les faits abondent et se traduisent en résultats épouvantables dans les annales les plus sérieuses de la science : on ne veut pas croire que la raison, que la vie puissent être menacées par une cause qui semble insignifiante, par un amas de matière sébacée sur le gland ! On ne sait vraiment quel langage employer pour exprimer ce que l'on éprouve d'étonne-

ment et de regret quand on voit les malades, et trop
souvent les médecins, s'entêter à chercher dans l'état
des grands appareils la cause d'un mal rongeur qui se
trouve localisé sur un point circonscrit et accessible,
et que l'on peut aisément reconnaître, prévenir ou guérir par des moyens également fort simples.

Il n'est personne qui puisse impunément pécher contre
l'hygiène en s'affranchissant des ablutions et autres
soins que réclame chaque jour l'appareil génital; mais
cette obligation est bien plus impérieuse pour les uns
que pour les autres. Il est facile de s'apercevoir que les
follicules muqueux du prépuce et du gland sont prodigieusement actifs ou développés chez certaines personnes. La sécrétion sébacée se reproduit à mesure
qu'on l'enlève; elle est âcre, odorante et facilement altérable. C'est à l'époque de la puberté surtout qu'elle
s'exaspère, et qu'elle place les jeunes pubères sur une
pente qui conduit à un abîme d'où il est souvent difficile de les tirer. En effet, lorsque la sécrétion a pris
un caractère morbide, le mal s'entretient et s'aggrave
lui-même de jour en jour, parce que l'inflammation
chronique de la muqueuse du gland et du prépuce
amène la desquamation de l'épithélium et l'exulcération de ces parties. Il en résulte un surcroît d'agacement et d'excitabilité des organes génitaux qui ne tarde
pas à provoquer des excès d'onanisme, ou des pollutions nocturnes, bientôt suivies de pertes insensibles.
Une fausse délicatesse et les scrupules inintelligents

d'une pudeur malentendue empêchent souvent ceux
qui ont de l'expérience d'éclairer ceux qui n'en ont pas.
Telles sont, trop fréquemment, la cause et la seule
raison d'être de pertes séminales qui, de nocturnes,
deviennent diurnes, et restent ignorées des malades et
des médecins. On attribue à toute autre cause le dépérissement, les changements de conduite et de caractère
des jeunes gens. Nous avons bien des fois signalé la
fatalité qui fait méconnaître le mal, précisément au
moment où il prend la forme la plus redoutable, celle
de pollutions diurnes. Ici les jeunes malades se doutent
rarement de l'existence et de l'origine de leurs pertes,
ils n'en parlent même pas ; comment, en effet, ceux qui
n'ont compromis leur chasteté par aucun genre d'abus
pourraient-ils s'imaginer qu'ils sont frappés sans avoir
péché, et qu'ils subissent, innocents, la peine due aux
plus coupables ! Il faut, pour les sauver, qu'une main
savante et amie perce le voile qui couvre le mystère,
et vienne les arracher à l'empirisme, aux faux traitements, à toutes les hypothèses, à toutes les tentatives
d'une déplorable et meurtrière ignorance.

On voit beaucoup de malades qui sont tourmentés
pendant toute leur vie par des affections des membranes
muqueuses. Dans le premier âge, c'est vers la tête et
sous forme d'éruptions, d'irritations, de croûtes dartreuses qu'elles se manifestent ; on voit alterner les
ophthalmies chroniques, la suppuration des oreilles, les
engorgements ganglionnaires du cou, les angines, etc.

28.

A la puberté, l'évolution vitale transporte tous ces mouvements fluxionnaires vers les organes génitaux : le prépuce et le gland ne manquent pas de recevoir une part prépondérante de l'orgasme et de la vitalité qui débordent dans toutes les parties voisines. La sécrétion sébacée s'exaspère et se complique souvent de rougeurs érysipélateuses, d'excoriations, de boutons, de croûtes diverses. L'irritation pénètre facilement dans les voies urinaires et spermatiques ; de là une déplorable facilité, chez les individus dont le prépuce est mal conformé, à contracter des urétrites, des orchites et toutes les conséquences qui en résultent si fréquemment.

Il est rare, dans cet état d'irritabilité morbide des tissus, que les premières relations sexuelles ne soient pas suivies d'excoriations, de boutons ou d'écoulements, qui sont faussement attribués à l'infection syphilitique ou blennorrhagique ; et c'est alors surtout qu'on voit de jeunes tabescents exténués par des traitements antisyphilitiques, spécifiques, sudorifiques, etc., tandis que l'état congénital de l'organisme réclame impérieusement des moyens contraires.

Aux soins hygiéniques, qui sont nécessaires dans tous les cas, il convient d'ajouter ici la tonification plus ou moins forte de la muqueuse du prépuce et du gland. Dans ce but, après avoir détaché par le lavage à l'eau les mucosités qui recouvrent les parties malades, il faut appliquer sur le gland quelques brins de charpie imprégnés d'eau blanche légère, de vin rouge, de vin aromatique. S'il y a exulcération superficielle, il sera bon de commencer la cure par une cautérisation légère des parties malades avec la pierre infernale. On doit en outre, pour compléter les effets de la médication substitutive locale, agir sur la constitution générale et modifier l'état de la peau par l'emploi des eaux sulfureuses. Les sujets dont l'enfance et la puberté sont laborieuses et maladives, que tourmentent à toutes les grandes époques de l'évolution organique des maladies des membranes muqueuses qui alternent et se remplacent les unes les autres, sont ordinairement lymphatiques ; mais quel que soit le vice congénital qui altère la constitution, quelle que soit la cause du mélange de faiblesse et d'irritabilité qui éternise les efflorescences et les éruptions muqueuses et cutanées, les eaux sulfureuses sont indiquées, et, associées à l'huile de foie de morue, aux amers, aux ferrugineux, à l'hydrothérapie, à la gymnastique, elles sont, dans ces circonstances, les agents les plus énergiques et les plus efficaces de la thérapeutique.

C'est surtout au profit de cette catégorie de malades qu'il serait à désirer que la *circoncision* pût être rétablie, comme pratique obligatoire et générale. Il leur est, en effet, difficile de prévenir par des soins hygiéniques l'accumulation toujours renaissante de la matière sébacée ; la ténacité de la sécrétion, favorisée par la présence du prépuce, qui maintient la surface sensible du gland dans toute l'exagération de sa vitalité pathologique, lasse aisément la patience des malades. L'expérience prouve qu'il n'est pas prudent de compter sur une vigilance qui ne tarde jamais à s'endormir et à livrer le mal aux chances incertaines de son cours naturel. On conçoit que la circoncision viendrait utilement ici au secours d'une incurie qui s'abandonne et que la nature trahit toujours.

Les hommes d'autrefois étaient faits comme les hommes de nos jours. Toute peine sans salaire immédiat a toujours été un pesant fardeau ; l'homme n'achète volontiers en détail, au prix d'une patiente et minutieuse assiduité, ni sa santé ni son salut. Les grands législateurs sacrés de l'antiquité ne l'ignoraient pas, quand ils firent parler Dieu pour demander aux hommes le sacrifice d'une légère partie d'eux-mêmes. Dans les régions équatoriales, la circoncision était la sauvegarde nécessaire de la pudeur et de la chasteté. Chez nous, cette opération, dans un grand nombre de cas, n'est sans doute pas indispensable ; mais elle ne serait jamais nuisible et serait toujours éminemment utile.

Au reste, la circoncision chez les israélites et les musulmans, est souvent limitée à une très-minime portion de l'ouverture du prépuce, et le sacrifice est si léger qu'il n'est pas toujours facile de distinguer, quelque temps après l'opération, un circoncis d'un infidèle. Cependant, à mesure que l'enfant se développe et grandit, on voit se produire les conséquences de la circoncision : le gland dépasse l'ouverture du prépuce, et,

par son contact habituel avec l'air extérieur et les vêtements; il perd sa vive sensibilité; et la membrane
muqueuse devient analogue à celle des lèvres. L'opération est alors un gage et un symbole de propreté, de
pudeur et de santé.

Chez les chrétiens, cette opération, étrangère à toute
préoccupation superstitieuse, relève exclusivement de la
chirurgie et ne se pratique exceptionnellement que sur
les sujets qui ont le prépuce démesurément long ou
imparfaitement perforé. Il faut alors exciser une plus
grande partie de tissus, de sorte qu'immédiatement
après l'opération le gland reste à découvert. On la
nomme, dans ce dernier cas, l'*opération du phimosis.*

L'*étroitesse vicieuse du prépuce*, soit congénitale,
soit accidentelle, rend pour ainsi dire inévitables l'accumulation et le séjour de la matière sébacée sur toute
la portion terminale de la muqueuse génitale, s'oppose
aux ablutions, aux divers soins hygiéniques, et provoque un état habituel de phlogose et d'irritation qui a
pour conséquences ordinaires des érections importunes,
des pollutions nocturnes et diurnes, etc. Il n'est pas
rare de voir coïncider ce vice de conformation avec
d'autres imperfections congénitales, avec diverses ca-
chexies constitutionnelles. Cette coïncidence fâcheuse
active singulièrement le mal local, et précipite fatalement tous ses effets désastreux. C'est principalement
dans ces cas compliqués qu'on observe des pertes sé-

minales involontaires, incoercibles et répétées, qui peuvent compromettre profondément l'organisme, égarer
la raison et causer la mort.

Dans les cas de phimosis simple ou d'allongement
extrême du prépuce, sans complication d'aucune affection constitutionnelle générale, l'excision du prépuce
ou la circoncision est évidemment indiquée, et suffit,
soit pour prévenir, soit pour guérir les pertes séminales.
Il serait insensé d'hésiter à prendre ce parti; l'opération
est légère, insignifiante même et sans aucune proportion avec les suites possibles de la difformité. Quelque
temps après la circoncision, la muqueuse du gland
cesse d'être rouge, excoriée; elle devient pâle; l'épiderme se durcit, et la sécrétion exagérée ne tarde pas à
cesser.

La simple excision du prépuce ne suffit plus quand
sa longueur immodérée est l'effet de la débilité congénitale des organes génitaux, ordinairement annoncée
par l'état rudimentaire des tissus érectiles. Tous les
éléments de l'appareil génital, la muqueuse du gland
comprise, participent à l'atonie primitive et doivent
être, après la circoncision, soumis à un traitement
énergiquement tonique. Mais rien n'égale, dans ce cas,
la médication substitutive, appliquée par voie de cautérisation superficielle à la muqueuse du gland; les
avantages multiples de cette énergique modification
des tissus s'annoncent par des changements aussi heureux que rapides : les tissus semblent se renouveler;

on voit la vitalité renaître, la sécrétion sébacée se modérer; toutes les parties prennent du ton et de la vie, etc. Quant aux affections constitutionnelles, spécifiques, générales, qui peuvent compliquer les pertes séminales, il est évident qu'elles ne peuvent être influencées par l'ablation du prépuce, et qu'il reste à les combattre par des moyens conformes aux indications qu'elles présentent.

Rien de plus simple que l'opération de la circoncision, soit qu'on ait affaire à une étroitesse accidentelle ou congénitale, soit qu'il s'agisse d'un prépuce immodérément allongé. Quelques praticiens se bornent, dans le premier cas, à fendre longitudinalement le prépuce sans l'exciser. Cette incision simple suffit quand l'étroitesse n'est pas compliquée de l'allongement du prépuce. L'*excision* en forme de V renversé, pratiquée à la partie supérieure du prépuce, la pointe tournée vers la base de la verge, est aussi pratiquée avec avantage dans quelques circonstances analogues; mais ce ne sont que des cas exceptionnels, et la circoncision, c'est-à-dire l'enlèvement d'un anneau complet de chair, est, dans l'immense majorité des cas, la seule opération rationnelle et qui donne un beau résultat.

Nous pratiquons cette opération de la manière suivante : nous tirons le prépuce au-devant du gland, avec la précaution de tendre surtout fortement la membrane muqueuse et de laisser la peau dans le relâchement, parce qu'il est d'observation générale qu'on n'excise

jamais trop de muqueuse, puisque c'est elle, et non
la peau, qui bride le gland. Au moyen d'une forte pince
à anneaux à larges mors et munie d'une crémaillère,
nous séparons une portion de peau oblique, dans le
sens de l'obliquité du gland, de façon à enlever beaucoup plus de tissus à la partie supérieure qu'à la partie inférieure, et, d'un seul coup de forts ciseaux droits,
nous séparons les téguments saisis par la pince. Nous
passons un fil autour d'une ou deux artérioles, et nous
tordons les plus petites. Nous faisons deux ou trois petites incisions sur la circonférence de la muqueuse du
prépuce, pour faire cesser l'étranglement qu'elle tend à
produire, et, au moyen de quatre ou cinq *serre-fines*,
nous affrontons les bords de la plaie sur toute la circonférence de l'incision. Nous ne faisons aucun autre pan-
sement. Au bout de deux jours environ, nous détachons
les serre-fines, et, s'il y a du gonflement, nous recommandons d'entourer la plaie d'une petite bande de toile
qu'on arrose cinq à six fois par jour, sans la détacher,
avec du vin aromatique. En huit ou dix jours, en
moyenne, la cicatrisation est complète, et les malades
ne tardent pas à voir se développer les conséquences
favorables de cette opération, que nous n'avons jamais
vue se compliquer d'aucun accident.

Nous ne parlons ici que de la circoncision dans les
cas habituels et sans complication d'inflammation du
prépuce ou du gland. Il est évident que, lorsqu'il y a
des chancres phagédéniques ou des dartres rebelles qui

ont raccourci et rendu cartilagineuse la peau du prépuce, les modifications du procédé opératoire doivent
être abandonnées à l'appréciation des circonstances et
à l'inspiration du chirurgien.

Quand on n'a pas été, comme nous, un millier de
fois témoin de la transformation qui s'opère spontanément dans l'organisme des jeunes gens qui étaient en
proie à des pertes séminales par suite du vice de conformation du prépuce, il est difficile d'imaginer qu'une
si minime opération puisse avoir des conséquences aussi
importantes; et cependant il est aisé de comprendre
que, dès l'instant que cette conformation vicieuse s'oppose à tous les moyens de guérison employés contre
les pertes, sa soustraction peut produire de merveilleux
résultats, puisque souvent alors, sans aucun traitement,
la spermatorrhée cesse d'elle-même.

Cependant, malgré les beaux résultats de l'opération
de la circoncision, il ne faut pas se faire illusion et
vouloir exciser à outrance tous les prépuces. Lorsque
la conformation ne s'oppose pas à l'emploi des ablutions internes et des autres moyens topiques appropriés, *eau blanche légère, vin rouge, vin aromatique,*
il ne faut pas se presser de circoncire, puisqu'il y a de
remarquables exemples de guérisons obtenues par l'observance d'une hygiène toute simple; et l'on doit, à
moins d'urgence, la mettre d'abord en usage, sauf à
pratiquer la circoncision en cas d'insuccès. Ainsi Lallemand cite trois cas où l'accumulation de la matière

sébacée avait provoqué de graves désordres, et dans lesquels il a suffi de moyens d'une extrême simplicité pour les conjurer.

« Un étudiant en droit fut obligé de suspendre ses
« études, à cause de l'abolition presque complète de
« ses facultés intellectuelles, par suite de pollutions
« nocturnes que rien n'avait pu modérer. Une couche
« épaisse et concrète de matière sébacée enveloppait
« tout le gland, qui était très-rouge et d'une excessive
« sensibilité, ainsi que l'ouverture du méat urinaire.
« Aucune autre cause n'avait pu donner lieu à ces pol-
« lutions; car c'était précisément l'excessive retenue
« inspirée à ce jeune homme dès son enfance qui l'avait
« empêché de remarquer cette accumulation extraor-
« dinaire de matière sébacée. Du reste, le prépuce
« n'était pas trop long, et son ouverture n'était pas trop
« étroite. Lallemand se contenta de faire pratiquer,
« deux fois par jour, des lotions avec de l'eau de savon
« légèrement alcoolisée. *Huit jours après, les pollu-*
« *tions avaient cessé.* Les fonctions cérébrales se réta-
« blirent ensuite si rapidement que les études suspen-
« dues purent être bientôt reprises. »

Le même auteur a vu les mêmes phénomènes chez un jeune aspirant de marine âgé de dix-huit ans; seulement la faiblesse musculaire était portée beaucoup plus loin, puisqu'elle ne permettait pas au malade de se tenir debout sans le secours d'un aide : aussi le rétablissement dura-t-il un mois. Cette cure n'est, assurément, ni moins remarquable ni moins brillante que la précédente.

Chez un jeune homme de vingt-cinq ans, la matière sébacée avait produit des effets encore plus remarquables. Des scrupules religieux avaient toujours empêché ce tabescent de porter les mains à ses parties génitales et d'avoir les moindres rapports avec les femmes; mais pendant la nuit le prurit provoquait des érections, et bientôt des manœuvres involontaires dont il n'avait pas conscience. Il s'était d'abord lié les mains pour y mettre obstacle; mais il se retournait en rêvant, et se procurait des frottements convulsifs contre son lit. Enfin il se lia les pieds et les mains chaque nuit, pendant des années, d'une manière si étroite que les membres en conservaient l'empreinte pendant le reste du jour. Cependant ces tortures n'aboutirent à rien, car chaque nuit il survenait une ou deux pollutions, et quelquefois trois. La sensibilité de la verge et même du scrotum était telle que le moindre attouchement provoquait des espèces de convulsions épileptiformes. Cette circonstance rendant les soins de propreté impossibles, Lallemand excisa le prépuce, ce qui prévint toute manœuvre involontaire pendant la nuit. Le rétablissement n'exigea pas plus de *quinze jours*.

Dans ces trois cas il n'y avait pas d'autres causes des pertes séminales que l'accumulation de la matière sébacée entre le prépuce et le gland; et cette accumulation même était due à des scrupules moraux ou religieux, inspirés dès l'enfance, probablement pour prévenir la masturbation; ce qui montre à quel résultat peut conduire un zèle qui n'est pas selon la science.

Enfin, nous l'avons dit, le même auteur rapporte vingt-cinq cas dans lesquels l'irritation du gland par la matière sébacée a *gravement compromis la santé et même l'existence.*

Aussi insiste-t-il avec raison sur l'extrême importance de la circoncision toutes les fois qu'il reste la moindre incertitude sur les résultats des soins hygiéniques, du traitement tonique interne, des bains sulfureux, et autres moyens rationnels de traitement.

TRAITEMENT

DES

PERTES SÉMINALES INVOLONTAIRES

PAR LA CAUTÉRISATION DE LA RÉGION PROSTATIQUE DE L'URÈTRE.

Nous venons de passer en revue les traitements divers applicables aux pertes séminales involontaires, envisagées suivant leur caractère ou leur nature ; nous avons vu la médication de ces affections concorder avec leur étiologie et leur symptomatologie, se diversifier selon les causes qui les entretiennent et selon les autres conditions pathologiques dont il est nécessaire de tenir compte. Au point de vue thérapeutique, nous avons dû insister fortement sur l'importance des causes du mal, qui font, pour ainsi dire, de chaque cas de spermatorrhée une maladie spéciale et distincte, qui impliquent impérieusement les indications dominantes, et déterminent souverainement l'adoption ou le rejet des divers moyens curatifs. C'est ainsi que des pertes séminales provoquées par une répercussion de dartres sur l'urètre se traitent tout autrement que celles qui tiennent à la présence d'ascarides dans le rectum. Il n'y a certainement rien de plus distinct que des fissures à l'anus, des rétrécissements de l'urètre, la constipation, la diarrhée, etc.; or le traitement de ces diverses affections constitue bien souvent le traitement même des pertes séminales, qui sont un de leurs effets symptomatiques et ne peuvent disparaître qu'avec elles et comme elles. On conçoit donc combien il importe au succès du traitement des pertes séminales, de rechercher d'abord si elles se rattachent à une inflammation chronique ou à un relâchement provoqués par des causes irritantes ou débilitantes.

Mais, s'il est vrai que les diverses manières de traiter les pertes séminales soient aussi nombreuses et aussi variées que les causes propres à les produire, il est également vrai que la science a conquis, de nos jours, une méthode locale de traitement qui, avec les autres moyens généraux ou spéciaux indiqués par la cause première du mal, convient merveilleusement à la presque totalité des cas : nous voulons parler de la *cautérisation superficielle de la portion prostatique de l'urètre, pratiquée à l'aide du nitrate d'argent fondu* (*pierre infernale*). C'est au professeur Lallemand que nous devons cette précieuse conquête, qui peut être, à bien juste titre, considérée comme un moyen héroïque

et même spécifique dans le traitement des pertes séminales. On peut se faire une juste idée de l'efficacité de
ce mode de traitement si l'on songe qu'avant son adoption les deux tiers des cas de spermatorrhée étaient au-
dessus des ressources de l'art, tandis qu'aujourd'hui
cette redoutable affection est *toujours curable*, pourvu
que le malade se soumette d'une façon absolue aux
prescriptions de la science.

La cautérisation de la portion prostatique de l'urètre
est spécialement applicable aux pertes séminales entretenues par un état d'irritation ou d'inflammation chronique de la membrane urétrale, c'est-à-dire à la très-
grande majorité des cas, et l'on peut regarder ses effets
comme certains quand la spermatorrhée est la conséquence d'une *blennorrhagie passée à l'état chronique*.
Il en est à peu près de même dans les cas où prédomine
le *relâchement* ou l'*atonie des tissus*. Quand les pertes
séminales tiennent à un *état d'éréthisme nerveux exagéré*, ou bien à une disposition congénitale des organes génitaux, les effets de la cautérisation ne sont pas
aussi prompts et aussi heureux ; on n'obtient souvent,
dans ces dernières conditions, qu'une diminution ou
une suppression temporaire des pertes ; mais dans ces
cas mêmes la cautérisation est indispensable pour modifier favorablement les tissus et préparer le succès définitif d'un autre mode rationnel de traitement.

Il est évident que la cautérisation ne peut pas suppléer les traitements spéciaux indiqués par les *dartres*,

les *ascarides*, les *hémorrhoïdes*, la *constipation*, etc.; elle
ne peut naturellement être utile qu'après l'élimination
de ces causes particulières de spermatorrhée. Il n'est
pas toujours nécessaire que la cause générale qui a provoqué les pertes séminales soit anéantie sur tous, les
points de l'organisme pour cautériser avec succès la
portion prostatique de l'urètre ; on voit souvent céder
à l'application du nitrate d'argent des pertes séminales et des écoulements simplement muqueux, entretenus par une affection dartreuse qui ne cesse pas d'exercer ses ravages sur le reste de l'économie. Enfin, si la
cautérisation urétrale ne guérit pas complétement tous
les malades, on peut affirmer sans hésitation qu'elle
produit invariablement de notables améliorations, et
qu'elle prépare le succès des autres traitements réputés
nécessaires, même s'ils ont été antérieurement infruc-
tueux ou nuisibles.

Comment faut-il interpréter les heureux effets de la
cautérisation urétrale ? Peut-on se rendre un compte
satisfaisant de l'héroïque action curative de cette légère
opération dans le traitement des pertes séminales ? Ces
questions n'ont rien d'énigmatique, rien qui puisse
étonner ou embarrasser la science. La cessation des
pertes séminales au contact du nitrate d'argent n'est
autre chose qu'une application spéciale des lois qui ré-
gissent la *médication substitutive*, dont les effets sont
la modification favorable des tissus malades et la substitution à un mode d'irritation stationnaire ou rétro-

grade d'un autre mode de vitalité morbide qui tend
spontanément à la réparation et au retour de l'état normal. Cette médication, éminemment rationnelle et
physiologique, n'a pris que dans ces derniers temps le
rang qu'elle mérite d'occuper dans la science. Il est
vrai que les médecins ont toujours su profiter de ses
bienfaits sans les comprendre. La médication substitutive remonte aux premiers âges de la médecine ; comme
la médecine, elle est fille de l'expérience et figure explicitement dans nos plus vieilles annales scientifiques.
Ainsi on a su dans tous les temps combattre des irritations par des topiques irritants ; on a toujours appliqué
des baumes sur les blessures, des collyres astringents
sur les yeux enflammés ; les élixirs, les breuvages fameux ont toujours été des stimulants et des cordiaux :
il semble que la nature elle-même révèle secrètement
aux hommes la nécessité d'opposer des stimulants
aux aberrations et aux défaillances de la vie. L'instinct universel a deviné les vertus incomprises de ces
agents, vainement anathématisés sous le nom de remèdes incendiaires par l'esprit de système, mais réha-
bilités sous le nom d'agents substitutifs par une intelligente réaction.

Le nitrate d'argent, si habilement et si heureusement
appliqué par Lallemand au traitement des pertes séminales, est véritablement l'arme héroïque par excellence
de la médication substitutive. Qui n'a vu, par exemple,
des plaies fongueuses, sanieuses, saignantes, station-

naires dans leur marche, se ranimer, prendre un meilleur aspect, se transformer, en un mot, au contact
magique de la pierre infernale? Désormais la cicatrisation marche d'un pas rapide, la plaie s'amoindrit à vue
d'œil, le charme fatal est rompu; à une irritation hideuse et désolée, résultat d'une vitalité affaiblie, l'heureux contact de la pierre infernale a substitué une irritation qui aide la nature à reprendre ses droits.   •

De quelle manière s'opère cette favorable substitution?
Ce n'est pas la mortification de la surface de la plaie, ce
n'est pas l'imperceptible brûlure produite par la pierre
qui occasionne l'amélioration, car on peut voir la même
transformation se manifester sous l'influence d'une
simple application de topiques balsamiques, toniques,
excitants, qui ne produisent aucune mortification sensible des tissus. L'heureuse métamorphose qui suit l'application du nitrate d'argent tient donc exclusivement
à la stimulation de la surface morbide, mode d'action
qu'il partage avec ces divers moyens. C'est parce qu'il
excite et ranime la vie languissante, et ce n'est pas
parce qu'il cautérise, que cet agent thérapeutique est
si utile. L'escarrification superficielle qu'il détermine
n'est qu'un léger inconvénient momentané qui se trouve
heureusement racheté par la force et le ton qu'il rend
aux tissus, par l'excitation vivifiante qu'il imprime aux
voies séminales irritées et affaiblies. De là les applications en apparence contradictoires qui règlent l'emploi
du nitrate d'argent, selon qu'on lui demande un effet

de médication substitutive ou un effet purement caustique. Dans le premier cas, qui, pour nous, constitue
l'immense majorité, nous dirons presque la totalité des
indications, il faut le manier délicatement et se borner
à toucher avec une extrême rapidité les surfaces malades; dans le second, au contraire, il faut passer la
pierre lentement sur la région du mal et y exercer une
pression plus ou moins forte, plus ou moins prolongée.

Il est important que la cautérisation de la portion
prostatique de l'urètre se fasse avec la même promptitude que si l'on cautérisait la surface de l'œil pour une
inflammation chronique de la conjonctive ou une ulcération de la cornée; le but que l'on se propose est identique dans les deux cas : il faut, dans l'un comme dans
l'autre, se borner à effleurer les parties affectées. Ce
contact instantané est suffisant pour retirer du caustu-
que l'effet utile qu'il comporte, c'est-à-dire l'excitation,
la substitution d'un mode favorable à un mode vicieux
de vitalité.

La cautérisation prostatique, soumise dans son exécution aux simples règles qui viennent d'être indiquées,
ne donne jamais que des résultats favorables, sans aucun accident; et Lallemand, dans sa longue expérience
de ce moyen, prétend, avec la plus haute raison, que
les inconvénients signalés par les détracteurs de la cautérisation superficielle de la région prostatique de l'urètre sont bien moins imputables à la méthode elle-même
qu'à l'impéritie des opérateurs.

Depuis vingt ans nous avons eu à opérer des milliers de malades, pour combattre soit des écoulements rebelles, soit des pertes séminales invétérées qui menaçaient l'existence et avaient résisté à toutes sortes de traitements, et ils ont tous été guéris par ce moyen, servant de base au traitement, complété plus tard par des agents médicamenteux appropriés. Quand on a le soin d'entourer les malades des précautions qu'indique l'expérience, on ne voit jamais survenir les rétentions d'urine prolongées, les inflammations, les douleurs, les hémorragies, les rétrécissements et autres fâcheux désordres dont se plaignent quelques opérateurs; mais aussi il ne faut pas faire cette opération la montre à la main : une cautérisation aussi rapide que nous la pratiquons ne peut se mesurer à l'aide d'une montre, car le temps nécessaire pour regarder le cadran est déjà trop long; aussi la plupart des malades, même ceux qui sont le plus pusillanimes, l'opération finie et l'instrument retiré, en sont-ils à croire que nous allons seulement commencer.

Rien n'est assurément plus simple aujourd'hui que la cautérisation de la région prostatique de l'urètre; mais il en est de cette opération comme de toutes les autres : ses résultats peuvent et doivent beaucoup varier, selon la manière dont elle est exécutée. Les plus simples manœuvres opératoires sont soumises, dans leur application au corps vivant, à des règles nécessaires: il n'en est aucune qui n'exige des instruments per-

fectionnés, qui ne suppose, dans l'opérateur, de la dextérité, du sang-froid, de la prudence et de l'habitude.
L'arsenal thérapeutique est depuis longtemps encom-
bré de porte-caustiques urétraux; mais c'est en général pour attaquer les rétrécissements que le génie de la
mécanique chirurgicale s'est livré à toutes les fantaisies de l'invention.

Avant Lallemand, personne n'avait songé à opposer
aux pertes séminales involontaires la cautérisation de
la région prostatique de l'urètre; avant lui, personne
n'avait imaginé un instrument simple et commode pour
pratiquer cette opération. Il est vrai de dire pourtant
que, bien avant Lallemand, sir Éverard Home avait
connu les effets avantageux du nitrate d'argent contre
les pertes séminales involontaires; il rapporte, dans son
ouvrage sur les rétrécissements, deux cas de cette maladie qui avaient été provoqués par la masturbation, et
qui furent améliorés par l'application de ses *bougies
armées;* mais le procédé opératoire du chirurgien anglais était monstrueusement défectueux : il n'a jamais
été employé par aucun de ses confrères; c'était un souvenir à peine conservé dans les annales scientifiques,
ou, si l'on aime mieux, le germe fécond d'une grande
et belle idée que le temps devait mûrir et développer à
son jour et à son heure. On ne peut donc contester au
professeur de Montpellier le mérite d'avoir fait faire,
de nos jours, à la science un double pas en avant, d'a-
voir créé une thérapeutique efficace contre les pertes

séminales, et d'avoir imaginé, pour l'appliquer, un instrument perfectionné.

Le porte-caustique avec lequel nous pratiquons la cautérisation superficielle de l'orifice des conduits éjaculateurs du sperme est décrit dans la douzième édition de notre *Traité pratique des maladies des voies urinaires*.

Il se compose d'une canule ou tube en argent légèrement recourbé à une de ses extrémités; dans l'intérieur de cette canule se meut le porte-caustique, offrant à une extrémité une petite cuvette longue de 20 à 22 millimètres environ, destinée à recevoir la pierre infernale; la cuvette se termine par un bouton olivaire, qui s'applique exactement au bout de la courbure de la canule et la ferme hermétiquement au moment de la rentrée de la cuvette. A l'autre extrémité du porte-caustique se trouve un curseur destiné à limiter à volonté la saillie de la cuvette hors de la canule.

Pour le faire fonctionner, la cuvette étant garnie de nitrate d'argent fondu, on introduit l'instrument fermé dans le canal, et quand il est arrivé sur la région malade, ce que l'on a constaté par une mesure préalable au moyen de la bougie à boule graduée, on fait sortir la cuvette, qui ne peut s'avancer hors de la canule que de la longueur réglée d'avance par le curseur.

L'intérieur de la cuvette, loin d'être poli, doit être inégal, rugueux, chagriné, pour que la pierre infernale ne puisse pas s'en détacher et qu'elle reste intimement adhérente à la cavité.

On divise le cylindre de nitrate d'argent fondu (pierre infernale) par fragments; on en garnit la cuvette, qu'on expose à la flamme d'une lampe à esprit-de-vin; en quelques secondes il se liquéfie. On le retire du feu, et, après le refroidissement, il présente une surface unie et compacte. Il importe de ne le laisser au-dessus de la flamme que le temps strictement nécessaire à la fusion; autrement il entre en ébullition, et il se forme des boursouflures qui forcent à recommencer la manœuvre du chargement. Il faut aussi avoir la précaution de dessécher la cuvette avant d'y placer les fragments de pierre, parce que la plus légère humidité forme de la vapeur qui fait bouillonner le caustique. Toutes ces précautions, minutieuses en apparence, importent à la sécurité et à la bonne réussite de la cautérisation.

Avant de pratiquer une cautérisation, il est important de sonder le malade, pour bien préciser le siége du mal et s'assurer s'il n'y a pas quelque obstacle à l'opération. On prend en même temps la longueur du canal, et cette mesure, fixée sur la canule par un curseur, empêche qu'on n'introduise l'instrument trop avant.

Quelques chirurgiens, et Lallemand en particulier, recommandent de vider la vessie avant d'opérer. Nous avons adopté une pratique opposée, et les malades doivent, au contraire, garder l'urine pendant deux ou trois heures avant l'opération. On est sûr, par ce moyen, de ne jamais s'exposer à fatiguer les parois de la vessie ; et dans le cas où, par maladresse, le porte-caustique aurait pénétré trop avant, les sels de l'urine décomposent le caustique, qui perd ses propriétés irritantes pour la muqueuse vésicale. Un second avantage, le premier ne servant qu'aux opérateurs inexpérimentés, c'est que, quelques instants après l'opération, l'urine, par la miction, chasse le caustique qui aurait pu rester sur la surface touchée, et forme une injection d'arrière en avant qui rafraîchit la muqueuse prostatique et tempère l'irritation.

· Les choses ainsi disposées, il est évident que, si l'on introduit l'instrument dans l'urètre, la boule terminale du porte-caustique atteindra le col de la vessie au moment même où le curseur s'approchera du gland, pourvu que l'on donne à la verge le même degré de tension que pendant le cathétérisme explorateur.

On peut faire cette opération le malade étant debout ou couché : l'attitude assise serait fort gênante à cause de la flexion du canal. Si le malade n'est pas poltron, il vaut mieux l'opérer debout ; s'il est pusillanime ou qu'on redoute une syncope, il faut l'opérer couché.

On juge que l'extrémité de l'instrument va atteindre le col de la vessie quand le curseur s'approche du gland c'est le temps critique de la cautérisation, et le moment où l'opérateur doit redoubler d'attention. Il est à peu près impossible que l'instrument aborde la région prostatique de l'urètre, *siége habituel de toutes les irritations*

urétrales qui ont vieilli, sans provoquer une douleur
plus ou moins intense ; mais c'est principalement quand
une ulcération s'est formée dans cette région, c'est-à-
dire quand l'exploration préalable a démontré l'impérieuse urgence d'une opération, que les malades, surpris par le contact douloureux de l'instrument, opposent
parfois une involontaire résistance. On ne doit pas alors
brusquer la fin de la cautérisation ; en quelques mots
on fait sentir au malade la nécessité de l'absence de tout
mouvement de sa part, et, pendant qu'il écoute l'opérateur, on ouvre l'instrument en poussant la tige intérieure. Cette manœuvre fait saillir la cuvette ; par un
mouvement inverse, on referme de suite l'instrument ;
on retire le porte-caustique, et l'opération est terminée.
Comme la cuvette est toujours creusée à la surface intérieure de l'instrument, il en résulte que la pierre infernale ne touche que les parties saillantes, c'est-à-dire
le véru-montanum et l'orifice des conduits éjaculateurs
du sperme.

La durée totale de l'opération que nous venons de décrire si longuement n'est pas de plus de cinq à six secondes ; aussi le plus grand nombre des opérés n'ont-ils pas
le temps de s'en apercevoir, et, quand ils comparent la
réalité aux récits fantastiques qu'ils ont entendu faire
de cette opération, ils conçoivent aisément que, bien
que fort délicate à pratiquer, la cautérisation est une
des plus inoffensives opérations de la chirurgie.

La cautérisation est terminée ; le nitrate d'argent a

touché les orifices des conduits éjaculateurs et le point circonscrit de l'urètre sur lequel ils s'ouvrent. Trop rapide, trop instantanée pour produire des escarres, et une perte de substance qui seraient, du reste, complétement inutiles au résultat qu'on ambitionne, la cautérisation est cependant assez prononcée pour modifier favorablement la vitalité des tissus, pour substituer à l'irritation morbide stationnaire des voies spermatiques une inflammation franche et salutaire qui ramènera l'état normal des organes et l'intégrité de la fonction génitale.

On ne saurait trop hautement le dire et le répéter, l'incomparable efficacité du nitrate d'argent employé comme agent de médication substitutive, dans la spermatorrhée comme dans toute autre forme d'irritation chronique, n'est nullement une conséquence de ses propriétés caustiques : l'action caustique n'est qu'un inconvénient qu'il importe de réduire aux plus étroites limites. Cet inconvénient, cependant, ne peut jamais causer le développement ultérieur d'un rétrécissement, puisqu'il ne s'en forme jamais dans la région prostatique de l'urètre, que seule doit toucher la pierre infernale.

Les éclatants services qu'on retire chaque jour de l'emploi intelligent du nitrate d'argent tiennent à ce que, plus sûrement et mieux que tout autre agent thérapeutique, il fait passer l'irritation du mode chronique à un mode aigu dont on connaît la marche, la durée, la prompte et favorable terminaison ; c'est ainsi qu'il guérit les inflammations chroniques du col de la matrice et de la cavité de cet organe (granulations, érosions, fongosités), les vaginites folliculeuses, les affections chroniques de la paroi postérieure du pharynx, des amygdales, des fosses nasales, les ophthalmies chroniques, les ulcères et les taies de la cornée, etc.

Qu'arrive-t-il, en effet, dans toutes ces circonstances ? Une couche légère et superficielle de tissu malade blanchit et meurt au contact du caustique ; mais cette mortification n'est pour rien dans les effets utiles du nitrate d'argent : c'est l'activité, c'est la vie nouvelle, imprimées aux fibres organiques et aux vaisseaux, qui raniment la circulation capillaire, dégagent les tissus engorgés, et ramènent tous les mouvements vitaux à leur rhythme normal.

Au premier moment tous les accidents morbides s'aggravent, l'irritation s'exaspère, la douleur augmente, etc. ; mais cette recrudescence et cette acuité des symptômes sont la condition et le signe du succès. L'irritation a passé, pour un moment, de l'état chronique à l'état aigu ; elle a perdu son caractère rebelle et stationnaire, elle va subir les conséquences ordinaires des inflammations aiguës : à une période d'aggravation va succéder une période d'état, puis une période de décroissance, puis enfin une dernière période de résolution définitive.

Je ne puis mieux faire comprendre aux malades les résultats mystérieux qui se produisent dans le fond du canal de l'urètre, par suite de la cautérisation avec la pierre infernale, qu'en rappelant les effets de l'application de ce même agent aux ophthalmies chroniques et aux ulcères de la cornée transparente de l'œil. Ici tout se passe au grand jour ; rien n'échappe à l'œil de l'observateur, qui peut aisément suivre toute la série de métamorphoses favorables opérées par l'agent substitutif ; on voit clairement que la mortification superficielle de la conjonctive est, en réalité, chose tout à fait indifférente ; les phénomènes qu'on veut provoquer se passent dans la substance intime des tissus irrités ou engorgés, et tiennent exclusivement à la substitution d'un mode aigu à un mode chronique d'irritation ; les points touchés par le nitrate d'argent ne s'améliorent ni autrement ni plus vite que ceux qui échappent à son action. On peut, dans les cas simples, remplacer le nitrate d'argent par des médicaments excitants ou toniques, par des collyres secs ou liquides, dépourvus de toute action caustique : une insufflation de sucre candi finement pulvérisé, l'instillation entre les paupières de quelques gouttes d'un collyre aloétique ou laudanisé, provoquent la même série de transformations organi : ques que le sel d'argent caustique. L'action de ces divers moyens est, il est vrai, plus lente, mais elle n'est pas moins efficace ; or le laudanum, l'aloès, le sucre, etc., impressionnent vivement l'organe de la vue ; ils font couler les larmes, causent de l'irritation et de la douleur, mais ils ne produisent jamais d'escarres ; et, quand

le résultat est obtenu, l'observateur le plus attentif ne
pourrait découvrir dans l'œil autrefois malade, et maintenant parfaitement sain, la plus légère trace de perte
de substance. C'est qu'en effet l'activité vitale imprimée
par le contact de la pierre a bien vite réparé les désordres qu'avaient pu causer la maladie et le léger attouchement du nitrate d'argent.

Les choses ne se passent pas, dans les profondeurs
du canal de l'urètre, autrement qu'à la surface de l'œil.
Là aussi le nitrate d'argent détermine, quelles que
soient la promptitude et la dextérité de la main qui
l'applique, la mortification d'une couche insignifiante
de la muqueuse urétrale : c'est un inconvénient qu'il
faut subir, mais qu'il faut s'efforcer de réduire aux proportions les plus minimes. On doit par-dessus tout
compter sur l'excitation vivifiante imprimée aux tissus
engorgés ou indurés ; voilà le véritable point de départ
de l'action curative exercée par le caustique. Il n'est
pas nécessaire, pour voir disparaître dans l'organisme
humain un engorgement, une induration, une fongo-
sité, etc., de les brûler ou de les détruire intégralement ; il suffit d'animer, de surexciter les forces vitales,
pour favoriser la résorption de ces agglomérations de
fluides épanchés qui empâtent les mailles des tissus.
L'expérience prouve qu'une simple application de caustique amène le plus ordinairement la fonte et la disparition complète de ces divers boursouflements organiques : il faut bien, dans ce cas, qu'à l'action directe

du caustique s'ajoute le concours d'une force supplémentaire qui vient la compléter ; d'autant plus que ces altérations, toujours situées dans l'épaisseur ou au-dessous de la muqueuse, échappent nécessairement à la cautérisation, qui n'effleure que la surface de cette membrane. Quelle est donc cette force additionnelle qui vient continuer et compléter la cautérisation., si ce n'est la force vitale réveillée, ranimée par le caustique même ?

Nous ne faisons, dans l'interprétation de ces phénomènes, que suivre les principes de la logique physiologique la plus vulgaire. La vie est un cercle formé d'actions et de réactions, qui sont, dans l'ordre mécanique, sans analogues et sans exemples : tout mouvement produit sur un point déterminé se reproduit instantanément sur un autre point ; tout effet devient immédiatement cause d'un autre effet, qui peut se répéter à l'infini dans le même ordre et sous des formes semblables. Il n'est donc pas étonnant qu'un caustique appliqué sur une membrane provoque des actions vitales et des transformations organiques dans les tissus contigus ou subjacents ; c'est ainsi qu'un rétrécissement urétral disparaît définitivement sous l'influence de quelques introductions d'une bougie maintenue pendant quelques instants dans le canal. Il ne faut pas croire, en effet, que la guérison dans ce cas provienne exclusivement de la pression mécanique exercée par l'instrument : la guérison ne serait ainsi que temporaire ; l'induration, comprimée et aplatie, ne tarderait pas à revenir sur elle-même et à reprendre ses dimensions et sa forme primitives. Comment donc s'opère la dilatation durable, la guérison définitive? C'est par l'effet de l'excitation exercée sur les parois urétrales par le corps étranger; c'est par la résolution et la résorption des éléments constitutifs de l'induration, qui en sont les conséquences nécessaires !

L'excursion que nous venons de faire dans le domaine de la physiologie n'est point ici un hors-d'œuvre : beaucoup de praticiens s'obstinent aveuglément, dans le traitement de la spermatorrhée, à cautériser l'urètre à outrance ; la montre à la main, ils prolongent démesurément l'application du caustique, et s'imaginent que de profondes escarres sont une condition nécessaire de succès : c'est là une méprise regrettable, une source infaillible de déceptions et de périls, et l'on ne saurait trop fortement mettre en garde contre une exagération qui pourrait compromettre une des plus brillantes conquêtes de l'art moderne. Nous répétons encore qu'il est aussi dangereux qu'inutile de vouloir poursuivre, par une profonde cautérisation, la destruction intégrale des indurations et autres désordres dont la présence dans l'urètre est soupçonnée ou reconnue. L'observation s'accorde sur ce point avec la physiologie, pour nous apprendre qu'il suffit de promener légèrement le caustique sur la surface de la région de la glande prostate, au niveau de laquelle aboutissent les canaux éjaculateurs ; et l'opération doit être aussi ins-

tantanée que s'il s'agissait de porter la pierre infernale
sur le globe oculaire lui-même. Dans un cas comme
dans l'autre, il ne faut songer à la destruction, à la
perte de substance que peut produire le caustique, que
pour la limiter : provoquer une modification vitale favorable, une heureuse métamorphose inflammatoire,
voilà ce qui doit exclusivement préoccuper le chirurgien ; il manque de prudence, il compromet le succès
de l'opération, s'il détermine des escarres qui puissent
s'apercevoir dans les urines.

L'opération dont nous nous occupons ne se fait
qu'une seule fois dans l'immense majorité des cas,
et le traitement spécial auquel le malade est soumis,
après la période d'irritation, suffit pour compléter et
consolider la guérison. Dans les cas réfractaires, on
renouvelle l'application de la pierre infernale cinq à six
semaines après la première opération, et lorsqu'on en
a déjà obtenu de bons effets.

Malgré ces recommandations, que nous n'avons cessé
de répéter dans toutes nos publications et dans nos conférences, croirait-on qu'il se rencontre encore des praticiens qui trouvent le moyen de dépasser la mesure
des témérités que nous venons de signaler? Nous voulons parler de ceux qui pratiquent la cautérisation à
outrance, et qui, la main toujours armée du porte-caustique, reviennent à l'opération chaque fois qu'ils voient
se calmer les symptômes inflammatoires : ils cautérisent
les malheureux tabescents cinq, six, dix fois ; leur in-

cendiaire manie ne cesse que s'ils voient s'arrêter les pertes séminales ; mais ce chimérique espoir les trompe toujours, parce que le canal se trouve dans un état continuel d'exaspération qui entretient les pertes séminales. Ils ne réussissent qu'à ravager le canal de l'urètre. Et ce ne sont pas toujours des ignorants qui commettent de telles bévues ; j'ai entre les mains des ordonnances de chirurgiens du plus grand renom, dans lesquelles il est recommandé de cautériser tous les huit jours la région prostatique du canal de l'urètre, pour remédier à des pertes séminales. Des irritations violentes et opiniâtres, des élancements douloureux vers le col de la vessie, des coarctations du canal de l'urètre, tels sont, avec la persistance incoercible de la spermatorrhée, les uniques résultats de ces barbares exécutions.

La nécessité de se borner en général à une seule cautérisation dans le traitement des pertes séminales involontaires n'est point difficile à justifier, et frappera tous les esprits qui suivront attentivement le cours naturel des choses. L'opération, bien que pratiquée avec toute la prudence et toute la dextérité requises, provoque toujours un certain degré d'irritation. Les pertes séminales s'exaspèrent, la miction devient fréquente et douloureuse, les dernières gouttes d'urine sont teintées de sang pendant deux à trois jours ; chez quelques malades très-impressionnables il peut survenir un léger mouvement fébrile ; d'autres sont tourmentés par des érections énergiques importunes, et éprouvent des hallucinations

30

érotiques qui contribuent aussi à augmenter momentanément le nombre des pollutions.

Il faut, pendant cette première période inflammatoire, soumettre les malades à un régime sévère, leur
prescrire la diète végétale et lactée, des boissons rafraîchissantes, des bains tièdes, des lavements adoucis-
sants, des ablutions locales des parties sexuelles cinq à
six fois répétées chaque jour avec de l'eau tiède. Il n'est
pas indispensable de garder le lit, mais il convient de
s'abstenir de tout exercice fatigant pendant plusieurs
jours; ils doivent surtout se garantir avec le plus grand
soin des variations brusques de la température, et notamment du froid, auquel ils sont si sensibles. Les tabescents qui viennent d'être cautérisés doivent en un
mot s'imposer temporairement le régime et le traitement qui conviennent dans les phlegmasies aiguës; c'est
à ce prix seulement qu'ils abrégeront la période inflammatoire de la cautérisation, et favoriseront l'établissement de la résolution qui peut seule les délivrer de
leurs pertes séminales.

Tant que dure la période inflammatoire, les pertes
séminales ne font que s'exaspérer; on ne les voit diminuer que lorsque l'inflammation provoquée par le
caustique s'amortit pour faire place à la période de
résolution. C'est le moment où il faut redoubler de vigilance et de soins; le travail qui s'opère alors est le
signe et la véritable cause de la cessation des pertes : s'il
n'est pas contrarié par les imprudences ou l'indocilité

des malades, il commence à s'établir à partir du sixième au huitième jour, et se complète vers le quinzième. Ce n'est qu'à cette époque que l'on peut entrevoir les résultats de la cautérisation; mais pour en juger définitivement il faut attendre au moins cinq à six semaines. On voit, par ces préceptes, combien est inintelligente et absurde la conduite des praticiens qui répètent inconsidérément la cautérisation tous les six ou huit jours, c'est-à-dire sans savoir quels ont été les effets de la première opération.

On juge que la cautérisation sera heureuse quand on voit les pertes séminales s'atténuer, la convalescence marcher franchement. Les plus simples soins auxiliaires suffisent alors, et la plus vulgaire prudence interdit toute nouvelle application du caustique : l'exercice en plein air, accru dans la proportion du retour des forces, l'usage des médicaments astringents indiqués page 428, des bains sulfureux, un régime tonique et analeptique, complètent et consolident la guérison.

Dans certains cas, le passage de quelques bougies est nécessaire pour activer le mouvement de résolution, accélérer la guérison, et prévenir souvent la nécessité de renouveler l'application du caustique.

Les résultats de la cautérisation ne sont pas toujours aussi heureux que nous venons de le dire; mais si, comme on l'a vu plus haut, c'est quelquefois à l'opérateur qu'il faut imputer les accidents qui trompent l'espoir des malades, c'est bien souvent aussi à ces der-

niers eux-mêmes qu'il convient d'attribuer les insuccès. On connaît, en effet, l'indocilité de leur caractère,
leurs manies, leurs impatiences, leurs entêtements ;
dès qu'ils entrevoient des chances d'amélioration, la
tête leur tourne : ils réclament impérieusement une ou
plusieurs nouvelles cautérisations, dans l'espoir de
hâter leur délivrance, ou bien ils se croient guéris
avant l'heure et se dispensent de toute réserve, et, à
peine convalescents, ils se livrent à des excès qui ne
tardent pas à provoquer une rechute.

La cautérisation urétrale est à coup sûr une des plus
simples et des plus innocentes opérations de la chirurgie ; mais il est facile d'influencer ses résultats, toujours
plus ou moins mobiles et incidentés, d'intervertir ou de
dénaturer ses phases et de compromettre sa sécurité.
C'est au moment du passage de la période inflammatoire à la période de résolution, c'est pendant que la
résolution s'opère, que la nature ne tolère ni outrages
ni perturbations d'aucun genre ; c'est alors que les tissus se réparent, reprennent le rhythme de la vie normale et que les orifices des conduits éjaculateurs doivent
recouvrer leur force et leur tonicité naturelles. Nous
avons dit que ce mouvement de restauration organique s'opérait généralement du huitième au quinzième jour ; mais il est évident qu'un tel calcul perd
toute sa précision s'il faut tenir compte des imprudences et de l'impéritie des médecins, ou des indociles
fantaisies des malades. De là les incertitudes et les

inégalités injustement reprochées à la méthode opératoire.

L'expérience est en médecine la loi des lois : quand elle a parlé, la timidité doit se taire. Or l'expérience dit et redit hautement les heureux effets de l'application du nitrate d'argent au traitement non-seulement des pertes séminales, mais de la plupart des phlegmasies chroniques des membranes muqueuses. Cette multiplicité de services rendus à la médecine opératoire par un seul médicament n'a rien qui puisse surprendre. La guérison des pertes séminales par le nitrate d'argent n'est pas un fait empirique, inexplicable, sans exemple et sans analogies. L'application du sel argentique au traitement des relâchements spermatiques n'est autre chose que l'application à un cas particulier d'un principe général de thérapeutique : c'est une application de la médication substitutive sanctionnée par l'expérience et le succès ; c'est, en d'autres termes, une forme aiguë d'irritation substituée à une forme chronique et stationnaire.

Cependant, si efficace qu'elle soit, il arrive souvent que la cautérisation ne suffit pas à guérir seule les pertes séminales ; aussi, loin d'en faire, comme Lallemand, l'alpha et l'oméga de toute la thérapeutique de la spermatorrhée, cette opération n'est-elle pour nous, quand nous la jugeons nécessaire à la guérison, qu'un élément, élément indispensable, il est vrai, de la médication. Après la période d'irritation on emploie, avec le plus

30.

grand succès, des agents qui, auparavant, ne produisaient aucun résultat.

Par les exemples suivants, que nous extrayons de nos cahiers d'observation, on pourra juger de l'application de notre méthode habituelle de traitement dans les cas de pertes séminales et d'impuissance. Ces faits compléteront l'exposition de nos vues spéciales sur ces graves et redoutables affections.

OBSERVATIONS

DE GUÉRISON DE PERTES SÉMINALES

ET D'IMPUISSANCE.

PREMIÈRE OBSERVATION.

Vingt-deux ans.

Abus d'onanisme. Affaiblissement des facultés intellectuelles. Cessation de la masturbation. Invasion de pollutions nocturnes fréquentes. Hallucination spéciale. Manie de se croire affecté de strabisme. Tendance au suicide. Deux cautérisations à un mois de distance. Emploi des toniques et des affusions d'eau froide. Cessation de la spermatorrhée. Retour complet de l'intelligence.

J. B..., âgé de vingt-deux ans, me fut amené par sa mère, qui, la veille, était venue à ma consultation pour me renseigner sur les antécédents de son fils. Ce jeune

homme, d'une intelligence rare, étonnait ses profes-
seurs par sa merveilleuse aptitude au travail, lorsque,
vers l'âge de dix-sept ans, sans cause apparente, ses
fonctions cérébrales subirent une notable altération : il
n'avait plus la mémoire aussi vive ; il était paresseux,
triste, morose, enclin par moments à des accès de
colère violente qui surprenaient toutes les personnes
de sa famille. Sa mère, au comble de l'anxiété, recher-
cha activement·les causes de cette transformation, finit
par gagner la confiance de son fils, et en obtint l'aveu
que depuis six mois, sous l'impulsion d'un perfide ca-
marade, il se livrait à l'onanisme. Elle lui fit comprendre tous les dangers de cette hideuse passion, et
ses conseils, aidés d'une surveillance active, firent cesser cette habitude. Mais l'amélioration du système nerveux central ne survint point comme on devait s'y
attendre. Les organes génitaux, prématurément sur-
excités, n'avaient point repris leur calme primitif avec
la cessation de l'onanisme ; la sécrétion spermatique
continuait, et le trop-plein des vésicules séminales s'é-
chappait dans des rêves nocturnes ; de sorte que la
forme des pertes avait cessé, mais le résultat était toujours le même : il ne passait pas deux nuits sans avoir
une pollution involontaire. Le plus souvent il avait
des pertes deux et trois nuits de suite, quelquefois deux
dans la même nuit. Cette spermatorrhée l'accablait, et,
l'épuisement nerveux continuant, les troubles de l'innervation s'étaient considérablement accrus ; aussi son

humeur farouche, allant toujours en augmentant, l'a-
vait-elle rendu insociable. Il avait lui-même conscience
des modifications de son caractère, et il en était arrivé
à se séquestrer pour qu'aucun de ses camarades ne pût
constater son état et en faire peut-être un sujet de rail-
lerie.

Une forme curieuse des hallucinations dont il était
la proie consistait à se croire affecté de strabisme; toute
sa famille s'évertuait à lui prouver qu'il ne louchait pas,
peine perdue. C'était pour lui une conviction inébran-
lable; tous les étrangers s'en apercevaient bien et se
moquaient de lui; aussi était-il décidé, dans son om-
brageuse susceptibilité, à faire un exemple, et à tuer
le premier individu qui ferait semblant de le railler
sur son infirmité. Pour éviter un malheur, on ne le
quittait pas d'un instant, et on avait eu soin d'enlever
toutes les armes qui auraient pu lui servir.

On avait consulté plusieurs médecins. Ils avaient,
outre des prescriptions médicamenteuses, recommandé
de la distraction et l'exercice en plein air. Comme il ne
voulait pas être vu de ses camarades, ni rencontrer des
personnes qui auraient pu remarquer son prétendu
strabisme, il ne sortait que la nuit, et sa pauvre mère,
dans laquelle seule il avait confiance, et qui redoutait un
suicide dont il menaçait tous les jours sa famille, était
obligée de l'accompagner dans ses courses nocturnes.
Ses excursions vagabondes avaient toujours pour but
des endroits isolés et anfractueux, de sorte que, par-

tant vers minuit, il ne rentrait que vers trois ou quatre heures du matin, brisé de fatigue. Il se mettait alors au lit, et sa mère se tenait près de lui pour surveiller son sommeil. Chaque deux heures au plus elle le faisait uriner, dans la crainte que la distension de la vessie par l'urine ne provoquât des pertes, en irritant les vésicules. Si elle surprenait quelque indice de rêves, elle le réveillait aussitôt pour prévenir une perte. Ils attachaient tous deux une très-grande importance à prévenir les pollutions, parce qu'ils avaient constaté la relation de cause à effet entre l'invasion des pertes et l'aggravation des symptômes. Quand il avait pu rester six jours (limite extrême) sans évacuation spermatique, ses facultés intellectuelles semblaient renaître; aussi la cessation des pertes était-elle leur unique préoccupation, dans la conviction bien légitime que c'était là la clef de la guérison.

Tous les médicaments et l'hygiène la mieux suivie avaient été inefficaces, et le jeune malade s'abandonnait à des accès de désespoir de plus en plus furieux, en remplissant la maison d'imprécations contre la science, quand le docteur habituel dit aux parents que le seul moyen de guérison, après l'inutilité des moyens jusque-là mis en usage, consistait dans la cautérisation légère des conduits éjaculateurs au moyen de la pierre infernale. N'ayant pas l'habitude de ce genre d'opérations, il ne voulut pas l'entreprendre lui-même et me l'adressa.

Je commençai par observer le malade pendant deux à trois jours. J'eus avec lui plusieurs conférences qui me démontrèrent, d'une façon irrécusable, que tout espoir était loin d'être perdu. Bien que doutant lui-même de sa guérison, il se soumit volontiers à l'opération. Dès le deuxième jour, soit effet direct, soit réaction morale, il se sentait mieux. Néanmoins, il n'avait pas encore grande confiance en lui-même et il ne venait à mes consultations que d'un pas extrêmement rapide et tenant toujours la tête baissée, ce qui lui faisait heurter les passants. Un jour il arriva dans un état d'exaspération violente, parce que, ayant par mégarde levé les yeux, il crut remarquer que deux jeunes gens qui passaient sur le trottoir opposé riaient de son prétendu strabisme. Il voulait se jeter sur eux et faire, disait-il, un exemple, quand sa mère, sans cesse attachée à ses pas, le rejoignit et l'empêcha de commettre quelque brutalité. En entrant dans mon cabinet il se mit à fondre en larmes, en me disant que j'avais bien tort de ne pas vouloir le soigner pour redresser ses yeux, dont l'infirmité l'exposait à de pareilles algarades. Au moyen de médicaments toniques, d'affusions générales d'eau froide, et avec l'assistance si dévouée et si perspicace de sa mère, je parvins en trois mois de traitement, et après deux cautérisations faites à un mois de distance l'une de l'autre, à faire cesser complétement les pollutions nocturnes. Après une éclipse de cinq années, l'intelligence de ce jeune homme reparut aussi nette que si elle n'eût pas reçu d'atteinte, et il put embrasser la carrière de la marine marchande, pour laquelle il avait une véritable vocation.

Cette observation est fort curieuse par la rareté du fait qu'elle signale. On voit souvent des troubles de l'intelligence, des hallucinations par suite de pertes; mais elles ne sont que temporaires, et, malgré la persistance des pollutions, elles ne laissent pas de fortes empreintes dans l'imagination des malades, dont la mobile fugacité des impressions est précisément le caractère dominant.

Une autre particularité que j'ai fréquemment occasion d'observer, c'est la modification instantanée de bien-être que procure l'attouchement léger des conduits éjaculateurs avec la pierre infernale. Des malades sont débilités plus ou moins profondément au physique ou au moral par les pollutions : la cautérisation est pratiquée; ils sont soumis à un régime débilitant : bains, boissons émollientes, demi-diète, et cependant, dès le lendemain, ils éprouvent un bien-être depuis longtemps inconnu; la tête est dégagée, ils se sentent plus forts, et leur confiance en cette opération devient si vive que, si on les croyait, on la renouvellerait tous les trois à quatre jours.

DEUXIÈME OBSERVATION.

Dix-neuf ans.

Masturbation acharnée produisant l'idiotisme avec l'appa-
rence de la plus belle santé. Guérison par deux cautéri-
sations superficielles de l'orifice des conduits éjaculateurs
du sperme et un traitement tonique. Récidive des actes
d'onanisme ; rechute de l'idiotisme. Folie incurable.

M. S......, de Londres, me consulta, il y a quatre
ans, par correspondance, pour son fils Edw...., âgé de
dix-neuf ans. Ce jeune homme, qui avait débuté dans
ses études par de brillants succès, était tombé graduellement dans une sorte de marasme intellectuel et
moral. Il n'avait plus de goût à l'étude et ne compre-
nait aucune des démonstrations les plus élémentaires ; sa
mémoire, autrefois si brillante, lui faisait continuellement défaut, et les qualités du cœur semblaient éteintes
en lui, ce qui contrastait péniblement avec l'affectueuse
amitié qu'il avait toujours témoignée à ses parents.
Justement alarmée de ces symptômes, sa famille retira
Edw... de l'institution où il avait déjà passé cinq années, et confia la direction de ses études à un précepteur qui vécut dans la maison. La surveillance, qui fut
très-rigoureuse, permit bientôt de constater que toute

l'intelligence d'Edw... s'était concentrée dans la dissimulation des actes d'onanisme, auquel il se livrait avec
une déplorable fréquence. On ne saurait imaginer tous
les moyens qu'il employait pour éviter d'être pris en
défaut, et cela presque sous les yeux de ses parents,
puisque le précepteur avait ordre de ne pas le quitter
un instant, soit le jour, soit la nuit.

Instruits de ces faits, les médecins qui avaient été
consultés, et qui au premier abord ne savaient à quelle
cause rattacher une atrophie intellectuelle aussi marquée, avec persistance de tous les signes extérieurs de
la plus florissante santé, mirent en usage tous les
moyens ordinaires en pareille circonstance. Le jeune
Edw... se soumit d'assez bonne grâce aux traitements
médicamenteux et à la contrainte qu'on lui imposa
dans le but de prévenir de nouveaux actes d'onanisme.
Rien ne réussit, car les plus simples frottements, je
dirai presque frôlements, suffisaient, tant les organes
génitaux étaient devenus maladivement impressionnables, à provoquer une éjaculation séminale qui dé-
truisait en un instant le mieux péniblement acquis
pendant plusieurs jours.

M. S....., dans cette situation, m'écrivit pour réclamer mes conseils. Fort de mes succès antérieurs dans
des cas analogues, je n'hésitai pas à répondre que je
sauverais Edw...., mais qu'il devait venir personnelle-
ment me trouver, parce que, au degré où en était
arrivée sa maladie, une ou deux cautérisations superfi-

cielles de l'orifice des conduits éjaculateurs du sperme
et de la région prostatique du canal de l'urètre, au
moyen de la pierre infernale, étaient absolument indispensables. Comme les occupations de M. S......ne
lui permettaient pas d'entreprendre le voyage, Edw...
vint, accompagné de son précepteur. Le jeune malade,
d'un teint frais, était grand, fort, et offrait un embonpoint qu'expliquait l'alimentation substantielle à laquelle il était soumis dans le but de réparer ses forces ;
mais le niveau de son intelligence était déplorablement
abaissé. Je lui fis cependant assez bien comprendre les
terribles conséquences de sa funeste passion pour qu'il
se décidât de bonne grâce à se laisser opérer. Les
suites de la première opération furent des plus simples,
et huit jours après je renouvelai l'attouchement à la
pierre. Dès que l'irritation fut passée, Edw... retourna
en Angleterre, avec mes instructions destinées à compléter et à consolider le résultat des cautérisations.
L'effet du traitement fut très-prompt, et deux mois ne
s'étaient pas écoulés que M. S... me remerciait d'avoir
si promptement rendu la vie morale à son fils et la joie
à toute sa famille. En effet, Edw... avait complétement
cessé les actes d'onanisme, et l'éréthisme des organes
génitaux avait disparu, de sorte qu'il n'avait plus à
lutter autant contre des désirs qui auparavant étaient
plus forts que sa volonté. Sa mémoire était revenue en
même temps que ses facultés affectives, et bientôt il se
remit à l'étude avec une nouvelle ardeur.

Pendant six mois sa santé morale se fortifia de plus en plus, et tout faisait présager une guérison radicale, lorsqu'à la suite d'un voyage en Écosse de deux mois de durée, pendant lequel la surveillance avait été moins active, on vit de nouveau reparaître les premiers et si tristes symptômes d'hébétude. On reconnut bientôt qu'Edw... était retombé dans des actes d'onanisme. La rechute morale fit d'effrayants et rapides progrès. Au lieu d'être docile et soumis aux observations qui lui étaient faites, Edw... avait des accès de folie furieuse quand on voulait s'opposer à l'assouvissement de sa brutale passion, qui bientôt ne connut plus aucun frein. On me l'amena de nouveau, mais je trouvai son intelligence tellement altérée que je jugeai inutile de renouveler la cautérisation. On le plaça dans une maison spéciale, et j'attendis en vain plusieurs mois que le moment opportun fût venu de pratiquer l'attouchement des conduits éjaculateurs. Soit que le mode de traitement adopté dans l'établissement ne lui convînt pas, soit que l'altération cérébrale fût trop avancée pour pouvoir guérir, le malheureux Edw..... tomba graduellement dans l'idiotisme le plus absolu.

Cette observation est remarquable à plus d'un titre : elle montre de nouveau l'influence fâcheuse de la masturbation sur le système nerveux central, et le degré d'abaissement moral dans lequel tombent inévitablement les jeunes gens qui ne veulent pas comprendre que c'est dans leur intérêt qu'on s'oppose à la satisfaction de leur abrutissante passion; elle est ensuite la confirmation de ce que j'ai dit dans la symptomatologie, savoir, que les spermatorrhéiques sont loin de présenter toujours des signes de dépérissement physique. Les pertes séminales, en effet, quelles que soient les causes qui les aient provoquées, mais surtout quand elles sont le résultat de l'onanisme, portent le plus souvent leur action délétère sur le système nerveux, pendant que les autres appareils, même celui de la digestion, restent, dans le principe, parfaitement intacts. Je viens de dire, *surtout quand elles sont le résultat de l'onanisme*; j'ai, en effet, indiqué deux sources d'épuisement dans les évacuations séminales : la première résulte de la perte du liquide spermatique, que j'ai signalé comme étant la quintessence de notre organisation ; la deuxième réside dans l'excitation nerveuse qui est nécessaire pour produire l'éjaculation. Or, chez le masturbateur, l'ébranlement nerveux est bien plus considérable que dans le cas de relation sexuelle avec une femme, parce que la passion ne vient pas stimuler et doubler ses facultés viriles.

Enfin, il n'est pas sans intérêt de faire observer que, chez certains individus doués, comme le pauvre Edw...., d'une grande excitabilité des organes génitaux, l'alimentation substantielle, qui est donnée précisément dans le but de réparer les forces épuisées, produit le résultat opposé à celui qu'on en espère, parce que les principes stimulants qui résultent de l'abondance de la nourriture ne servent qu'à fortifier l'appareil séminal, dont la réplétion excite à de nouveaux actes d'onanisme. Dans ces circonstances, au lieu de mets trop succulents, il est bien plus convenable de soumettre le malade à une hygiène de sobriété très-sévère ; il doit pour ainsi dire être soumis au régime de ces anachorètes chez lesquels une faible quantité d'aliments grossiers et l'habitude des rudes travaux des champs éteignent les facultés viriles en tarissant pour ainsi dire la sécrétion spermatique.

TROISIÈME OBSERVATION.

Quarante-cinq ans.

*Impuissance à la suite de chagrins et de maladies. Pertes
séminales insensibles et continues. Traitement par la
cautérisation superficielle de l'orifice des conduits éjaculateurs, deux fois renouvelée à un mois de distance. Médication tonique consécutive. Retour à la virilité.*

M. C....., marié à trente ans, avait eu cinq enfants
dans l'espace de huit années. Sa femme était morte
à la suite du dernier accouchement. Il en avait conçu
le plus vif chagrin, et six mois après il faillit succomber
à une dyssenterie des plus intenses. Sa santé, antérieurement excellente, fut dès lors fortement ébranlée,
et pendant trois ans il souffrit d'une gastralgie rebelle
à tout traitement. Il chercha alors, dans des voyages
longtemps prolongés, des distractions à ses peines morales et la guérison de sa gastralgie. Après deux ans
passés en navigation et en excursions dans la haute
Égypte, il rentra en France parfaitement rétabli ; et,
après sept années de veuvage, pendant lesquelles il
avait gardé la plus absolue continence, il songea à
se remarier, sans s'être en aucune façon préoccupé de
sa virilité.

Quels ne furent pas son étonnement et son désespoir
en constatant son impuissance! Il vint me trouver, et
me confia que, malgré les plus énergiques tentatives, il
ne pouvait arriver à effectuer un coït complet. L'érection
était imparfaite, parce que, dès les premières approches,
il s'écoulait par la verge un liquide visqueux, transparent, qui la paralysait. Quand, après de violents efforts
d'excitation, arrivait l'éjaculation, le liquide spermatique s'écoulait à flots, et persistait à suinter par le
canal pendant deux ou trois jours. Après ces tentatives
de coït, il tombait dans une prostration physique et
morale dont lui seul avait le secret. Il me demanda une
formule expéditive pour ranimer sa virilité ; mais, après
avoir examiné ses parties génitales, je lui fis comprendre
que l'emploi d'un semblable moyen, loin de lui être utile,
nuirait plutôt à sa guérison définitive, en excitant des
organes déjà malades. En effet, l'exploration, au
moyen d'une bougie à boule, me permit de constater
qu'au niveau des conduits éjaculateurs il existait une
inflammation chronique qui, ne causant aucune douleur, ne s'était révélée au malade que par ses résultats, et que là seulement était la clef de la guérison.

Par suite des violents chagrins ; par suite de la dyssenterie, maladie inflammatoire qui, ayant son siége
dans le gros intestin, et souvent surtout dans la portion
rectale, avait facilement, par voie de contiguïté, provoqué l'irritation des vésicules séminales et des conduits

éjaculateurs ; par suite, enfin, d'une continence long-temps prolongée, il était résulté un état maladif des voies séminales qui rendait parfaitement compte de l'impuissance, et traçait en même temps la route à suivre pour obtenir le retour de la virilité. L'irritation chronique, en provoquant l'affaiblissement des conduits, laissait échapper le sperme à la plus légère excitation et rendait impossible toute érection ferme et durable ; au lieu d'employer les stimulants, il fallait donc guérir cette inflammation.

Je commençai par pratiquer une légère cautérisation des conduits éjaculateurs au moyen de la pierre infernale. Lorsque l'irritation de l'attouchement fut calmée par un traitement émollient de trois à quatre jours de durée, je prescrivis des astringents, puis des toniques, dont l'effet fut des plus favorables. Trois semaines à partir du début du traitement, M. C... put effectuer un coït satisfaisant, ce qui releva son moral. Pour plus de sécurité, avant de retourner dans son pays, il me pria de renouveler l'opération, qui fut faite à un mois de distance de la première. Cette seconde cautérisation fut aussi suivie d'un traitement réparateur, dont le résultat fut des plus complets, puisque madame C..., depuis deux ans qu'à eu lieu le traitement, en est à sa seconde grossesse.

Je tiens à signaler deux particularités résultant de cette observation. La première, c'est l'abondance du liquide spermatique émis par certains individus au mo-

31.

ment de l'éjaculation ; fait qui rend très-bien compte
de l'état d'épuisement dans lequel un seul coït jette des
hommes parfaitement en état du reste d'accomplir
l'acte génital. Ces personnes, en effet, bien que dans
la force de l'âge, sont tout à fait incapables de renouveler l'acte dans un court délai, parce qu'une seule éjaculation a vidé les réservoirs, et que la vacuité des vésicules séminales étant un empêchement à une érection
durable, il faut attendre, pour qu'elle ait lieu, que les
canaux déférents y aient apporté une certaine quantité
de liqueur spermatique. D'autres hommes, au contraire,
mieux constitués, peuvent accomplir l'acte vénérien
plusieurs fois de suite, parce que les conduits éjaculateurs, ayant plus de tonicité, ne laissent échapper au
moment de l'éjaculation qu'une quantité plus modérée
de fluide prolifique , de sorte que les vésicules n'étant
point à sec, permettent le prochain accomplissement
d'un second coït.

La seconde particularité , c'est que l'inflammation
chronique de la membrane muqueuse dans la partie
profonde du canal de l'urètre au niveau des conduits
éjaculateurs, qui retentit si douloureusement sur l'organisme, puisqu'elle est la cause la plus fréquente de
la diminution et de la perte de la virilité chez les hommes
épuisés, a lieu le plus souvent sans aucune douleur et
sans que les malades en aient conscience. L'existence
d'un état maladif dans cette région ne leur est révélée
que par le passage de la boule d'une bougie en gomme

élastique, qui, après avoir cheminé dans la partie antérieure du canal en ne provoquant qu'une sensation modérée, fait éprouver une douleur plus ou moins vive en
franchissant la région malade.

QUATRIÈME OBSERVATION.

Trente-deux ans.

Prédisposition héréditaire aux pertes séminales. —Impressionnabilité excessive des organes génitaux. Complication d'un vice dartreux. Pertes séminales insensibles. Délabrement physique et moral. Altération remarquable des voies digestives. Traitements divers et en particulier compresseur prostatique inutilement employés. Guérison en quatre mois de traitement par la médication combinée des dépuratifs (Rob Laffecteur) *à l'intérieur, de l'hydrothérapie à l'extérieur, et des bougies introduites dans le canal de l'urètre.*

M. G. D..., trente-deux ans, grand, mince, d'une constitution grêle, vint, il y a trois ans, se confier à mes soins, et me raconta ses antécédents en ces termes : « Je suis né de parents sains en apparence ; mais mon « père, avant son mariage, avait eu des maladies véné- « riennes qui n'avaient été qu'incomplétement guéries. « J'ai trois frères et une sœur. Je suis le plus jeune, « et ma mère m'a dit que mes frères, bien qu'à un « moindre degré que moi, avaient eu les mêmes ma- « ladies. D'une organisation délicate, mon enfance « exigea des soins extrêmes à cause de l'impression- « nabilité de mes intestins. Au moindre écart de ré- « gime j'avais une violente indigestion, caractérisée par

« des vomissements et une diarrhée qui persistait une
« semaine au moins. J'avais les reins faibles, et j'ai
« pissé au lit jusqu'à l'âge de dix ans, quoiqu'on m'ait
« fait coucher sur la fougère, et que ma mère ait eu
« la patience de se relever deux fois par nuit pour me
« faire uriner. Cette incontinence d'urine finit par dis-
« paraître, et je pus être placé dans une institution.

« Après deux ans de séjour au collége, il me survint
« à différentes parties du corps, notamment aux bras,
« aux jambes et au pourtour de l'anus, des éruptions
« qui me causaient une vive démangeaison, et que le
« médecin de la pension appela des dartres. Pour les
« guérir on me fit prendre du sirop antiscorbutique et
« de fumeterre, et des bains alcalins. Elles cessèrent
« et reparurent de temps à autre, et il y a six mois que
« j'en étais encore affecté; mais les boutons qui sont
« venus au front et sur divers points du visage n'ont
« jamais qu'incomplétement disparu, et à chaque prin-
« temps je suis certain d'en avoir une nouvelle éruption
« qui me fait toujours paraître la figure sale. Vers l'âge
« de quinze ans, à l'imitation de quelques camarades
« de classe, je me livrai à l'onanisme; mais ma mère,
« qui s'en aperçut, me fit entrevoir de si affreuses consé-
« quences pour l'avenir que je pris ce vice en dégoût et
« cessai complétement de le pratiquer. Cependant, à par-
« tir de ce moment, des pertes séminales nocturnes s'em-
« parèrent de mon individu, et ne m'ont jamais quitté
« depuis, malgré les traitements que l'on me fit suivre.

« Ces pertes, fréquemment renouvelées, épuisèrent
« bientôt ma constitution naturellement délicate, et je
« tombai dans un marasme physique et moral dont les
« divers traitements que j'ai suivis n'ont encore pu
« me tirer, bien que je les aie régulièrement exécu-
« tés. Je n'ai aucun goût à l'étude ; mon aptitude au
« travail est presque nulle. Que je lise ou que j'écrive
« pendant une heure, j'ai la tête fatiguée, et il me faut
« de longues heures de repos pour me remettre. J'ai
« les intestins d'une susceptibilité extrême ; je suis
« obligé de choisir et de peser pour ainsi dire tous les
« aliments que je prends, et encore je ne parviens pas
« toujours à éviter ce que j'appelle *mes crises intesti-*
« *nales,* qui consistent, après une constipation opiniâ-
« tre, contre laquelle les lavements de toute nature
« sont insuffisants, dans une diarrhée rebelle, qui ne
« se calme qu'après avoir gardé la diète pendant cinq
« à six jours. A la suite de ces crises, mon ventre reste
« ballonné, dur, douloureux à la pression, et je souffre
« d'une sécrétion gazeuse qui me force à m'isoler de
« tout le monde, parce que, soit par en haut, soit
« par en bas, j'ai des émissions continuelles et fort
« bruyantes.

« A plusieurs reprises on a voulu me marier, et j'ai
« toujours refusé, parce que je n'ai aucun goût pour les
« femmes, et que, par-dessus tout, je crains d'être im-
« puissant. Dans les quelques occasions que j'ai eues de
« tenter le coït, l'émission spermatique a toujours été

« tellement prompte que je n'ai pu effectuer l'acte, et
« je ne voudrais pas me marier dans ces conditions.

« Parmi les traitements de toute sorte que j'ai suivis,
« aucun ne m'a réussi : j'ai même fait usage du *com-*
« *presseur prostatique,* sorte de très-grosse olive en
« buis que j'introduisais dans le rectum pour empêcher
« les pertes. J'ai eu la patience de le garder pendant
« huit nuits; mais après ce temps le médecin qui me
« l'avait fortement recommandé me dissuada lui-même
« de continuer ce moyen, en raison de l'état d'irritation
« dans lequel il m'avait mis. En effet, je passais les
« trois quarts des nuits sans sommeil, à cause de l'aga-
« cement que me causait la présence de ce corps étran-
« ger dans l'anus, et quand, brisé de fatigue, je m'en-
« dormais, j'étais de suite inondé par une pollution.
« Elles n'avaient jamais été si nombreuses que pendant
« l'emploi de cet appareil. »

En présence d'un cas aussi compliqué, je déclarai à
M. D... que je ne pourrais que fort difficilement le
guérir, mais qu'enfin, puisqu'il se présentait à moi avec
une intention bien arrêtée d'exécuter fidèlement mes
prescriptions, je ferais tous mes efforts pour, sinon le
guérir radicalement, du moins améliorer notablement
sa position. Je commençai par le soumettre à un traitement dépuratif, au moyen du *Rob Laffecteur,* afin
d'attaquer d'abord le principe dartreux et la susceptibilité intestinale. Ce médicament fut parfaitement toléré, et j'en obtins, en deux mois, les plus heureux effets:

la dartre disparut des différentes parties du corps, et, chose remarquable qu'on n'avait encore obtenue d'aucun dépuratif, les boutons du front s'effacèrent, et son teint, jusque-là gris-plombé, s'éclaircit. L'estomac et les intestins prirent sous son influence une force inconnue ; les crises cessèrent, et, l'assimilation se faisant plus complétement, il prit un peu d'embonpoint. Alors, tout en continuant le *Rob* à doses plus faibles, je m'occupai de prévenir directement les pertes. Le malade redoutait si fort la cautérisation, et, de mon côté, je craignais tellement, en provoquant une secousse, de perdre le terrain que nous avions si heureusement gagné, que je me bornai à introduire tous les trois à quatre jours une bougie de gomme élastique dans l'urètre. L'instrument ne séjournait jamais plus d'une minute ou deux dans le canal. La sensibilité d'abord excessivement vive de ce conduit s'éteignit graduellement, et, dans les tentatives de rapprochement que je conseillai au malade, il fut facile de constater que l'organe avait repris beaucoup plus de force : l'éjaculation était moins prompte, et après le coït il n'y avait plus cet accablement qui, avant mon traitement, durait deux ou trois jours. Plus tard, je conseillai des douches générales d'eau froide, douches en pluie d'une à deux minutes au plus de durée, suivies de frictions sèches et d'exercice à pied.

Après quatre mois de cette médication, j'eus la satisfaction de voir ce malade dans un état de santé qui, pour lui, était la guérison. Je l'engageai à se marier, en le prévenant qu'en raison de sa constitution et de ses diverses maladies il devait toujours, sous le rapport de l'alimentation et des relations sexuelles, se tenir sur une très-grande réserve. J'ai eu occasion de le revoir dernièrement : il avait suivi mon conseil, et sa guérison s'était maintenue.

Je n'ai que peu de réflexions à présenter au sujet de cette observation, qui parle assez haut par elle-même. Je ferai seulement remarquer que le traitement employé est une preuve de la variété qu'il faut savoir apporter dans la médication des pertes séminales, selon la constitution des malades et les complications de la maladie. Ainsi chez M. D..., dont les voies digestives étaient dans un si déplorable état, l'emploi du *Rob Laffecteur* agit à la fois à titre de dépuratif et comme favorisant l'assimilation des aliments, ce qui rendit promptement le sang plus pur et plus riche en principes réparateurs. D'un autre côté, comme, dans l'emploi du compresseur prostatique, on n'avait pas tenu compte de l'extrême irritabilité du malade, au lieu de procurer la cessation des pollutions, on les aggrava d'une façon inquiétante. Enfin, l'emploi modéré des douches d'eau froide en pluie, après que le malade eut déjà repris des forces par une plus parfaite nutrition, compléta la guérison en fortifiant le système nerveux et en activant la circulation du sang.

CINQUIÈME OBSERVATION.

Vingt-neuf ans.

Pertes séminales continues et insensibles ayant succédé à des pollutions nocturnes fréquentes. Petitesse de la verge. Phimosis congénital ayant provoqué à plusieurs reprises des balano-posthites. Opération du phimosis ou circoncision. Guérison spontanée de la spermatorrhée. Développement consécutif du volume de la verge.

M. Ch. P..., âgé de vingt-neuf ans, vint me consulter pour une blennorrhagie qu'il avait contractée depuis huit jours. C'était la quatrième dont il était atteint, me dit-il, depuis sept ans; et il avait la conviction que la femme avec laquelle il avait eu des rapports sexuels n'était en aucune façon malade. Pour les trois premiers écoulements il avait pu craindre quelque contagion de la part de la femme, mais pour cette nouvelle maladie il était en toute sécurité. Il m'avoua, en effet, que depuis deux ans il était marié; et cependant, ce qui le préoccupait, c'est que la nouvelle blennorrhagie ne se présentait pas dans des conditions de gravité différentes des précédentes.

Je fis l'examen des organes malades, et je constatai, avec une surprise qui fut fort agréable au malade, qu'il n'était pas atteint d'une vraie gonorrhée, mais de ce qu'on appelle une chaude-pisse bâtarde (*balano-posthite*). Son linge était cependant abondamment maculé de taches verdâtres et jaunes; mais l'écoulement, au lieu de provenir de l'intérieur du canal de l'urètre, était sécrété dans la cavité formée par le gland et le prépuce. En effet, il était affecté de ce vice de conformation connu sous le nom de *phimosis* (voir page 178, et mon *Traité pratique des voies urinaires*, douzième édition) par suite duquel le gland est recouvert en forme de capuchon par le prépuce trop long et trop étroit. J'ai signalé aux pages indiquées les nombreux inconvénients de ce mode d'organisation de la verge, en tête desquels est la fâcheuse prédisposition à contracter des écoulements. J'expliquai à M. P... qu'il serait guéri par un traitement fort simple de deux à trois jours au plus de durée, mais que, sous peine de nouvelles rechutes, il devrait, aussitôt la gonorrhée tarie, se soumettre à l'opération de la circoncision, qui, laissant le gland continuellement à découvert, lui enlèverait l'excès de sensibilité de la verge et sa trop grande facilité d'absorption.

Éclairé par l'explication que je lui donnais, M. P... me raconta alors que dans sa jeunesse il s'était livré à l'onanisme, et qu'il n'avait cessé de cultiver cette funeste passion, fortement développée en lui, qu'après les sages remontrances de son père et la surveillance d'une mère toute dévouée. Aux pratiques de la masturbation avaient succédé des pollutions nocturnes très-fréquentes ; puis, à la suite d'une hygiène sévère, les pollutions avaient cessé, mais, malgré cela, le malade avait continué à ressentir l'affaiblissement de toutes ses facultés comme lorsqu'il se livrait à de honteuses habitudes. A l'âge de vingt-deux ans il commença à avoir des rapports avec les femmes, et trois fois en quatre années il fut atteint de l'écoulement dont j'ai parlé plus haut, écoulement dont les médecins auxquels il s'était adressé avaient ignoré la véritable nature, ou du moins ils avaient négligé de la lui indiquer. Enfin il s'était marié à vingt-sept ans, et, malgré la vie sage et régulière du ménage, ses forces ne revenaient point. Il avait un caractère irritable, mobile, inégal, dont lui-même avait parfaitement conscience, mais qu'il ne pouvait maîtriser.

Au moyen d'une injection intra-préputiale répétée matin et soir, l'écoulement fut tari en trois jours, et je pus alors constater, à l'inspection du méat urinaire rouge, bouffi, tuméfié, les lèvres renversées en dehors, comme on le voit dans l'article *Phimosis* de l'ouvrage cité, que M. P... était atteint de pertes séminales insensibles, et que c'était là qu'il fallait chercher la véritable cause de l'épuisement continu dont se plaignait le malade. L'opération de la circoncision était encore une fois de plus indiquée. Je la pratiquai par le procédé décrit page 503 ; les suites furent des plus simples : au bout de dix jours la plaie était complétement cicatrisée, et j'engageai M. P... à en attendre le résultat, lui promettant que désormais, sans être astreint à aucun régime, et sous la seule influence des conséquences spontanées de l'opération, sa santé générale ne tarderait pas à s'améliorer.

En effet, six mois plus tard, M. P... venait me faire part de la transformation que la simple opération de la circoncision avait opérée en lui. Son caractère s'était transformé ; il était devenu gai, enjoué ; son aptitude au travail était bien plus énergique. La cause de cette modification si remarquable provenait de la disparition des pertes séminales insensibles qui auparavant épuisaient le malade à son insu. L'ouverture de la verge avait repris sa forme normale, et les lèvres du méat urinaire affaissées ne formaient plus qu'une simple fente à peine visible. Le membre viril, remarquablement petit jusqu'au moment de la circoncision, avait déjà pris un notable développement. Depuis quatre ans j'ai eu occasion de revoir M. P..., et sa guérison s'est de plus en plus confirmée.

Cette observation doit être notée sous plusieurs rapports.

1° L'erreur de diagnostic qui a fait prendre pour une blennorrhagie du canal de l'urètre une chaude-pisse bâtarde serait, dans le plus grand nombre des cas, tellement grossière qu'elle est à peu près impossible ; mais, dans les circonstances analogues à celles de M. Ch. P..., où le prépuce est long et son ouverture très-étroite, on a besoin de se livrer à un examen bien

minutieux pour préciser le siége de l'écoulement. On
a cependant deux renseignements importants dans
l'absence de douleurs en urinant, qui écarte l'idée d'un
écoulement urétral, et dans le gonflement rougeâtre
et en forme de : *battant de cloche* de l'extrémité de la
verge, qui indique la tuméfaction du prépuce et du
gland.

2° La petitesse congénitale de la verge, par suite
de cette vicieuse conformation, et le développement de
cet organe quand, après l'opération de la circoncision,
le gland, dégagé de toute entrave, n'est plus comprimé
pendant les érections. Lorsque l'individu n'est pas trop
avancé en âge, cette expansion de la verge peut aller
jusqu'à augmenter d'un tiers ou de moitié le volume
de l'organe.

3° Enfin, le point capital de cette observation, c'est
l'influence fâcheuse, comme cause prédisposante à la
spermatorrhée, du vice de conformation connu sous
le nom de phimosis. J'ai déjà noté dans cet ouvrage,
page 178, et dans mon *Traité pratique des maladies
génito-urinaires, Phimosis,* le mode d'action du phimosis dans le développement des pertes séminales ;
j'ai fait voir que, par suite de la sensibilité exquise
du gland, il y avait une tendance irrésistible à l'onanisme ; j'ai fait aussi remarquer les relations sympathiques existant entre le méat urinaire, orifice extérieur du canal de l'urètre, et l'ouverture des conduits
éjaculateurs du sperme. Cette sympathie est telle que

l'irritation ou des excitations portées sur le méat retentissent de suite sur les conduits séminaux et provoquent l'éjaculation. Or, dans leur état habituel, les
individus affectés de phimosis ont le gland et le méat
urinaire d'une délicatesse inouïe, et on comprend
qu'ils soient infiniment plus prédisposés que d'autres à l'onanisme, aux pertes nocturnes et à l'absorption des matières virulentes ; d'où une déplorable facilité à contracter des maladies vénériennes. Dans ces
conditions, l'opération de la circoncision est un bienfait immense, qui à lui seul suffit pour guérir la spermatorrhée et toutes les conséquences qu'elle a pu
avoir sur l'organisation. Quand on n'a pas été, comme
moi, témoin de milliers de faits analogues, on a peine
à comprendre comment l'ablation d'un petit fragment
de peau peut avoir de si heureuses conséquences.
Cependant, après ce que je viens de dire, il est facile
de comprendre la filiation des faits suivants : par l'o-
pération de la circoncision, le gland est et reste toujours à découvert; par suite du contact désormais
habituel avec l'air extérieur et les vêtements, il perd
son excès de sensibilité et devient analogue à la peau
des lèvres; le méat urinaire cesse d'être rouge,
bouffi, tuméfié, et ne provoque plus, par sa titillation constante, l'irritation sympathique des conduits
éjaculateurs. En conséquence, cessation ou du moins
diminution considérable des pertes nocturnes ou diurnes, et des actes d'onanisme auxquels l'individu n'est

plus excité malgré lui. Enfin, la cause d'épuisement incessant n'existant plus, la reconstitution peut se faire promptement; et le malade, naguère hâve et débile au physique et au moral, reprend graduellement tous les signes extérieurs de la plus brillante santé. Comme corollaire aussi, il y a beaucoup moins de tendance à contracter des affections contagieuses.

SIXIÈME OBSERVATION.

Dix-neuf ans.

Onanisme et pollutions nocturnes provoquées et entretenues par des vers ascarides dans le rectum. Constatation de la cause réelle de la spermatorrhée. Médication anthelmintique. Disparition des ascarides et des pertes séminales qu'ils avaient déterminées.

Je fus appelé, il y a six ans, pour donner des soins à un jeune homme qui, à la suite de pollutions nocturnes, était tombé dans un état de marasme effrayant à voir. Jusqu'à quinze ans, doué d'une excellente santé, il faisait au collége de rapides progrès, et ses notes de conduite étaient des plus favorables. A partir de ce moment, il avait grandi d'une façon extraordinaire. Dans les premiers temps, les parents n'avaient pas trop pris garde à la maigreur de leur enfant; c'est chose habituelle, et on s'était contenté de veiller à ce qu'il prît abondamment une nourriture réparatrice. Cependant l'attention fut éveillée sur sa santé générale, parce qu'il n'avait plus de goût à l'étude et que les surveillants l'avaient surpris se livrant à l'onanisme. On lui fit des remontrances, et il promit de se corriger; mais il n'en fut rien, et, son

32

affaissement intellectuel augmentant de jour en jour, on eut recours à l'assistance du médecin de la famille.

Celui-ci ordonna des ferrugineux, du quinquina, et fit entrevoir au jeune homme, dans sa triste réalité, le tableau de l'avenir qu'il se préparait s'il persistait à se livrer à la masturbation. E. H....., comprenant sa situation, cessa tout à fait de se polluer ; mais, malgré le fer et le quinquina, sa santé dépérit de jour en jour au point qu'on ne pouvait supposer qu'il tînt sa parole. On n'eut l'explication de cette anomalie apparente que lorsqu'on apprit qu'il ne se passait pas deux nuits sans qu'il fût inondé par une abondante perte nocturne. Cette spermatorrhée s'était développée à partir du moment où il avait abandonné l'onanisme. On recommanda divers traitements qui tous furent inutiles. Comme E. H..... allait de mal en pis, son père vint me prier d'aller le voir, parce qu'il était tellement timide qu'il n'aurait pas osé, pour un motif pareil, aller consulter un médecin. Je recherchai toutes les causes qui pouvaient, malgré les médications suivies, entretenir les pollutions, et, en raison de son âge, de sa constitution lymphatique et de sa voracité, il me vint dans l'esprit que la spermatorrhée pourrait bien être entretenue par des ascarides. Je dirigeai mes questions et mes recherches dans cet ordre d'idées, et je constatai que le jeune E. H..... était la proie d'ascarides qui, s'étant logés dans les replis de l'intestin rectum, avaient autrefois excité les actes d'onanisme, et qui,

maintenant, entretenaient les pertes séminales nocturnes.

La cause de la spermatorrhée étant constatée, la médication suivait d'elle-même. Les anthelmintiques à
l'intérieur et en lavement (voir page 461) eurent bientôt détruit ces parasites, et, au moyen d'une hygiène
appropriée, les pollutions ayant cessé, le malade reprit
promptement, avec tous les signes de la plus florissante
organisation, l'intégrité de ses facultés intellectuelles
uu instant voilées.

SEPTIÈME OBSERVATION.

Trente-cinq ans.

Marié depuis sept ans ; pas d'enfants. Léger rétrécissement du canal de l'urètre. Dilatation. Guérison. Cessation de la stérilité.

M. B....., âgé de trente-cinq ans, vint me consulter parce que, depuis sept ans qu'il était marié, il n'avait pas encore pu avoir d'enfants. Il m'apprit que dans sa jeunesse il avait abusé des plaisirs sexuels et de la masturbation. Il avait contracté trois blennorrhagies; la dernière, à vingt-quatre ans, s'était prolongée pendant deux ans sous forme de *suintement chronique* ou *goutte militaire*. Depuis son mariage, il n'urinait plus avec la même facilité qu'autrefois. L'éjaculation lui causait une sorte de douleur, et, comme il avait une certaine appréhension, il en résultait que le sperme n'était plus dardé convenablement et ne sortait du canal de l'urètre qu'en bavant. L'analyse chimique et l'examen microscopique que je fis de ce liquide me démontrèrent qu'il jouissait de toutes ses qualités normales. Les zoospermes, en particulier, y étaient nombreux, bien constitués et bien vivants. Du rapprochement de ces divers symptômes, mon opinion fut que la stérilité devait être attribuée à l'éjaculation vicieuse du sperme. Par l'emploi de quelques bougies de cire, j'effaçai l'obstacle. Un traitement interne adoucit les qualités naturellement irritantes de l'urine, et bientôt l'éjaculation du sperme s'effectua sans la moindre douleur. M. B..... s'aperçut bientôt des heureux effets de la médication, car sa femme devint enceinte deux mois après le début du traitement.

J'ai pris cette observation au hasard dans plus de trois cents pareilles; car c'est un fait à peu près constant que tous les malades affectés de rétrécissement procréent des enfants avec la plus grande facilité aussitôt que j'ai rendu au canal de l'urètre ses dimensions normales. Deux raisons peuvent, dans le cas dont je m'occupe, contribuer à ce résultat : la première, c'est que les malades, recouvrant pour ainsi dire une vie nouvelle dès qu'ils sont débarrassés de leur rétrécissement, se livrent au coït avec une ardeur toute juvénile ; la seconde, c'est que, aucun obstacle ne s'opposant plus à la libre sortie du sperme, ce liquide est dardé vigoureusement dans les parties les plus profondes des organes génitaux de la femme, condition des plus favorables à la fécondation.

HUITIÈME OBSERVATION.

Trente-deux ans.

Impuissance nerveuse, suite de masturbation. Marié depuis trois ans. Impossibilité d'accomplir l'acte vénérien. Guérison complète en trois mois de traitement.

M. L......, employé supérieur d'une administration publique, avait abusé dans sa jeunesse de la masturbation, et bientôt sa santé délabrée en avait ressenti les funestes conséquences. Il était pâle, amaigri, affecté d'une petite toux sèche, nerveuse ; son imagination s'excitait au plus haut degré à la vue d'une femme, ou par la lecture d'ouvrages lascifs, et, au plus léger attouchement, la verge, dans une demi-érection, laissait écouler la liqueur prolifique, qui avait perdu une partie de ses propriétés. Il lui était impossible d'avoir des rapports avec une femme, parce que d'abord le pénis n'entrait qu'en une demi-érection, et que, d'un autre côté, l'éjaculation se faisait avec une telle promptitude que l'acte ne pouvait pas matériellement s'accomplir. On lui avait conseillé le mariage, dans l'espérance que la régularité et le calme de la vie maritale rendraient à ses organes la vigueur normale ; mais la *virilité*, loin de reparaître, avait continué de s'éloigner d'organes épuisés, et tous les efforts qu'excitait en lui la honte de paraître impuissant ne servaient qu'à lui démontrer l'étendue de son mal.

Après avoir essayé différents remèdes, il vint me confier sa position. J'examinai le liquide, qui s'écoulait chez lui au plus léger attouchement, et l'inspection microscopique me démontra qu'il n'avait de sperme que le nom, et qu'il était totalement dépourvu d'animalcules spermatiques. Des corpuscules arrondis, présentant au centre un point brillant, remplaçaient les zoospermes.

Je fis comprendre à M. L..... que la première condition de succès du traitement que j'allais entreprendre sur lui consistait dans une abstinence absolue de toute espèce de plaisirs vénériens. Je proscrivis toute lecture qui aurait pu retracer à son imagination ardente des tableaux érotiques. Il distribua son temps de manière à être complétement occupé, et accablé de fatigue le soir. Il suivit un traitement tonique et réparateur, aidé d'un régime approprié. Tous les soirs il prit un quart de lavement glacé, et, de deux jours en deux jours, des douches d'eau fraîche sur les reins, le périnée et le bas-ventre.

Un mois après ce traitement rigoureusement suivi, le malade ressentait un mieux notable : les érections étaient plus fortes et plus durables ; le sperme contenait quelques animalcules bien vigoureux, et d'autres, en plus grand nombre, incomplétement formés, mourant peu de temps après l'émission. Enfin, trois mois de médication le rendirent à une santé parfaite ; mais néanmoins je l'engageai à n'user du coït que très-régulièrement et d'une manière discrète. Son retour à l'état normal lui fut confirmé par la grossesse de sa femme.

NEUVIÈME OBSERVATION.

Trente ans.

*Infection syphilitique constitutionnelle. Absence d'animal-
cules spermatiques dans le liquide générateur. Impuissance consécutive. Traitement dépuratif. Retour à la
santé et à la virilité.*

M. D....., âgé de trente ans, vint me consulter, il y
a huit ans, pour être traité d'une impuissance qui lui
causait de vifs chagrins dans son intérieur. Il était marié depuis cinq ans à une dame veuve, qui avait eu
de son premier mari deux enfants en deux ans. Ces
enfants avaient succombé dans les trois premières années de leur naissance, et la mère en désirait ardem-
ment d'autres. M. D..... lui-même était péniblement
affecté de n'avoir point d'héritiers. Dans l'historique
de ses antécédents je constatai une maladie vénérienne
incomplétement traitée ou *blanchie*, comme on dit vulgairement. Son sperme, soumis à l'examen microscopique, n'offrait que de rares et peu vivaces animalcules
spermatiques. Je lui fis les recommandations habituelles
d'abstinence, et le soumis à un traitement dépuratif
prolongé (quatre mois); puis je lui fis subir un régime
tonique et réparateur, dont le résultat fut des plus satisfaisants pour sa santé, jusque-là peu solide, ainsi que
pour sa postérité, puisque sa femme accoucha un an
plus tard d'un garçon fort et bien constitué.

DIXIÈME OBSERVATION.

Quarante-deux ans.

*Perte de la virilité, suite d'habitation dans les pays chauds.
Pertes séminales continues. Bonne complexion apparente.
Quatre traitements inutilement suivis. Cautérisation superficielle de l'orifice des conduits éjaculateurs du sperme,
suivie d'un régime approprié. Rétablissement complet de
la virilité en six semaines.*

M. H....., âgé de quarante-deux ans, d'une forte
complexion, le teint vivement coloré, vint me consulter
pour une impuissance presque absolue des organes de
la génération. Il ne pouvait effectuer le coït, parce que
le plus léger attouchement, l'idée seule du rapprochement sexuel, provoquait chez lui l'émission immédiate
d'un liquide filant, visqueux, transparent, et paralysait
la force érectile de la verge. Il avait longtemps habité
les colonies, où il avait abusé du coït, et contracté deux
blennorrhagies dont la guérison avait été très-longue,
tant à cause de la température élevée du climat que par
l'inexpérience des médecins auxquels il avait dû se
confier. L'examen de ses organes ne me fit rien constater d'abord qu'un très-grand relâchement du scrotum,
pour lequel il portait un suspensoir. Il n'avait pas de

pertes séminales nocturnes et n'en avait pas en allant à la garde-robe. Ayant trouvé l'orifice du méat urinaire plus coloré que le reste du gland, je pressai le canal de l'urètre d'arrière en avant, et j'amenai à l'extrémité quelques parcelles d'un liquide filant, visqueux, dont la présence étonna beaucoup le malade. Je lui fis alors comprendre qu'il était atteint de *pertes séminales continuelles et insensibles*, dues à un relâchement de l'orifice des conduits éjaculateurs du sperme, et que c'était à cette seule cause qu'il devait rattacher son impuissance actuelle. Sachant qu'il devait se marier au bout d'un mois, je lui donnai le conseil, pour obtenir un résultat prompt et durable, de se laisser toucher superficiellement l'orifice des conduits éjaculateurs avec la pierre infernale. Il avait beaucoup de répugnance pour ce procédé, mais comme il m'avait été adressé par un de ses amis que j'avais guéri quatre années auparavant par le même procédé, il se laissa faire.

Je lui pratiquai cette petite opération avec l'instrument que j'ai décrit page 548. Elle fut faite si promptement qu'elle était déjà terminée quand il me demanda de le prévenir lorsque je la commencerais. Les suites en furent très-bénignes, puisqu'elles ne l'empêchèrent pas de retourner chez lui à pied et de venir chaque jour à mon cabinet me donner de ses nouvelles. Dès que la légère irritation produite par l'opération fut calmée, je lui fis suivre un traitement tonique et réparateur dont les résultats furent des plus satisfaisants; car, dès le huitième jour, il avait de fortes érections la nuit, et dans le jour il était tourmenté du désir d'avoir des relations sexuelles, sensation qui lui était inconnue depuis dix ans.

Dix jours après la première opération, il pratiqua le coït, malgré ma recommandation, dans le but d'essayer ses forces, et fut enchanté de son expérience. Cinq jours après, pour consolider sa guérison et fortifier définitivement l'orifice des conduits éjaculateurs, je renouvelai la première opération, dont il se ressentit à peine, et qui lui rendit une virilité perdue depuis longues années et qu'il n'espérait plus recouvrer.

En énumérant les causes de la perte de la virilité, page 158, j'insiste surtout sur cette donnée que le relâchement des conduits éjaculateurs, en laissant échapper le sperme à la moindre excitation et quelquefois sans motif, est là principale cause de l'impuissance chez une foule de malades, et qu'en redonnant du ton à ces conduits par l'opération dont je viens de parler, suivie d'un traitement approprié, on réussit presque toujours à rétablir les forces viriles. Aussi ne saurais-je trop recommander aux malades de ne pas se confier à des médecins qui ordonnent toujours le même traitement pour un mal qui reconnaît des causes si diverses. La première condition d'un succès durable est de remonter à la source du mal. L'effet pour lequel les malades viennent consulter est toujours le même, *diminution ou perte totale de la virilité;* mais que de causes di-

verses provoquent cet état! Le traitement devra donc
être, au lieu d'une médication banale, varié comme
la cause elle-même, sous peine de n'obtenir qu'un résultat éphémère. En effet, je suis chaque jour consulté
par des malades qui me disent : « J'ai suivi le traite-
« ment de M. un tel, qui m'a fait bien pendant deux,
« trois ou six mois; puis maintenant *son remède* n'agit
« plus, et je suis plus faible qu'auparavant. »

Cela tient à ce que *ce remède*, qui est la seule science
de certains praticiens, est un *excitant* qui, momentanément, a redonné une animation factice aux organes
générateurs. Mais, comme la cause réelle de l'affaiblissement de la virilité n'a pas été attaquée, elle persiste,
et s'aggrave bientôt de l'irritation d'un traitement inin-
telligent; le malade voit alors sa puissance virile décliner de jour en jour et s'éteindre jusqu'à ce que la
science ait réparé tous ces désordres.

Je ne puis terminer cette observation sans insister de
nouveau sur ce que j'ai déjà eu occasion de faire remarquer, à diverses reprises, quand il s'est agi de *cautérisations*. Je blâme formellement ces opérations, qui peuvent
provoquer de suite de graves accidents et être, plus tard,
cause de rétrécissements fibreux. Mais l'opération dont
je viens de faire voir les bons effets immédiats, et que
je pratique au moins deux et trois fois par jour, depuis
quinze ans, sans qu'il en soit résulté d'accidents; cette
opération, dis-je, n'est pas, à proprement parler, une
cautérisation : elle consiste, en effet, seulement à tou-

SPERMATORRHÉE.   33

cher superficiellement les conduits éjaculateurs (voir la figure représentant ces conduits, *Traité pratique des voies urinaires*, 12° édition) du sperme, de façon à modifier leur vitalité, à leur redonner du ton, à resserrer leur orifice et à les empêcher de laisser échapper le sperme à la plus légère excitation, ce qui est la cause réelle de l'impuissance dans le plus grand nombre des cas. Cette opération, fort bénigne dans ses effets immédiats, n'empêche pas les malades de vaquer à leurs affaires. Je ferai de plus observer, en terminant, que cette opération n'est pas tout le traitement, et qu'elle doit toujours, aussitôt que l'irritation a été calmée au moyen d'un traitement adoucissant, être complétée par une médication tonique et réparatrice.

ONZIÈME OBSERVATION.

Vingt-six ans.

Pertes séminales continues ayant amené, outre l'impuis-
sance, la prostration complète des forces physiques et
l'hébétude du malade. Perte de la mémoire, tentative de
suicide, appétit vorace. Deux traitements. Guérison en
trois mois de traitement.

M. S..... avait été, pendant sa jeunesse, un adolescent de hautes espérances : au collège il remportait
tous les prix; il avait une mémoire prodigieuse et une
intelligence apte à saisir les plus profondes abstractions.
Mais, à partir de l'âge de dix-huit ans, on vit s'opérer
en lui un changement qui, d'année en année, alla en
s'aggravant, au point de faire redouter l'idiotisme. Ainsi,
ce jeune homme, d'une santé brillante et d'un caractère
gai et enjoué, était devenu successivement maigre,
pâle, les yeux encavés, le regard inquiet, sans fermeté,
la parole hésitante, la démarche incertaine; tendance
continuelle à l'isolement; pensées incessantes de suicide; d'un appétit insatiable, il était sujet à des alternatives de constipation et de diarrhées. Pertes séminales
nocturnes tous les deux à trois jours, quelquefois deux
dans une seule nuit. Deux médecins, fort distingués,

sans tenir compte de ces pollutions, avaient été d'avis
que le travail assidu de sa jeunesse avait épuisé son intelligence, et que la distraction des voyages pourrait le
guérir. On le fit voyager inutilement pendant deux ans.
Sa position, loin de s'améliorer, s'aggravait incessamment, et, outre le déréglement de son intelligence, ses
forces physiques l'abandonnaient de jour en jour. Il en
était venu à ne supporter que difficilement la lumière,
soit naturelle, soit artificielle, et recherchait surtout
les ténèbres. Un malade que j'avais guéri de symptômes à peu près identiques m'amena son ami, et,
dans l'examen que je fis de ses antécédents, je constatai
que le début du dépérissement moral et physique avait
coïncidé avec la pratique de l'onanisme et les pertes
séminales nocturnes. La vue des organes génitaux
confirma mes soupçons sur la cause réelle des souffrances du malade : en effet, les bourses étaient molles,
flasques et pendantes; le gland, recouvert par le prépuce, était rouge, et les lèvres du méat urinaire bouf-
fies, renversées en dehors et laissant échapper à la
moindre pression un liquide visqueux et transparent.
Fort de ces renseignements, je n'hésitai point à garantir
le retour à la santé, pourvu que le malade se soumît
sans réserve à mes prescriptions.

Après un mois de traitement préparatoire, pendant
lequel je m'étais occupé du rétablissement de la régularité de la fonction des intestins, je donnai, par une
très-légère cautérisation (voir page 510), du ton aux

conduits éjaculateurs du sperme, dont l'orifice était fort relâché, et je soumis ensuite le malade à un traitement réparateur. J'eus la satisfaction de voir mes prévisions se réaliser, et, en même temps que le retour à la santé physique coïncidait avec la cessation de la spermatorrhée, l'intelligence et la raison reprenaient possession de ce cerveau qu'elles avaient délaissé pendant huit années.

Peu de temps après il se maria, et put constater qu'il avait aussi recouvré la *virilité*, dont il s'était cru privé pour toujours.

Je n'ai que peu de réflexions à faire sur cette observation, qui, en dehors du fait de guérison de l'impuissance, est la confirmation éclatante des désordres généraux que peuvent occasionner les pertes séminales. Je veux seulement appeler l'attention du lecteur sur ce point, que quelques médecins croient rétablir les forces des malades en concentrant leur attention sur l'alimentation, et, en donnant, avec des ferrugineux, une nourriture exclusivement tonique, se figurent avoir rempli l'indication essentielle. Au bout de quelque temps, ils sont tout étonnés de voir les symptômes s'aggraver. Cela tient à ce que cette alimentation abondante et tonique, en contact avec des organes affaiblis, provoque ou entretient leur inflammation, et, au lieu d'enrichir le sang par une riche dose de chyle, ne fait qu'amener une cause de déperdition de plus dans les alternatives de diarrhée et de constipation qu'elle occasionne. Aussi insisté-je d'abord près des malades qui sont dans une situation analogue pour les engager à choisir les aliments doux, et à résister à la faim qui les pousse à manger au delà de leur force d'assimilation. En effet, une digestion complète de mets légers et pris en quantité modérée est bien plus efficace, pour le rétablissement des forces, que des mets substantiels qui irritent la membrane muqueuse des intestins et entretiennent, en dernière analyse, une diarrhée, cause incessante d'épuisement. Un autre inconvénient, non moins grave, d'une alimentation forte, dans les cas invétérés dont je m'occupe, c'est de provoquer des pertes séminales nocturnes. En effet, j'ai constaté que, lorsque des malades faibles se couchent sans que la digestion des aliments soit complète, ils sont bien plus exposés aux pertes nocturnes que lorsqu'ils ont l'estomac libre. Aussi recommandé-je toujours à mes malades de manger peu vers le soir, et de prendre de préférence le principal repas dans le milieu de la journée.

DOUZIÈME OBSERVATION.

Quarante ans.

Impuissance, suite d'abus vénériens. Pertes séminales insensibles. Trois traitements inutiles. Traitement par l'hydrothérapie. Amélioration notable, puis récidive. Guérison définitive par mon traitement.

M. X....., étranger de distinction, après avoir abusé des plaisirs vénériens , était tombé progressivement dans une impuissance radicale. L'affaiblissement des facultés viriles n'avait pas été instantané : au lieu d'avoir la possibilité de coïter trois, quatre fois par jour, il avait vu successivement diminuer son énergie. Les érections étaient molles, incomplètes , et l'éjaculation avait lieu au plus léger contact, souvent même avant l'intromission du pénis dans les organes sexuels de la femme. Ces rapprochements étaient suivis d'un accablement dont il était deux et trois jours à se remettre ; il n'avait plus de désirs : l'*appétit vénérien* était éteint dans ses organes, qui demeuraient flasques et ramollis. Alarmé de sa position, il s'adressa successivement à trois célébrités, qui se bornèrent, *au lieu de redonner du ton aux organes*, à lui faire suivre un régime excitant dont le résultat définitif fut d'aggraver le mal. Il se soumit ensuite à un traitement par l'hydrothérapie, qui lui procura une très-notable amélioration. Sous l'influence de cette médication, sa santé générale se fortifia, et bon nombre de désordres de l'estomac et des intestins furent réparés. Les organes génitaux eux-mêmes participèrent à cette régénération et ressentirent un mieux-être de bon aloi. Mais cette amélioration ne fut que passagère, parce qu'on ne s'était pas adressé efficacement à la cause réelle du mal. En effet, après avoir eu quelque temps une lueur d'espoir d'une guérison radicale et du retour à la virilité par le secours de l'hydrothérapie, il se vit retomber dans une impuissance absolue, bien que sa santé générale fût beaucoup améliorée. Un de ses amis, auquel il conta sa position, l'engagea à me consulter. Je constatai le relâchement des conduits éjaculateurs du sperme, et je fis comprendre au malade qu'il ne pouvait trouver que par mon traitement rationnel la guérison radicale et définitive de son impuissance. Je touchai très-légèrement, deux fois, à quinze jours de distance, l'orifice des conduits éjaculateurs du sperme; je soumis ensuite le malade à un régime tonique, et, après deux mois de traitement, il avait pu effectuer un coït complet, en éprouvant des sensations de plaisir qui lui étaient depuis longtemps inconnues. Dès lors, la guérison s'est confirmée et maintenue.

L'hydrothérapie est une bonne méthode de reconstitution générale, lorsque le système nerveux seul est détérioré; mais, quand il y a altération locale et intérieure, telle que le ramollissement de l'orifice des conduits éjaculateurs, qui, en laissant échapper le sperme d'une façon continue et insensible, entretient l'impuissance, on ne devra légitimement espérer une guérison sérieuse et radicale qu'après avoir, par l'opération légère, mais délicate, dont je viens de parler, tari la source de l'épuisement.

33.

OBSERVATIONS DE CAS CURIEUX

extraits des auteurs anciens.

TREIZIÈME OBSERVATION.

L'anaphrodisie qui tient à l'abus prématuré des plaisirs est le plus souvent incurable.

Henricus ab Heers (*Obs. méd.*) rapporte un cas digne d'être connu : « Un jeune homme élevé dans une maison opulente, et parvenu à la puberté, consulta sur un cas grave d'anaphrodisie ce médecin habile, en lui avouant que, dès sa dixième année, il avait eu des familiarités très-fréquentes avec de jeunes filles accoutumées à exercer sur lui des attouchements lascifs ; ajoutant que depuis cette époque il avait perdu entièrement la faculté de l'érection. Il voyageait depuis longtemps, et avait pris successivement l'avis de plusieurs médecins français ; il alla aux eaux de Spa, et son état fut constaté avec soin par le médecin dont je viens de parler. La sensibilité et la faiblesse du membre génital étaient si grandes, qu'au moindre attouchement, et sans aucune sorte de sensation ou de désir de l'union des sexes, le jeune homme rendait une liqueur semblable au petit-lait; cette excrétion se continuait le jour comme la nuit, toutes les fois que l'urine était rendue, ou au moindre frottement exercé par le linge. Déjà une foule de remèdes avaient été mis en usage, et le sage Henricus ab Heers ayant regardé la maladie comme incurable, le jeune homme ne voulut point s'en tenir à son avis, et comme il était très-riche, il continua de voyager en Italie, en France, en Angleterre, en Allemagne, dans l'espoir de recouvrer les droits de la virilité. Il ne manqua point, suivant l'usage, de trouver plusieurs médecins peu éclairés, et très-féconds en promesses illusoires d'une guérison complète. Il s'adressa ensuite à des charlatans, à des femmelettes de toute espèce, même à de prétendues magiciennes, et on imagine bien que ce fut toujours avec le même résultat. Enfin, après six années de voyage, de tentatives vaines et de dépenses les plus infructueuses, le jeune homme revint trouver le médecin habile qui lui avait parlé avec tant de franchise, et à qui il regrettait de n'avoir pas accordé sa confiance. Rien ne fut plus piquant et plus instructif que leur entretien, et le résultat en est facile à deviner; c'est que le jeune homme revint dans ses foyers, en déplorant les avantages d'une grande fortune qui le rendait ainsi victime d'un abus précoce des plaisirs et d'une sorte de dépravation prématurée. » (*Nosographie philosophique*, t. III, page 264.)

Je suis loin de nier l'authenticité du fait que je viens

de rapporter, mais je n'admets pas une doctrine aussi absolue, et je pense que l'impuissance dans ce cas devait tenir à une altération particulière des testicules. En tout cas, on n'a pas mis en usage chez ce jeune homme les nouveaux moyens de guérison découverts depuis le commencement de ce siècle, en tête desquels je place la cautérisation superficielle avec la pierre infernale de l'orifice des conduits éjaculateurs du sperme. Par ce moyen, il est certain qu'on aurait notablement amendé la position de cet infortuné ; sans lui rendre une virilité absolue, un traitement convenable aurait tari la perte incessante de semence, et réagi favorablement sur son état de santé générale ainsi que sur l'appareil génital.

QUATORZIÈME OBSERVATION.

Fait singulier de masturbation, au moyen d'une baguette en bois.

Chopart (*Traité des maladies des voies urinaires*, tome II, page 322) cite le fait suivant : « Gabriel Galien se livra à la masturbation dès l'âge de quinze ans, avec un tel excès qu'il la réitérait huit fois par jour. Peu de temps après, l'éjaculation de la semence devint rare et si difficile qu'il se fatiguait pendant une heure pour l'obtenir; ce qui le mettait dans un état de convulsion générale, et encore ne rendait-il que quelques gouttes de sang et point d'humeur séminale. Il ne se servit que de sa main jusqu'à l'âge de vingt-six ans pour satisfaire cette dangereuse passion. Ne pouvant plus exciter l'éjaculation par ce moyen, qui ne faisait qu'entretenir la verge dans un état de priapisme presque continuel, il imagina de se chatouiller le canal de l'urètre avec une petite baguette de bois d'environ six pouces de longueur. Il l'y introduisait plus ou moins, sans l'enduire d'aucune substance grasse ou mucilagineuse, capable d'adoucir la rude impression qu'elle devait faire sur une partie aussi sensible. L'état de ber-

ger qu'il avait embrassé lui donnait souvent l'occasion
d'être seul et de se livrer facilement à sa passion : aussi
employait-il à différentes reprises quelques heures de
la journée à se titiller l'intérieur de l'urètre avec sa baguette. Il en fit constamment usage pendant l'espace
de seize années ; elle lui procurait une éjaculation plus
ou moins abondante. Le canal de l'urètre, par un frottement de cette nature si souvent réitéré et si longtemps soutenu, devint dur, calleux et absolument insensible. Galien trouvant alors sa baguette aussi inutile
que sa main, se crut le plus malheureux de tous les
hommes. L'aversion insurmontable qu'il avait pour les
femmes, l'abstinence à laquelle il se voyait réduit, l'é-
rection continuelle qui provoquait sa passion sans qu'il
pût l'assouvir, semblaient en effet justifier son idée.
Dans cet état d'effervescence mélancolique, qui avait
lieu tant au physique qu'au moral, ce berger laissait
souvent errer son troupeau ; il ne s'occupait que de la
recherche d'un nouveau moyen propre à le satisfaire.
Après bien des tentatives également infructueuses, il
revint avec un nouvel acharnement à l'usage de la main
et de la baguette : mais, voyant que ces moyens ne faisaient qu'irriter ses faux besoins, il tira, comme par
désespoir, un mauvais couteau de sa poche, avec lequel il s'incisa le gland suivant la longueur du canal de
l'urètre. Cette incision, qui aurait causé à tout autre
homme les douleurs les plus aiguës, ne lui procura
qu'une sensation agréable, suivie d'une éjaculation com-

plète. Enchanté de son heureuse découverte, il résolut de se dédommager de son abstinence forcée, toutes les fois que sa fureur le dominerait. Les fossés, les buissons, les rochers lui servaient d'asile pour répéter ou exercer son nouveau procédé qui lui procurait toujours le plaisir et l'éjaculation qu'il en attendait. Enfin, donnant tout l'essor possible à sa passion, il parvint, peut-être en mille reprises, à se fendre la verge en deux parties exactement égales depuis le méat urinaire du gland jusqu'à la partie de l'urètre et des corps caverneux qui répond au-dessus du scrotum et près de la symphyse du pubis. Lorsque le sang coulait en abondance, il arrêtait l'hémorrhagie en liant circulairement la verge avec une ficelle, et il serrait suffisamment la ligature pour s'opposer à l'écoulement du sang, sans en intercepter le cours dans les corps caverneux. Trois ou quatre heures après il ôtait cette ligature et abandonnait les parties divisées à elles-mêmes. Les diverses incisions qu'il faisait à la verge n'éteignaient pas ses désirs. Les corps caverneux, quoique divisés, entraient souvent en érection, en se divergeant à droite et à gauche. M. Sernin, chirurgien en chef de l'Hôtel-Dieu de Narbonne, qui m'a communiqué ce fait, a été témoin du phénomène de cette érection.

« Ne pouvant plus se servir de son couteau, parce que la section de la verge se portait sur les os pubis, Galien se vit dans de nouvelles détresses : il reprit l'usage d'une seconde baguette plus courte que la première, il se l'insinua dans le reste du canal de l'urètre ; et, titillant à sa volonté cette partie du canal et les orifices des conduits éjaculateurs, il provoquait l'éjection de la semence. C'est ainsi que ce masturbateur vraiment extraordinaire s'est amusé les dix dernières années de sa vie, sans avoir la moindre inquiétude sur la division de sa verge ; la longue habitude qu'il avait de l'exercice de sa baguette le rendait intrépide et quelquefois nonchalant dans l'usage qu'il en faisait. Le 12 juin 1774, il l'enfonça avec si peu de ménagement, qu'elle lui échappa des doigts et qu'elle tomba dans la vessie. Bientôt après, des accidents graves se manifestèrent ; douleurs aiguës dans ce viscère, au périnée, difficulté d'uriner, fièvre, pissement de sang, hoquet, vomissement, diarrhée sanguinolente. Tourmenté de ces maux, il faisait encore des tentatives pour se débarrasser d'un si cruel ennemi. Il s'introduisit plus de cent fois le manche d'une cuiller de bois aussi avant qu'il put dans le rectum, et il poussait cette cuiller avec effort de derrière en devant, afin de faire ressortir la baguette par la même voie qu'elle était entrée : mais le mal était au-dessus des secours qu'il pouvait attendre de lui-même. On l'engagea enfin à retourner à l'hôpital de Narbonne, où il avait été reçu par trois fois différentes dans l'espace de deux mois et demi, et dont il était sorti sans éprouver de soulagement, parce qu'il ne voulait jamais consentir qu'on le visitât pour connaître la cause de sa maladie. Quelle fut la surprise de M. Sernin, lorsque, examinant la région hypogastrique de ce malheureux berger qui se plaignait d'une rétention d'urine, il lui trouva deux verges dont chacune avait à peu près la grosseur ou le volume d'une verge naturelle! Cette singularité augmenta l'attention de ce chirurgien. Quoique le malade assurât d'abord qu'il était né avec cette conformation, l'examen des parties; des cicatrices très-apparentes, des duretés calleuses dans l'étendue de la division, firent juger que ce n'était point un vice naturel de conformation. Galien fit alors l'histoire de sa vie, et donna tous les détails que nous venons de rapporter. M. Sernin s'assura de la présence du corps étranger dans la vessie par le moyen de la sonde, et se décida à en faire sans délai l'extraction par l'opération de la taille. Le malade, tourmenté de douleurs affreuses et n'éprouvant pas de calme, quoiqu'il prît jusqu'à cent gouttes de liqueur anodine de Sydenham, se soumit à cette opération. M. Sernin la pratiqua le 6 octobre de la même année, en présence d'un grand nombre de gens de l'art et de curieux que la singularité de ce fait avait attirés. La difficulté qu'il éprouva à enfoncer le cathéter dans la vessie lui fit penser que la baguette était située transversalement. L'incision faite, il porta le doigt sur le corps étranger; il tenta d'en changer la direction, et parvint à amener une de ses extrémités vers la plaie; il fit ensuite glisser une pince à polype par préférence à la tenette sur le doigt qui assujettissait l'extrémité de la baguette près du col de la vessie : mais, après l'avoir saisie, ne pouvant la tirer à lui, il la repoussa dans la cavité de ce viscère pour en rendre la position plus favorable à l'extraction, qu'il fit ensuite sans beaucoup de difficultés. Comme cette baguette n'avait séjourné dans la vessie que pendant trois mois, on fut surpris de la voir incrustée d'une grosse masse olivaire de matière calculeuse à l'une de ses extrémités. L'autre bout était libre de toute incrustation.

«L'opération terminée, il y eut une hémorrhagie qu'il ne fut point difficile d'arrêter. Le malade exempt de douleurs dormit tranquillement, les urines coulèrent sans peine le cinquième jour, une toux qui le tourmentait depuis longtemps augmenta; l'expectoration devint difficile, il survint de la fièvre avec des frissons irréguliers, un cours de ventre; la gangrène parut ensuite à la cuisse du côté gauche, aux fesses, à la région du sacrum. On combattit ces accidents par des remèdes convenables; on eut recours au kina camphré, aux scarifications. Des escarrhes gangréneuses se séparèrent, à l'aide de pansements méthodiques et de remèdes internes appropriés : la suppuration devint louable, la fièvre diminua, l'appétit et les forces revinrent. Le cinquantième jour, la plaie de la taille était parfaitement cicatrisée, et les ulcérations des autres parties presque consolidées; on regardait le malade comme hors de danger, lorsque tout à coup il se plaignit de frissons irréguliers; l'expectoration s'arrêta, le dévoiement reparut; d'autres symptômes d'affection de la poitrine s'aggravèrent, et ce malheureux berger mourut trois mois après avoir été guéri de l'opération de la taille.

« L'ouverture du cadavre fit connaître la cause de la mort: une collection considérable de pus verdâtre dans un sac formé entre la plèvre et le poumon droit, plusieurs sinus qui serpentaient dans la substance de ce viscère, des adhérences vicieuses et purulentes à sa surface. Les viscères des autres cavités du corps n'offrirent rien de particulier. M. Sernin a conservé les parties génitales de cet homme, avec la baguette incrustée de matière calculeuse, et m'en a envoyé le dessin. »

QUINZIÈME OBSERVATION.

Conséquence de l'onanisme chez une femme. Impressionna-
bilité excessive des organes génitaux. Atrophie des mem-
bres supérieurs ; développement considérable des mem-
bres inférieurs.

Alibert, dans ses *Éléments de thérapeutique*, cite le
cas suivant : « Une paysanne, âgée d'environ vingt-
deux ans, était occupée à garder les moutons; dans la
solitude qui l'environnait, victime de l'activité de son
imagination et de l'effervescence de ses sens, elle contracta des habitudes honteuses qui portèrent une atteinte funeste à sa santé. Cette fille infortunée se ca-
chait dans les broussailles et dans les endroits les plus
retirés pour satisfaire son pernicieux penchant. Deux
ans s'écoulèrent, et tous les jours on voyait progressivement ses facultés intellectuelles s'affaiblir; elle devint comme stupide. On l'apporta à l'hôpital Saint-
Louis, où, dans le délire le plus effréné, elle offrait le
scandale perpétuel d'une sorte de mouvement automatique qu'elle n'était point maîtresse de comprimer,
malgré les violents reproches qu'on lui adressait. Un
autre phénomène vint frapper notre attention : chez
elle, les extrémités supérieures, comme les bras, les

mains, la tête et la poitrine, offraient un état de maigreur digne de pitié; mais les hanches, le bas-ventre, les cuisses, les jambes, étaient dans un embonpoint à surprendre les observateurs; on eût dit, en quelque sorte, que la vie était retirée et accumulée dans les membres abdominaux. Ce qui causa surtout notre surprise dans un accident aussi étrange, c'est que les forces sensitives s'étaient exaltées et concentrées dans l'intérieur de l'organe utérin, au point que la seule vue d'un homme qui serait entré dans la salle de l'hôpital Saint-Louis, où elle était couchée, suffisait pour déterminer en elle le *spasme voluptueux des parties de la génération*. Toutes les impressions qu'elle éprouvait venaient retentir dans cet organe. La main de toute personne qui n'était pas de son sexe, posée dans la sienne, lui transmettait immédiatement une sensation dans le vagin; cette malheureuse avait une telle propension à s'émouvoir qu'il suffisait de lui toucher un doigt pour y exciter des mouvements contractiles. En parcourant ainsi successivement les différentes parties de son corps, on finissait par agiter toute sa personne et la mettre en convulsion, comme on met en activité les ressorts d'une horloge. Ces convulsions duraient près de trente minutes; la malade, pendant ce temps, poussait des gémissements lamentables, et présentait l'image parfaite des visionnaires de *Saint-Médard*. Une pareille situation était vraiment effroyable pour les spectateurs. Nous avons dit que, dans les premiers temps qu'elle était à l'hôpital Saint-Louis, le seul aspect d'un homme suffisait pour exciter en elle des pollutions ; celles-ci, plus tard, n'avaient lieu que quand on lui tâtait le pouls ou lorsqu'il y avait autour de son lit une grande affluence d'élèves qui la considéraient. Ces habitudes invincibles de la malade ayant déjà été imitées par deux femmes de la même salle, nous nous décidâmes à la renvoyer chez ses parents. »

SEIZIÈME OBSERVATION.

*Législation hébraïque. Fait de divorce pour cause d'impuis-
sance virile. Lois arabes.*

Les journaux judiciaires rapportaient l'an dernier
dans leurs colonnes le texte suivant d'un jugement
rendu par la Cour impériale d'Alger, le 18 mai 1860 :

« Le 8 juin 1854, la dame *Guennouna Strok,* indigène d'Oran, contracta mariage devant l'officier d'état
civil de cette ville avec le sieur *Courcheya,* aussi is-
raélite indigène. Le 14 décembre 1857, *Courcheya*
quitta le domicile conjugal, établi jusqu'alors chez son
beau-père, et fit sommation à ce dernier de lui remettre les meubles et effets appartenant à sa femme, en
même temps qu'il faisait à celle-ci commandement de
le rejoindre, sous peine d'y être contrainte par la
force publique. En réponse à cette demande, la dame
Courcheya intenta à son mari une action en nullité de
mariage, basée sur l'*impuissance physique* dont il
avait fait preuve depuis le jour de la célébration de leur
union ; *impuissance* qui, *d'après la loi de Moïse,* cons-
tituait une *cause absolue* de nullité. A l'appui de cette
prétention elle produisait un procès-verbal dressé par

les *rabbins* d'Oran, confirmé et approuvé par une déclaration spéciale du *grand rabbin du consistoire algérien, Michel Weill*, dont j'extrais à dessein les passages suivants :

« Devant nous et devant notre loi, se sont présentés les sieurs *Messaoud Strok*, fils de feu *David*, et son beau-fils *Simon Courcheya*, fils de feu *Jacob*.

« En vertu de notre loi, le sieur *Messaoud Strok*, fils de feu *David*, nous a exposé que sa fille *Guennouna* a épousé *Simon Courcheya* depuis plusieurs années, et que, depuis le jour qu'elle l'a connu, il n'a jamais possédé la puissance virile nécessaire aux fins du mariage... C'est pourquoi le sieur *Strok* a demandé, d'après notre loi, audit *Simon Courcheya* de rendre la liberté à sa femme *Guennouna* par un guet (*acte de divorce*), afin que sa fille ne reste plus dans la souffrance...

« Que, d'après la *loi de Moïse* et *d'Israël*, l'*impuissance* virile est formellement présentée comme une cause de nullité de mariage, et que, si dans ces circonstances la femme réclame le divorce (*guet*) de son mari pour fait d'impuissance, elle doit être crue, malgré les dénégations de celui-ci, et le mari est tenu et peut être contraint à lui accorder le divorce. (*Code rabbinique*, du Divorce, art. 7, chap. 154.)

« Le même Code (*Traité des contrats de mariage*, art. 11, chap. 76) dit : Il est défendu de priver sa femme de la cohabitation, et c'est la violation d'une prescription religieuse que de la lui refuser. Si le mari vient à être affligé d'une maladie qui rend la cohabitation impossible, il lui est accordé un délai (six mois) pour se guérir ;

« Que d'ailleurs la solution de cette question se rattache au grand principe proclamé par la loi écrite comme par la loi arabe, à savoir, que le but essentiel et sacré du mariage, c'est la reproduction de l'espèce ; que c'est là le premier devoir des époux ; que, par conséquent, tout ce qui pourrait faire obstacle à l'accomplissement de cette sainte obligation est une cause suffisante de nullité de mariage ; que vivre dans l'*impuissance* et la *stérilité*, c'est vivre dans le crime (*Genèse, Exode, Nombres ; Prophètes, passim ; Code rabbinique*, 3ᵉ partie, chap. 76, 77, 144 et *passim*) ;

« Et, comme conséquence des textes de la loi rabbinique, et d'après le rapport du *grand rabbin*, la Cour impériale d'Alger a prononcé la nullité du mariage pour cause d'*impuissance*, et ordonné la restitution de la dot à la femme. »

34

DIX-SEPTIÈME OBSERVATION.

*Impuissance par excès d'amour ou excessive vivacité des
désirs.*

On lit dans la *Gazette de santé,* année 1785, p. 207 :
« Un homme âgé d'environ trente-six ans, et doué d'une
bonne constitution, était uni avec une femme âgée de
vingt-six ans et bien conformée. L'un et l'autre jouis-
saient d'une parfaite santé, et désiraient beaucoup avoir
des enfants ; mais le mari ne pouvait éjaculer, tant
l'érection et la roideur du pénis étaient fortes, et il était
forcé de se retirer avant la consommation de l'acte.
Cette circonstance est d'autant plus remarquable, que
le même époux n'a point éprouvé, avec d'autres personnes du sexe, cet obstacle à l'émission de la liqueur séminale, et qu'il a même eu des enfants d'un premier
mariage. »

DIX-HUITIÈME OBSERVATION.

Impuissance par cause morale. De l'aiguillette.

J'ai eu, à plusieurs reprises, dans cet ouvrage, occasion de signaler comme cause d'impuissance l'influence morale, qui s'oppose d'une façon absolue, pendant un temps plus ou moins long, à ce qu'un individu, bien constitué et viril, puisse effectuer le coït. Autrefois ce genre d'impuissance était attribué à ce qu'on avait *noué l'aiguillette* : je ne saurais mieux faire, pour donner une idée de ce singulier genre de paralysie, que de citer l'opinion, sur ce sujet, d'un spirituel auteur du commencement de ce siècle, M. Pariset :

« Rien de plus capricieux que nos organes. Jamais l'homme n'est moins maître de soi que lorsqu'il veut trop l'être. La volonté, cet empire intérieur que la nature lui a donné sur lui-même pour mieux assurer son empire au dehors, cette volonté dont il est si fier, n'est souvent, comme sa raison, qu'une reine sans sujets, une autorité sans pouvoir, qui parle et n'est point obéie. Je veux discourir sur la chose du monde que je sais le mieux : mes auditeurs sont prêts ; on m'attend ; je commence ; je balbutie, et je m'arrête, faute de paroles et

d'idées ; je manque à mes auditeurs parce que je me
manque à moi-même : j'ai senti que mon savoir s'é-
vanouissait tout à coup. Vous êtes le plus habile ar-
tiste de votre siècle ; vous voulez peindre ou chanter,
mille mains vous préparent des applaudissements. Dès
les premiers traits, dès les premiers mots, votre talent
vous abandonne ; votre voix même et vos doigts sont
indociles, comme si toutes les parties de vous-même
semblaient se démentir et conspirer contre vous. Tel
homme que le danger presse veut trop bien courir : il
tend tous ses muscles, et demeure immobile. Catulle
soupire pour Lesbie : au souvenir de sa maîtresse, son
esprit, échauffé par mille images voluptueuses, ne connaît plus de félicité que dans la possession de tant de
charmes. Catulle plaît, Lesbie cède ; mais le moment de
la victoire est celui de la faiblesse et de l'humiliation.
Rendu avant de combattre, Catulle se cherche et ne se
trouve plus ; il s'étonne de s'échapper à lui-même :
affligé d'avoir tant promis, confus de tenir si peu et de
n'accorder à l'amour que le prix que l'on garde à la
haine, il gémit d'un triomphe qui le couvre de honte ;
et consumé désormais de l'ardeur et des vains efforts
de sa flamme, adorateur sans culte et sans offrandes, il
s'échappe avec désespoir d'une beauté que ses serments
et sa froideur ont doublement outragée.

« Cette disgrâce si naturelle et si commune est une
suite des lois générales de notre économie. Les erreurs
de notre intelligence ne sont pas les seules que nous

commettions; nos pieds, nos mains, nos organes les plus simples, la langue, les lèvres, etc., font mille bévues dans un jour. Les bégaiements accidentels, les secousses convulsives, les spasmes, les tremblements, les chutes, tous ces accidents que je suppose passagers et fortuits, sont presque autant de fautes contre le bon sens et la logique. Dans les grands actes qu'il prépare et qu'il exécute quelquefois avec une sagesse si profonde, dans les fièvres générales, par exemple, le principe qui nous anime ne sait pas toujours mesurer ses mouvements. Une lenteur excessive, une impétuosité trop fougueuse, un tumulte inaccoutumé, l'arrêtent ou l'emportent loin du but qu'il se proposait d'atteindre; et l'on pourrait soutenir avec Sydenham que qui aurait l'art de régler à souhait les mouvements de la vie, et d'y ramener cet ordre et cette énergie tempérée, par lesquels les moyens sont exactement proportionnés à la fin, saurait la véritable médecine et ferait éclater dans ses opérations un pouvoir surnaturel et presque divin : mais un art imparfait n'a sur les erreurs de la nature qu'un pouvoir borné comme lui. Ces erreurs se reproduisent partout : des fautes sans nombre altèrent sans cesse le jeu secret de nos fonctions les plus cachées; et, pour rentrer dans le texte particulier qui nous occupe, mille exemples prouvent qu'un homme trop fortement épris perd, par la vivacité de sa passion, la faculté d'en posséder l'objet; qu'après avoir épuisé presque toutes ses forces dans le feu des désirs et les illusions d'un bonheur anticipé, le trouble qui l'émeut à la seule vue du bonheur présent achève d'en dissiper le reste, et n'en laisse plus pour la réalité ; et qu'ainsi, contraire à lui-même, l'amour éperdu s'éteint à force de transports et s'anéantit par son propre excès.

« Le dépit d'une si cruelle défection dut produire de bonne heure, dans l'âme de ceux qui l'avaient éprouvée, le désir d'en connaître la cause ; et comme ils ne la trouvaient point au dedans d'eux-mêmes, et que leur jeunesse, leur santé, leur amour, et surtout les charmes de leur maîtresse ou de leur épouse, devaient les défendre d'une telle ignominie, il fallut bien chercher cette cause ailleurs et la rejeter sur quelque influence étrangère et surnaturelle. L'erreur de l'instinct entraîna donc celle du raisonnement ; et de là vint dans l'esprit des hommes l'opinion que quelque être supérieur, offensé de leur félicité domestique, s'appliquait à l'empoisonner ; qu'un enchantement, un maléfice, un pouvoir magique tenait leurs facultés enchaînées et se jouait de tous leurs efforts ; et que, tant que durerait ce prestige, l'union de leurs cœurs, telle qu'un drame qui s'arrête faute de l'acteur principal, ne serait jamais consommée. Cette ridicule croyance, dont nous retrouvons, en quelque sorte, l'image dans les folies de notre magnétisme, cette croyance se répandit partout, dans l'Orient, dans l'Égypte, chez les Grecs, chez les Romains : les poëtes, les historiens, l'ont partagée ; elle pénétra même à la cour des rois, qui sont dupes si souvent de la superstition qu'ils favorisent. Enfin, recueillie par les plus savants hommes, par un Arnobe, un Synésius, et même appuyée de l'autorité des Pères de l'Église, d'un saint Jérôme, d'un saint Augustin, d'un saint Thomas, elle s'est conservée jusqu'à nos jours; et c'est elle que l'on désigne dans le langage populaire par ces paroles, *nouer l'aiguillette :* dénomination empruntée probablement de l'espèce de nœuds qu'employaient nos ancêtres pour attacher les diverses pièces de leur ajustement.

« C'est à la puissance de cet absurde préjugé que les noueurs d'aiguillette de tous les temps ont dû la leur. Autrefois cette puissance était fort étendue; elle s'attaquait aux princes comme aux simples particuliers : Amasis et Néron furent noués par leurs concubines (*Hérodote, Pétrone*), et l'antipape Eulalius par les siennes (*Grégoire de Tours*); Théodoric, des rois de Castille et de Bohême, l'ont été par leurs femmes (*Aimoin, Roderic Sanctius*). Aujourd'hui, cette puissance est infiniment plus bornée; une raison plus éclairée, et surtout plus générale, a relégué les noueurs d'aiguillette dans la classe la plus abjecte des sociétés. Pour exercer la sorcellerie dont ils se vantent, ils ont soin de choisir des hommes simples comme eux, de jeunes mariés, que leur inexpérience met à la discrétion de qui veut les tromper, et qui sont, pour ainsi dire, noués d'avance par l'espérance et la crainte des plaisirs et des devoirs de leur nouvel état. Tout le charme consiste à frapper fortement leur imagination déjà prévenue, par un mot, un geste, un regard, une menace de la voix ou de la main, par quelque signe extraordinaire; et comme l'appréhension du mal suffit souvent pour le produire, il arrive que le préjugé ayant préparé l'événement, l'événement à son tour renforce le préjugé : cercle vicieux, que l'on peut regarder comme un des scandales de l'esprit humain, lequel ne peut souvent s'affranchir de ce double piége que par un artifice aussi grossier que celui qui l'a d'abord abusé ; de sorte qu'il a tout à la fois à rougir du mal et du remède.

« Du reste, la sévérité de la médecine n'eût pas permis de faire de cette impuissance passagère un objet particulier d'étude, si cet accident, comme tous les actes de la vie, ne tendait à se convertir en habitude et n'eût suffi quelquefois pour dissoudre le premier lien des sociétés, qui est celui de la famille, en provoquant des lois telles que celle par laquelle Charlemagne légitimait le divorce pour cause d'impuissance par sortilége, et celles qui instituèrent depuis l'odieuse épreuve du *congrès*. Il ne faut pas oublier que rien n'est à négliger dans les opinions des hommes, et que les moindres erreurs comme les moindres vérités, presque indifférentes en soi, cessent de l'être dans leurs conséquences. La médecine n'a donc rien fait d'indigne d'elle, en descendant ainsi dans les secrets du lit nuptial et en cherchant les moyens d'en prévenir les amertumes et d'en redresser les torts involontaires. Mais, parmi ces moyens, quel choix fera-t-elle? Le paganisme avait les siens, qui ne sont plus de saison. Un Père de l'Église prescrivait des prières, des jeûnes, des oraisons, des pénitences, et n'hésitait point à donner les sacrements. La médecine osera-t-elle invoquer des secours aussi respectables et conseiller des profanations? ou bien, imitant l'ignoble rusticité de nos ancêtres, voudra-t-elle proposer de faire ce que n'oserait nommer le cynisme de Rabelais, et rivaliser de bassesse avec les plus méprisables imposteurs (*Cardan, de rerum variet.*)? Les seuls conseils qu'elle puisse avouer sont ceux que donne Montaigne dans le chapitre xx de son livre I. Ce philosophe engage à temporiser comme Fabius, à composer avec l'indocile liberté d'un organe dont la volonté se plaît à contester avec la nôtre, qui se révolte contre la violence et résiste même à la flatterie et aux caresses. Il veut que, par des essais graduels et bien ménagés, on le tire insensiblement de son engourdissement et de sa paresse; qu'on l'invite avec douceur au combat, et que l'attrait de la victoire, plus que des sollicitations indiscrètes, le rappelle à lui-même et le rende à sa véritable destinée. Pourquoi gourmander trop vivement une inertie qui peut n'être qu'apparente? souvent c'est le sommeil du lion. Tels sont les sages conseils de Montaigne : conseils qui du moins n'ont rien d'avilissant pour la raison, mais que l'art ne dédaignerait pas de fortifier d'ailleurs par d'innocentes supercheries; genre de supplément que Montaigne lui-même a mis en pratique, et que l'on peut pratiquer à son exemple, en y mettant la même réserve et la même délicatesse. Rien n'empêche en effet de combattre l'imagination par ses propres armes, puisque, comme la lance d'Achille, elle a l'heureux privilége de guérir elle-même les blessures qu'elle a faites. »

J'ai vu bien des cas extraordinaires de ce genre : ainsi très-souvent des hommes sont venus me consulter, me disant : « J'ai toutes mes facultés viriles, je puis avoir « des relations complètes et fort convenables avec la « première femme venue, mais je n'aime qu'une seule « femme, à celle-là seule je tiens à prouver mon amour, « elle y est parfaitement consentante, et avec elle seule « il m'est impossible d'avoir des relations sexuelles. » C'est bien là l'aiguillette; aussi, malgré l'intelligence supérieure de plusieurs de ces consultants, bon nombre ne pouvaient s'empêcher de m'exprimer leurs appréhensions au sujet d'un sort que leur aurait jeté une femme, pour les empêcher de commettre des infidélités avec d'autres. Cette préoccupation morale est une des choses qui nuisent le plus à l'efficacité des remèdes qu'on recommande pour triompher de cette débilité exceptionnelle. Bien qu'admettant les conseils de Montaigne dans la situation dont je parle, je suis loin de me borner à un traitement intellectuel, et je dis que ce qu'il faut d'abord, c'est, par des moyens spéciaux, donner une stimulation telle aux organes génitaux que la situation matérielle l'emporte sur la situation spirituelle, et quand *une seule fois* l'acte a été accompli, le charme est rompu et la nature reprend tout son empire.

La question de l'aiguillette n'est pas en jeu quand l'impuissance momentanée tient à une distraction de l'esprit ou à une trop forte contention de l'intelligence sur un sujet différent, comme dans le cas suivant :

« Un mathématicien célèbre, le professeur L..., doué d'une constitution robuste, s'étant marié à une jeune et jolie personne, passa plusieurs années sans jouir du plaisir de la paternité. Bien loin d'être insensible aux charmes de sa compagne, il éprouvait, au contraire, toujours auprès d'elle l'aiguillon de l'amour ; mais l'acte conjugal, fort complet en tout le reste, n'allait jamais jusqu'à l'émission du fluide fécondant. L'intervalle qui séparait le commencement de la fin était toujours assez long pour que son esprit, un instant distrait par sa passion érotique, éminemment fugitive, fût ramené à l'objet constant de ses préoccupations, c'est-à-dire à des *problèmes de géométrie* ou à des *équations*. A l'instant même l'intelligence reprenait son empire, et toute sensation génitale était abolie. *Peyrilhe* donna à madame L... le conseil de ne souffrir les approches de son mari qu'après l'avoir plongé dans une demi-ivresse, ce moyen paraissant seul capable de soustraire son savant époux aux influences spirituelles de la céleste Uranie, pour le livrer un instant aux séductions plus positives de la terrestre déesse de Paphos. Le conseil était judicieux, et le succès ne tarda pas à en montrer l'excellence. M. L... fut père de plusieurs grands et beaux rejetons des deux sexes, et fournit ainsi une preuve nouvelle de la vérité de l'ancien adage : *Sine Baccho friget Venus.* »

TABLE DES MATIÈRES.

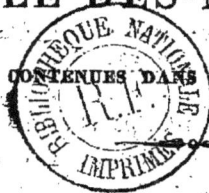

CONTENUES DANS CET OUVRAGE.

INFLUENCE DE LA GÉNÉRATION SUR L'ÉTAT PHYSIQUE ET MORAL DES RACES HUMAINES.

Problème de la population.

35.

Pages.

OBSERVATIONS DE GUÉRISON DES PERTES SÉMINALES ET DE L'IMPUISSANCE.

Première observation.

Vingt-deux ans. — Abus d'onanisme. Affaiblissement des
facultés intellectuelles. Cessation de la masturbation. In-

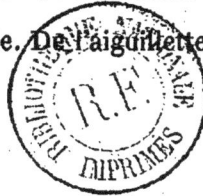

BIBLIOTHÈQUE R.F. IMPRIMÉS

FIN DE LA TABLE.

OUVRAGES DU MÊME AUTEUR

TRAITÉ PRATIQUE DES MALADIES DES

VOIES URINAIRES ET DES ORGANES GÉNÉRATEURS

ET DE TOUTES LES INFIRMITÉS QUI S'Y RATTACHENT

CHEZ L'HOMME ET CHEZ LA FEMME

CONTENANT

Notions préliminaires ;
Anatomie de l'appareil urinaire ;
Id. de l'appareil de la génération ;
Physiologie des voies urinaires ;
Id. de la fonction de la génération ;
Grossesse — Accouchement.
Rétrécissement de l'urètre ;
Blennorrhagies ;
Maladies syphilitiques ;
Catarrhe de vessie.
Rétention d'urine ;
Incontinence d'urine,

Fistules urinaires ;
Hématurie ou pissement de sang ;
Gravelle — Pierre ;
Névralgie du col de la vessie ;
Maladies de la glande prostate ;
Hydrocèle, varicocèle, sarcocèle ;
Onanisme — Phimosis ;
Impuissance ;
Maladies de matrice ;
Engorgements, granulations, érosions,
ulcérations, catarrhe ;
Cancer, déplacement, stérilité, etc., etc.

Ouvrage spécialement destiné aux gens du monde.

1 vol. de 900 pages, 15ᵉ édition, illustrée de 314 figures d'anatomie. — Prix : 5 fr.

POUR PARAITRE PROCHAINEMENT :

TRAITÉ COMPLET

DES MALADIES DE MATRICE

*Engorgements, Granulations, Érosions,
Ulcérations, Catarrhe, Cancer et Déplacement de cet organe,*

ACCOMPAGNÉ DE NOUVELLES RECHERCHES SUR

LA STÉRILITÉ

Contenant l'indication raisonnée du meilleur mode de traitement de ces
maladies, suivi de nombreuses observations de guérison.

Ouvrage illustré de figures intercalées dans le texte.

Paris. — Imprimerie de Ad. Lainé, rue des Saints-Pères, 19.

www.ingramcontent.com/pod-product-compliance
Lightning Source LLC
Chambersburg PA
CBHW060820220326

41599CB00017B/2241

* 9 7 8 2 0 1 9 9 9 3 3 6 8 *